国家卫生和计划生育委员会 "十三五" 规划教材

全国高等学校教材

供精神医学及其他相关专业用

# 社区精神病学

## Community Psychiatry

### 第 2 版

主　编　杨甫德　刘哲宁

副主编　王玉花　苏中华

编　者（按姓氏笔画排序）

马连华（齐齐哈尔医学院附属大庆市第三医院）

王玉花（齐齐哈尔医学院）

邓　红（四川大学华西医院心理卫生中心）

刘　琳（北京回龙观医院　北京大学回龙观临床医学院）

刘哲宁（中南大学湘雅医学院）

苏中华（济宁医学院第二附属医院）

李　洁（广州医科大学　广州市惠爱医院）

李奕慧（赣南医学院）

杨甫德（北京回龙观医院　北京大学回龙观临床医学院）

辛　凤（哈尔滨医科大学附属第一医院）

林勇强（广东省精神卫生中心）

欧阳萱（中南大学湘雅医学院）

姚贵忠（北京大学第六医院）

崔　勇（北京回龙观医院　北京大学回龙观临床医学院）

韩自力（中山大学附属第三医院）

秘　书　刘　琳（兼）

人民卫生出版社

**图书在版编目（CIP）数据**

社区精神病学/杨甫德,刘哲宁主编. —2 版. —北京:人民卫生出版社,2016

全国高等学校精神医学专业第二轮规划教材

ISBN 978-7-117-23801-4

Ⅰ.①社…　Ⅱ.①杨…②刘…　Ⅲ.①精神病学-高等学校-教材　Ⅳ.①R749

中国版本图书馆 CIP 数据核字(2016)第 301448 号

| 人卫智网 | www.ipmph.com | 医学教育、学术、考试、健康,购书智慧智能综合服务平台 |
| 人卫官网 | www.pmph.com | 人卫官方资讯发布平台 |

**社区精神病学**
**第 2 版**

主　　编：杨甫德　刘哲宁

出版发行：人民卫生出版社（中继线 010-59780011）

地　　址：北京市朝阳区潘家园南里 19 号

邮　　编：100021

E - mail：pmph @ pmph. com

购书热线：010-59787592　010-59787584　010-65264830

印　　刷：北京九州迅驰传媒文化有限公司

经　　销：新华书店

开　　本：850×1168　1/16　印张：14　插页：1

字　　数：414 千字

版　　次：2009 年 6 月第 1 版　2017 年 1 月第 2 版
　　　　　2024 年 12 月第 2 版第 5 次印刷（总第 6 次印刷）

标准书号：ISBN 978-7-117-23801-4/R·23802

定　　价：46.00 元

# 全国高等学校精神医学专业第二轮规划教材
## 修订说明

全国高等学校精神医学专业第一轮国家卫生和计划生育委员会规划教材于 2009 年出版,结束了我国精神医学专业开办 30 年没有规划教材的历史。经过 7 年在全国院校的广泛使用,在促进学科发展、规范专业教学及保证人才培养质量等方面,都起到了重要作用。

当前,随着精神卫生事业的不断发展,人民群众对精神健康的需求逐年增长,党和政府高度重视精神卫生工作。特别是"十二五"期间,精神卫生工作作为保障和改善民生及加强和创新社会管理的重要举措,被列入国民经济和社会发展总体规划。世界卫生组织《2013—2020 年精神卫生综合行动计划》中提出:"心理行为问题在世界范围内还将持续增多,应当引起各国政府的高度重视。"

2015 年 6 月,国家卫生和计划生育委员会、中央综治办、国家发展和改革委员会、教育部等十部委联合发布《全国精神卫生工作规划(2015—2020 年)》,为我国"十三五"期间精神卫生工作指明了方向。文件明确提出精神卫生专业人员紧缺的现况,而高素质、高质量的专业人才更是严重匮乏,并要求到 2020 年,全国精神科执业(助理)医师拟从目前的 2 万多名增至 4 万名,要求加强精神医学等精神卫生相关专业的人才培养,鼓励有条件的地区和高等院校举办精神医学本科专业,并在医学教育中保证精神病学、医学心理学等相关课程的课时,为我国精神医学专业教育提出了明确要求。

为此,人民卫生出版社和全国高等学校精神医学专业第二届教材评审委员会共同启动全国高等学校精神医学专业第二轮国家卫生和计划生育委员会规划教材,并针对目前全国已经开展或正在申请精神医学专业办学的 60 余所医学院校的课程设置和教材使用情况进行了调研,组织召开了多次精神医学专业培养目标和教材建设研讨会,形成了第二轮精神医学五年制本科"十三五"规划教材的编写原则与特色:

1. 坚持本科教材的编写原则　教材编写遵循"三基""五性""三特定"的编写要求。

2. 坚持必须够用的原则　满足培养精神科住院医师的最基本需要。

3. 满足执业医师考试的原则　合理的知识结构将为学生毕业后顺利通过执业医师考试奠定基础。

4. 坚持整体优化的原则　不同教材之间的内容尽量避免不必要的重复。将原《老年精神病学》内容合并到《临床精神病学》中;将原《行为医学》内容合并到《临床心理学》中;增加《精神疾病临床案例解析》《会诊联络精神病学》。

5. 坚持教材数字化发展方向　在纸质教材的基础上,配有丰富数字化教学内容,帮助学生提高自主学习能力。

第二轮规划教材全套共 11 种,适用于本科精神医学专业及其他相关专业使用,将于 2016 年年底前全部出版发行。希望全国广大院校在使用过程中提供宝贵意见,为完善教材体系、提高教材质量及第三轮规划教材的修订工作建言献策。

# 全国高等学校精神医学专业第二轮规划教材
# 目 录

# 主 编 简 介

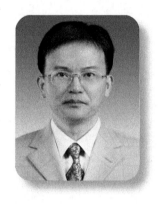

杨甫德,主任医师、教授、博士研究生导师,北京大学回龙观临床医学院北京回龙观医院院长,国家药物临床试验机构主任,北京高校大学生心理危机预防与干预指导中心主任,世界卫生组织心理危机研究与培训合作中心主任,中国医师协会精神科医师分会副会长,中国医师协会精神科医师分会精神康复医学工作委员会主任委员,中国医师协会全科医师分会"双心医学"学科组副组长,卫生部突发事件卫生应急心理救援组副组长,中国残疾人康复协会精神残疾康复专业委员会主任委员,中国心理卫生协会副理事长,北京市心理卫生协会副理事长,海峡两岸医药卫生交流协会精神卫生和精神病学专业委员会主任委员。

北京市"十百千"优秀卫生人才、中国心理卫生协会先进个人、原卫生部抗震救灾卫生先进个人、北京市科学技术普及工作先进个人、"首都健康卫士""健康中国健康促进卓越院长""首都劳动奖章""健康中国十大年度人物""中国医师奖"获得者。曾获全国社会科学理论实践成果一等奖、科技部优秀科普作品奖、北京市科技进步三等奖、北京市科技进步二等奖等 10 余项。至今共发表论著及综述 220 余篇,科普文章 210 余篇,主编或参编 39 部。主持 3 项国家标准制定,作为主编或副主编编写多部全国高等医学院校教材。

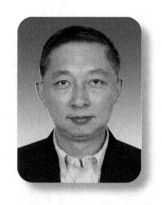

刘哲宁,教授,博士生导师,现任中南大学湘雅二医院精神卫生研究所副所长、中华医学会精神病学分会委员、中国认知行为治疗副主任委员、湖南省心理卫生协会副理事长兼任秘书长、湖南省脑电图与神经电生理学专业委员会主任委员。主持过国家自然基金面上项目,国家自然科学基金中国香港联合基金,是 973 计划的骨干。发表研究论文 136 篇(SCI 收录 65 篇),包括以第一或通讯作者在 *Molecular Psychiatry*(影响因子 14.5)等杂志发表 SCI 论文 30 多篇,论文他引 1432 多次,其中他引次数超过 100 次的论文 6 篇。

作为国家精品资源共享课程精神病学、精神病学慕课的负责人,主编国家规划教材 3 部,参编《中国精神分裂症防治指南》《中国抑郁症防治指南》《创伤后应激障碍防治指南》。获得过湖南省教委的教学成果三等奖、中南大学教学成果一等奖。

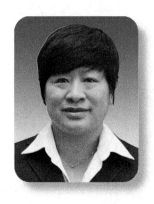

王玉花,医学博士,硕士研究生导师。现任齐齐哈尔医学院精神卫生学院院长,黑龙江省心理咨询师协会副会长、国际中华应用心理学研究会理事,国家二级心理咨询师。

长期从事医学心理学的教学和科研工作,研究方向为中医心理学和心理咨询理论与实务。近年来主持、参与各类科研项目共7项,发表各级学术论文20余篇。参加编写公开出版的著作及教材5部,其中主编2部,副主编国家级规划教材3部。荣获黑龙江省心理学学科二等奖1项,黑龙江省教育科研三等奖1项。代表作有《中医心理学》《大学生健康心理学》。

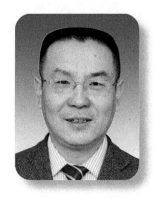

苏中华,教授,硕士生导师,济宁医学院第二附属医院副院长,济宁市有突出贡献的中青年专家。

多年来,一直从事精神病学的临床、教学和科研工作,主持或参与国家自然科学基金委重点项目、世界卫生组织(WHO)、中华医学基金会(CMB)、国家禁毒委和省市科技课题20余项,发表论文70余篇,获教育部科技进步二等奖1项,省、市科技奖励5项。社会兼职:中国精神科医师学会委员、中国药物滥用防治协会理事、中华医学会精神病学分会青年委员会委员、中华医学会行为医学分会青年委员会副主任委员、山东省精神康复专业委员会副主任委员,《中国心理卫生杂志》《中华行为医学与脑科学》《中国药物滥用防治》《精神医学》等杂志编委。

# 前　言

《社区精神病学》第 1 版受到读者的普遍好评和关注。为了与时俱进，特别是 2013 年 5 月 1 日起《中华人民共和国精神卫生法》正式实施，2015 年 6 月 18 日国务院办公厅转发的《全国精神卫生工作规划（2015—2020 年）》发布以后，有必要重新编写这本教材。理由如下：①国家高度重视、且鼓励大力发展精神心理健康的社区保健工作；②当前精神心理疾病的评估、管理、防治等社区精神卫生服务工作还远不能够满足人们日益增长的对精神卫生服务的需求；③改革开放以来社区精神卫生服务系统发生了许多根本性的变化，使我们认识到社区精神卫生服务不是一个孤立的特殊专业的分支，而是全社会公共卫生服务的一个重要组成部分，为健全精神卫生服务体系，精神医学专业学生需要掌握相关知识。

社区精神病学是以社区为工作区域，以精神病学为理论基础，对社区内精神障碍患者进行诊断、治疗、处理、康复、管理和对社区人群进行精神障碍预防的学科。它作为精神病学的一个分支，随着社区的发展也在不断发展。社区精神病学不仅涉及医学，还涉及社会学、法学等众多学科，与国家公共卫生体系建设、政府卫生政策制定密切相关。

国内社区的概念与社区的功能是随着改革开放的进程而不断形成和完善的，是国家经济、科技、文化进步的产物，与创造和谐社会的理念相呼应。它反映出现代人对聚集生活方式的新需求，是自然遴选的结果。如果说家庭是社会的"细胞"，社区则是社会的"组织"，是国家整个"机体"健康的基本保障形式。

在社会高速发展的今天，竞争加剧，生活中的应激因素不断增加，由此诱发的心理和行为问题越来越多，如抑郁症和自杀率上升，儿童和青少年的行为问题，酒、药、毒品成瘾，重性精神障碍患者的社会管理与康复等。它们都会最早、最突出地出现在社区里，给社会发展、人民健康带来了新的挑战。因此，《社区精神病学》已成为精神科医学生必学的内容，也是所有医学院校学生、全科医生、社区工作者、卫生行政管理者的重要参考工具书。

本教材共包括 7 章和附录，第一章明确了社区精神病学的概念和发展历史；第二章系统介绍了社区精神卫生的评估和流行病学的调查工具和方法；第三章的内容是精神残疾与精神障碍的三级预防；第四章重点讲述了社区精神卫生服务体系的建设与实施方案；第五章全面系统地描述了精神障碍的社区康复和社区精神病学的服务内容；第六章阐述了社区精神卫生服务的伦理和法律问题以及特殊人群的社区精神卫生服务；最后一章讲述了社区精神卫生服务的人力、财政、政策资源；附录中摘录了目前国内各级政府、部门制定的与社区精神病学相关的法律、法规、政策原文，以及重要的评估工具。

参加编写这本书的都是工作在精神病学的教学医院同时又有丰富的社区精神病学工作经验的专家，我相信读者定能从作者的真知灼见和临床经验中获得启迪和知识。《社区精神病学》涉及卫生、民政、公安等行政管理部门，也包括各级疾病控制中心、专科医疗机构、基层及社区卫生服务单位等，因此，如此众多的单位和复杂的精神卫生服务体系，再加上社区精神病学不断发展的新内容、新概念，都使得我们在编写过程中难免有不妥或谬误之处，望各位专家、广大读者不吝指正，使之日臻完善。

杨甫德　刘哲宁

2016 年 7 月

# 目　录

# 第一章

# 概　论

早在 20 世纪 60 年代,世界卫生组织(WHO)就向其成员国宣布:不断发展的社区精神医学理论与实践是预防控制精神疾病的基石,倡导世界各国建立、发展和完善社区精神卫生服务,以促进精神障碍患者康复并早日回归社会。2001 年 5 月 30~31 日在日内瓦举行的社区精神卫生全球论坛上再一次呼吁,迫切希望世界各国能提供一个社区精神卫生服务网络。要求低收入国家在当前应利用初级卫生保健机构,特别是通过利用低成本、当地可获得的社区资源措施,确保对这些疾患进行适当的医护,要在资源有限的条件下,提供社区精神卫生服务方面的有效的模式。本章首先介绍社区精神病学相关的概念以及精神病学服务的发展史,接下来概述社区精神病学和以社区精神医学为理论基础的社区精神卫生服务。

## 第一节　社区精神病学基本概念

### 一、社　区

(一)"社区"的提出、演变

"社区(community)"概念经历了一个漫长的演变过程。"社区"一词源于拉丁语,意思是共同的东西和亲密的伙伴关系,本身没有"地域"的含义。

1881 年,德国社会学家斐迪南·腾尼斯(Ferdinand Tonnies)首次将"社区"用于社会学研究。1887 年,他的《共同体与社会》(*Gemeinschaft und Gesellschaft*)一书发表。这里"共同体(gemeinschaft,德语)"一词实际上就是现今广泛探讨的"社区"的前身,是最早从社会学理论研究的角度使用社区的概念。斐迪南·腾尼斯将德语的"gemeinschaft"解释为:"一种共同价值观念的同质人口组成的密切、守望相助、存在一种人情味的社会关系的社会团体"。

20 世纪 20 年代,美国社会学家查尔斯·罗密斯(C. P. Loomis)将斐迪南·腾尼斯 *Gemeinschaft und Gesellschaft* 一书翻译为书名是 *Community and Society* 的英文版,把腾尼斯的德文"gemeinschaft"翻译为"community",意思是公社、团体、共同体。第二次世界大战后,德国、法国社会学界受美国经验主义社区学家的影响,使原来不带有"地域"含义的德文词"gemeinschaft"和法文词"communaute",向地域共同体靠拢,赋予了"地域"的含义。英文"community"源于拉丁语"communtas",意思有"共同性"或"社群性"、"联合"或"社会生活"、"地域性"等。

1933 年,费孝通等一些燕京大学社会学系学生在系统介绍和引入西方社会学经典著作时,将英文"community"译为中文的"社区",融原文的"社群性"和"地域性"两个意思于一词。这个中文译名在中国社会学界沿用下来,逐步形成社会学的一个专门概念。

"社区"概念的提出,为人们研究社会、分析社会问题提供了一个重要的概念和方法。但是,如同社会学其他基本概念一样,人们对"社区"概念的理解和应用出现了多样性,定义很难统一,既有共识,也有歧义。1955 年美国社会学家希勒里(George A. Jr. Hillary)发现,在各种文献中至少出现了 94 种社区定义。1981 年,著名美籍华裔社会学者杨庆坤通过对社会学文献的整理发现,社区定义至少有 140 多种。

（二）社区的定义

斐迪南·腾尼斯 1887 年开始使用"社区"概念,含义比较广。他曾把社区分为三种类型:①地区社区,又称为地理或空间社区,以共同的居住区及对周围(或附近)财产的共同所有权为基础。邻里、村庄和城镇等就是这种社区。②非地区社区,又称为"精神"社区。这种社区的含义是为共同目标而进行的合作和协调行动,同地理或空间没有关系,包括宗教团体和某些职业群体等。③亲属社区,又称为血缘社区,即由具有共同血缘关系的成员构成的社区。

1968 年出版的《国际社会科学百科全书》第 3 卷在谈到社区时,社会学家柏纳德(G. Bernard)和桑德斯(I. Sanders)将社区的定义概括为 3 种:①社区是居住于特定地区范围内的人口;②社区是以地域为界并具有整合功能的社区系统;③社区是具有地方性的自治自决的行动单位。

1974 年出版的《社会学百科全书》认为,社区一词在社会上的主要用法是指心理凝聚力或共同情感下结合于此组织者。

世界卫生组织于 1974 年组织社区卫生护理界的专家共同界定适用于社区卫生作用的社区定义:"社区是指一个固定的地理区域范围内的社会团体,其成员有着共同的兴趣,彼此认识且互相来往,行使社会功能,创造社会规范,形成特有的价值体系和社会福利事业。每个成员均经由家庭、近邻、社区而融入更大的社区。"

1979 年出版的《新社会学辞典》中关于"社区"一词的解释是:社区指称人们的集体,这些人占有一个地理区域,共同从事经济活动和政治活动,基本上形成一个具有某些共同价值标准和相互从属的感情的自治的社会单位,包括地理区域、互动关系和共同情感 3 个特征。

中国著名社会学家费孝通在 1984 年出版的《社会学概论》一书中,从社区的功能和地域空间相结合的角度对社区的定义是:"社区是若干社会群体(家庭、民族)或社会组织(机关、团体)聚集在一地域里,形成一个生活上互相关联的大集体。"

在现代社会学中,社区的定义尽管有上百种,但基本上可以这样来概括:社区是指聚居在一定地域范围内的人们所组成的社会生活共同体。包括以下特征:有一定的地理区域,有一定数量的人口,居民之间有共同的意识和利益及较密切的社会交往。

在我国目前的行政机构中,社区应是一个基本的行政单位,一个社区便是农村中的一个乡或镇、城市中的一个街道办事处。它是一个社会实体,既有群众、也有领导,社区领导对本地区、本单位人群的健康负责,是开展社区卫生服务的组织保障体系。这一实体的领导当然也就是开展社区卫生服务的领导者和组织者。

（三）构成社区的 5 个要素

1. 人群　社区由人所组成。不论何种类型之社区,因人聚集与互动,方能满足彼此的需求,但人数多少才能形成一个社区,目前并无定论。社区太大、人数过多,将使彼此互动困难;但人数太少就一定不可能形成利益互惠与生活维持的团体。1994 年世界卫生组织指出,一个有代表性的社区,人数约在 10 万 ~ 20 万。

2. 地域　以地理的范围来界定社区的大小疆界是一般人最能接受的对社区的定义。但是,并非所有的社区都有明确的地理划分。如果界定的区域不合适,将会对社区资料的收集造成一定的困难。

3. 生活服务设施　基本的生活服务设施是社区人群生存的需要,是联系社区人群的纽带,更是维持社区的条件。

4. 生活制度和组织管理机构　相应的生活制度和组织管理机构是维持社区秩序不可缺少的要素。

5. 共同感情　居民对社区的共同感情或称为认同感,由此形成社区归属感。社区居民习惯以社区的名义与其他社区的居民沟通,并在自己的社区内互动,同时社区居民形成一种社区防卫系统,居民产生明确"归属感"及"社区情结"。

（四）社区的分类

社区分类方式很多,可以根据社区居民居住的共同地理位置、社区居民的共同兴趣、志向或社区居民共同面对的健康问题进行分类。社区的分类方式很多,但常见的有以下3种:

1. 根据人群的共同地理位置划分的社区　大部分社区是由居住在相同或相邻地区的居民组成的。20世纪90年代,原卫生部提出我国以地理位置划分为:以街道为基本单位的城市社区、以乡镇为基本单位的农村社区和以城乡结合的小城镇为基本单位的城镇社区。

2. 根据人群的某些共同兴趣或目标划分的社区　一些社区则由具有某些共同兴趣或目标的人群组成。这些人群可以居住在不同的地区,但他们为了某些共同兴趣或目标,在特定的时间聚集在一起。因此,任何一个具有一定数量人群的社会团体、机构均可构成一个社区。如一所学校可以构成一个社区,一个工厂也可以构成一个社区。

3. 根据人群的某些共同问题划分的社区　还有一些社区是由具有某些共同问题的人群组成的。这些人群可能既不居住在同一地区,也不在一起学习和工作,但他们具有需要共同解决的问题。如某河流污染,影响了其两岸流域居民的正常生活。为了有效地解决这一问题,可将这些居民视为一个社区。

（五）社区的功能

从社会学的角度分析,社区具有许多功能。但在社区诸多功能中,与社区卫生服务密切相关的功能主要包括空间功能、连接功能、社会化功能、控制功能、传播功能和援助功能。

1. 空间功能　社区为人们的生存和发展提供了空间。没有这个空间,人们就无法生存、繁衍,更无法发展。因此,空间功能是社区的最基本、最主要功能之一。

2. 连接功能　社区在为人们提供空间的基础上,将具有不同文化背景、生活方式、人生观和价值观的个人、家庭、团体聚集在一起,提供彼此沟通、交流的机会,提倡共同参与社区活动、相互援助,从而将居民密切连接起来,构成一个小社会。

3. 社会化功能　社区不仅将具有不同文化背景、生活方式的居民连接在一起,还通过不断的社会化过程,相互影响,逐步形成社区的风土人情、人生观和价值观。

4. 控制功能　社区通过各种规章制度、道德规范有效地维持社区的秩序,保护社区居民的安全。

5. 传播功能　社区因拥有密集的人口,从而成为文化源、知识源、技术源、信息源,为传播提供了条件。各种信息在社区内外,以各种方式迅速传播、辐射,为人们及社区本身的发展创造了基础。

6. 援助功能　社区是一个生活上相互关联的大集体,故对社区内每一位居民均有支援、帮助的功能,特别是对妇女、儿童、老年人等特殊人群及处于疾病或经济困难中的弱势群体,能提供帮助和支援。

## 二、精神病学与精神卫生

（一）精神病学

精神病学(psychiatry)是临床医学的一个分支,以研究各种精神疾病的病因、发病机制、临床表现、疾病的发展规律,以及治疗和预防为目的的一门科学。

（二）精神卫生

随着科学的发展和社会的需要,精神病学学科的研究范围日益扩大,从精神疾病扩大到各种心理和行为问题。自20世纪70年代以来在国际国内开始广泛应用"精神卫生"这一术语。

精神卫生(mental health)又称为心理卫生,是一门研究和促进精神健康、预防心理方面各种偏异和疾病的科学。精神卫生与精神病的概念不同,精神卫生的基本含义是指对心理健康的维护和增进。

它强调增进人的心理能力,培养健全的人格,提高社会适应和改造社会的能力,以及预防各类精神疾病和心理障碍等。精神卫生不仅属于医学事业,也是社会事业的一个组成部分。

### 三、社区精神病学

#### (一) 社区精神病学的定义

20世纪初,公共卫生逐渐关注社区,并且强调不同社区不同卫生需求的自主性,开始称之为社区卫生,到20世纪60年代,社区卫生与流行病学、社会医学相结合,英国首先改称为社区医学(community medicine)。

所谓社区医学通常是以社区为特定界限,应用流行病学、医学统计学的方法进行社区调查,并经由社区诊断发掘出社区群众中的健康问题及其在医疗保健照顾方面的需求,继而拟定出社区健康计划,动用社区内资源,通过社区医疗保健工作改善群众的健康问题,适时地对实施的健康计划进行评估,以达到预防疾病、促进健康的目的。

社区精神病学(community psychiatry)是以社区作为基本单位,在社区综合地应用社会精神病学、精神卫生学和预防医学等学科的理论和方法,探讨如何提高社区人群承受生物、心理、社会应激和适应社会等能力,以利于预防和控制各种精神疾病、心理行为问题和心身疾病的发生,保障和促进社区人群心理、身体和社会行为健康的一门学科。

社区精神卫生服务(community-based mental health service,CMHS)是社区精神医学理论在社区的实践应用,是在政府各级卫生机构领导和相关部门配合,把社区作为基本单元,以基层精神卫生服务机构为主体,社区精神卫生工作者和全科医师为骨干,合理利用社区资源,采纳融预防、医疗、康复、保健、健康促进和健康教育等为一体的适宜精神卫生干预策略,解决社区人群中的精神卫生问题,以满足其基本精神卫生需求的一种综合性和连续性的基层医疗卫生服务。在服务范围上有广义和狭义之分。广义是指以社区中全体居民为对象,在政府及其各部门与全社会的参与下,不断提高社区居民的健康水平,使之更好地生活和适应社会,更有效地服务社会;狭义的社区精神卫生服务习惯上称之为"社区精神疾病防治"或"社区精神疾病防治康复",主要服务对象是社区中的现症精神疾病患者,由卫生部门承担主要任务,同时需要其他部门的配合,以加强对精神疾病的防治,采取积极对策改善精神疾病患者的处境和待遇,促进其康复,减少复发率,对精神疾病患者的安全实行必要的监护,对社会进行有关知识宣传,消除偏见。

#### (二) 社区精神病学的特征

社区精神病学有以下特征:①它以社会文化因素明显地影响精神疾病的表现和过程为基础;②它研究社会环境在精神疾病中的作用;③它涉及精神卫生工作的组织和开展;④使用社会和环境的方法来预防精神疾病以及治疗并照顾精神疾病患者;⑤在精神疾病患者家庭及工作场所尽可能近的地点,提供治疗和照顾;⑥使用社区资源以进一步扩大传统精神病学的服务范围。

## 第二节　社区精神病学与相关学科的关系

社区精神病学的学科体系,采用和借鉴多种学科及专业的理论、技术和方法,在研究范围及服务对象上既具有相对独立性,又与其他学科发生密切联系,彼此渗透,互为交融,共同发展,相得益彰。

### 一、社区精神病学与临床精神病学的关系

临床精神病学(clinical psychiatry)又称为医院精神病学,即以医院为服务场所的诊疗活动,以精神疾病的诊断和治疗为主要目的,是传统精神病学的主体之一。临床精神病学在病因学、分类学、症状学、诊断学及治疗学上,积累了宝贵经验,形成了一整套系统理论。临床精神病学是从事社区精神病学工作人员必须全面熟悉、掌握的基本知识。

与社区精神病学不同,传统临床精神病学只对求诊者、求治者服务,为一种被动服务方式,且较少顾及社会群体的动态趋势;对那些不适合住院治疗的病种或一些精神疾病的社会心理学背景了解有限,如老年性痴呆、心身疾病、各类心理障碍等;对各类精神障碍的疾病自然史和社会人口学特征等宏观的资料和纵向规律认识有限。而社区精神病学的服务对象是对社区内所有居民,它研究社区群体的动态变化,能够更深入、更全面地了解服务对象的社会背景,为服务对象提供范围更广的主动性服务,包括社会宣教、心理咨询、家庭治疗、危机干预、康复指导及实施等。因此,从某种角度看,社区精神病学既为传统精神病学的延伸,又不完全等同于传统精神病学的院外服务。

### 二、社区精神病学与社会精神病学的关系

迄今为止,社会精神病学(social psychiatry)的概念和范围尚未完全确定。一般而言,它是研究社会因素在精神疾病的发生、治疗、预防中的作用,以及利用社会因素促进精神健康的学科。它的研究范围包括:①精神疾病的分布状况,即精神疾病的流行病学;②社会因素,如文化与文明、城市化、人口学变动、工业化、失业、家庭结构、社会心理应激、社会支持、社会阶层等对精神健康的影响;③精神卫生服务的组织和精神卫生机构的利用等。

社区精神病学与社会精神病学既有区别,又有密切联系。总的说来,社区精神病学将社会精神病学的研究成果和理论观点应用于社区中的预防和治疗实践,向社区中的个人、家庭和社会群体提供有效和合理的精神卫生服务。

### 三、社区精神病学与预防医学的关系

1964年卡普兰(Caplan)提出的三级预防模式将预防医学的三级预防应用到社区精神病学,对社区精神病学的实践产生过较大的影响。该模式的主要内容为:①在社区中减少精神疾病的发生(一级预防);②对现症者早期发现、早期干预、缩短病程、减少复发(二级预防);③做好患者的社会安排,施行针对性的康复措施,减少因病所致的功能残疾(三级预防)。

### 四、社区精神病学与康复精神医学的关系

康复医学(rehabilitation medicine)在精神卫生领域的开展,称为精神康复医学(rehabilitation psychiatry)。随着健康概念的更新,健康不仅仅是没有疾病或虚弱,而是一种生理、心理和社会适应的完好状态。要求个体在躯体上、心理上及社会适应上都处于良好状态方可称之为健康,当代康复医学也提出了全新的概念,社区精神病学的工作内容之一——社区康复,强调以社区为基础开展康复(community based rehabilitation,CBR),是对社区中的精神残疾者施行功能训练,开展包括医疗措施、心理教育、职业功能及重返社会的全面康复工作。康复医学作为一门应用学科,为丰富社区精神病学的实践提供了技术和方法。

### 五、社区精神病学与健康教育学的关系

健康教育学(health education)是通过有计划、有组织、有系统的社会教育活动,促使人们自觉地采取有益于健康的行为和生活方式,消除或减轻影响健康的危险因素,预防疾病,促进人们形成良好的健康意识和健康行为。健康教育是社区精神病学的重要内容。社区精神病学要求大力宣传精神健康,把预防、保健、诊疗、护理、康复、健康教育融为一体,目的在于提高服务对象自我精神健康的保健水平,开展社会、心理及环境精神卫生工作,注意营养及科学的生活方式等。加强社区精神健康教育,对促进大众的身心健康,减低负性生活事件发生后的心理影响和心理损伤,培养个体的应变及适应能力,预防精神障碍的发生具有重要意义。

## 第三节 社区精神病学的发展概况与趋势

### 一、社区精神病学的提出

在许多发达国家中,对于精神病的治疗和管理历程,大体上经历了 3 个时期:①工业化前期,即 18 世纪中叶以前,当时既没有精神病专科,也很少有精神病的诊疗机构,患者分散在社会上;②工业化发展时期,即 20 世纪 50 年代以前,各国建立了许多精神病院,精神疾病患者主要集中在精神病院进行治疗;③第二次世界大战以后,尤其是 20 世纪 50 年代起,提倡让患者重返社会,在社区中进行预防、治疗、康复并管理他们,因此社区精神病学的历史发展并不长。

继人道地对待精神疾病患者(第一纪元)、精神药物的开发和应用(第二纪元)之后,有人将社区精神病学誉为精神医学发展的"第三纪元"(the third era)。

社区精神病学的形成,既是临床精神病学的延伸,也是当代精神病学历史发展的必然趋势。

归纳起来,以下几种因素促进了社区精神病学的形成和发展。

#### (一) 住院综合征

长期封闭式的住院治疗与管理,导致精神疾病患者与社会的隔离,必然造成其社会功能衰退,以致无法回归社会,大部分精神疾病患者出现"住院综合征(institutionalism)",加重社会及家庭的负担。所谓"住院综合征"被 Russell Barton 描述为:精神疾病患者对一切事物都明显地表现淡漠,缺乏始动性,兴趣索然,对粗暴或不公正的命令也没有不满的表现,个人习惯的衰退,对一切逆来顺受,日复一日不断地重复下去,遥遥无期。J. K. Wing 认为产生住院综合征与社会环境、患者的易感性以及住院时间的长短有关。

住院综合征不是患者住院应有的反应过程,它增加了患者已有的困难及问题。住院综合征表现为两种极端,一种是患者几乎不说话,邋里邋遢,终日呆坐或动作毫无意义,甚至每餐进食也需要护士督促;另一种是患者表现活跃,在病房内外都表现良好,仪表整洁,但缺乏离开医院的要求和兴趣,对医院有明显的依赖。

#### (二) 去机构化

20 世纪 50 年代"去机构化(deinstitutionalization)"或称为"非住院化运动"在欧美广泛兴起,同时由于抗精神病药物的应用,精神疾病患者不再被长期隔离在机构内,而从精神病院回到社区,他们生活在社区中,并接受以社区为基础的照顾,就是所谓的"去机构化"。然而,与此同时,却逐渐出现了另一种危机。由于精神疾病患者出院后随访工作和康复措施不到位,他们在社区中被隔离、忽视、贴上羞耻的标签,没有得到适当的治疗,导致其反复多次住院,但住院时间很短,造成所谓"旋转门(the revolving door)"现象。这就需要社区中有专门的机构解决患者长期医疗监护和心理社会康复的问题。

#### (三) 现代医学模式的转变

随着现代医学模式的转变,精神病学由生物医学模式转变为生物-心理-社会医学模式。生物-心理-社会医学模式不仅对疾病的病因探索起指导作用,而且是防治疾病的出发点和落脚点。精神疾病患者首先是环境中的人,其次才是"病人",除重视药物治疗外,还应注重患者的社会功能康复及社会适应问题。只有应用心理学及行为医学的技术,才能使精神疾病患者重返社会,成为对社会有用的人。

#### (四) 精神疾病患者服务的需要

精神科住院模式与精神疾病患者服务的需要互相适应,只有发展社区精神病学,才能提高精神疾病患者的就治率,改善患者的社会功能。

20 世纪 50 年代中期美国精神病住院床位数近 56 万张,仍供不应求。1993 年美国精神卫生学院的一次流行学调查资料显示,按美国精神科诊断标准(DSM-Ⅳ)对 20 000 调查人标准化诊断,约占人群的28%,即4名成人有1名以上患有精神障碍,而人群中20%实际上符合DSM-Ⅳ精神障碍者在过去1年中并无任何诊治,75%患者不能及时就诊。

以我国2006年底统计数据为例,全国精神科床位数123 643张,精神科执业医师13 132名;全国专科医师11 570名,按全国有1600万重性精神疾病患者计算,每张病床需承担191名患者住院任务,约需39年才能轮转一遍;每位精神科医师每年需承担约1218名重性精神疾病患者的诊疗任务。严重的供需矛盾,促使大量精神疾病患者长时间在社区进行诊治。据报道,当前我国95%以上的重性精神疾病患者居住在社区;轻性精神障碍如神经症等患者住院治疗者仅为其中极少数;精神发育迟滞和老年痴呆等患者,也绝大多数在社区接受照护。

精神疾病的性质和患者分布的特征,决定了发展社区精神病学,这是预防控制精神疾病的必然要求。

### (五)时代对精神卫生服务的新要求

随着科学发展和社会进步,人们对精神生活提出了新的要求,如独生子女问题、青少年适应不良问题、老年人心理卫生问题、酒精和物质滥用问题,以及社会激烈竞争带来的新问题,均被列为精神卫生服务重点内容,应主要在社区中得到解决。在社区人群中普及精神卫生相关知识,包括精神障碍病因、发病机制、临床表现、防治方法等,逐渐改变和提高人们对精神障碍本质的认识,认识到精神障碍是一种疾病,通过及时的诊治是能够康复的。1999年11月世界卫生组织在北京、上海地区进行了高层领导动员会议,我国卫生部领导出席了会议,使各级领导及群众对精神疾病的态度及精神卫生服务的认识有了较大改变,人们从被动到主动地接纳精神障碍患者重新回到社区一起生活和工作,社区精神病学发展有了较好的社会基础。

### (六)抗精神病药物的发展与临床广泛应用

1952年,氯丙嗪首次用于精神分裂症等重性精神疾病的治疗,使精神障碍患者的幻觉、妄想和行为紊乱等部分精神症状得到有效控制,从而有利于患者走出封闭监管式的病房,参与社会活动。近半个世纪以来,随着科学技术的高速发展,精神药理学也不断发展,越来越多的抗精神病药物研发成功并推广使用,精神症状的缓解率明显提高,为精神疾病患者在社区治疗奠定了基础,为精神疾病患者重返社会、适应社会生活创造了良好的条件。

### (七)卫生经济学发展的需求

卫生经济学研究表明,住院治疗中高新医疗技术的应用导致医疗费用飙升,使得85%以上的卫生资源耗在15%的危重患者身上,仅有15%的资源用在服务于大多数人的基层医疗和公共卫生服务领域,这对于改善人类总体健康状况的收效甚微。以社区为基础的正三角形医疗卫生服务保健体系是国际公认的理想模式。其宽大的底部立足于社区,中部是二级卫生机构,顶部是三级卫生机构。因此,在社区开展精神疾病防治康复服务是合理配置和利用医疗卫生资源,防治精神疾病等慢性病的主要途径。

## 二、国外社区精神病学的形成与发展

### (一)美国

美国是社区精神病学起源之一,非住院化运动、政府立法及建立社区精神卫生中心是其发展主要标志。美国全国性的"非住院化运动"始于第二次世界大战之后,战争期间各种精神疾病的患病率直线上升,军队系统内不适于继续服役的200万人员中,就有85万人患有精神疾病,占整个退役军人的40%以上。所以,当时,全国兴办了多家服役退伍军人精神卫生设施,为士兵提供日常服务。战后,一些资深的精神科医师先后担任了各州公共卫生部官员,进一步推动了精神卫生运动的发展。美国精神病床总数由1955年的55.8万张减至1980年的13.8万张左右,并且还在不断下降。1955—1977年间,院内服务占全部精神卫生服务的比例由77.4%下降到28.4%。经过40多年的实践,社区精神卫生服务取得良好的效果,接受社区治疗的精神疾病患者,每人每年的花费仅需90美元,比住院治疗每人每年 15 600 美元的花费下降了 94%,大多数精神疾病患者获得了有效治疗。

20 世纪 50 年代初,美国贝尔蒙特(Belmont)医院的麦斯威尔·琼斯(Maxwell Jones)医生提出了"治疗性社区(therapeutic community)"的全新概念。治疗性社区的概念是将精神病学与行为学统一起来,目的是利用工作人员、患者、亲属的潜能及技能,协助患者治疗。治疗性社区采用家庭式的结构,各成员在社区中扮演着不同的角色并参与社区的行政运作,在这里强调个人的角色模范作用。治疗社区的主要目标是协助患者改变过去的生活方式,自我成长。

1946 年美国国会通过了《国家精神卫生法》(National Mental Health Act),并在 1955 年、1961 年作了两次修订。1965 年美国国会通过了《社区精神卫生中心法案》(Community Mental Health Centers Act)。该法案规定,由联邦政府提供专项资金在 7.5 万~20 万人口地区内设置一个社区精神卫生中心,这类中心为辖区居民提供 5 项基本服务:社区住院、社区门诊、社区急诊、部分住院及开展咨询教育服务。1975 年又修订增加儿童精神卫生问题、老年期精神障碍、酒依赖、药物成瘾、进入州医院前筛选、出院后服务及提供临时性住宿 7 项内容。1980 年美国总统卡特签署了一份有关精神卫生的总统令,给《社区精神卫生中心法案》中某些内容重新规定,撤销了终止各州自行授权提案。以国家立法形式促进精神卫生服务发展,是美国社区精神病学得以兴起和发展的重要因素之一。

在 1955—1985 年的 30 年中,美国社区精神病学迅猛发展,精神卫生专业服务范围扩大,大医院病床数剧减,社区设施猛增。20 世纪 70 年代中期,美国有 8 个州的 12 所精神病院关闭或撤并,服务重心明显由医院转向社区。至 1985 年全美共有社区精神卫生中心约 750 个,占全国约 1500 个社区的 50%,其覆盖人口也为全美国人口的半数以上。美国以社区为单位成立若干治疗组,每组成员 10 人以上,负责约 120 名左右的精神疾病患者。社区治疗队伍由临床精神科医生、临床心理学医生、躯体疾病治疗医生、社会工作者、精神科护士及其他辅助人员组成。临床精神科医生的主要职责是负责精神疾病患者的药物治疗及整体疗效的判定;组中成员均接受过较好的专门训练,除具有扎实的专业知识外,还有丰富的社会经验,能处理好各种人际关系,善于发现问题并能有效解决问题。

在美国,社区精神卫生服务体系是综合性的,具有管理、治疗、护理、康复和监督的功能;为了促进患者的康复,还建立了精神疾病患者公寓、社区心理康复俱乐部、庇护性工厂、福利工厂等。

(二)英国

英国也是社区精神病学工作起步较早的国家之一。英国很早主张应该在社区中照料精神疾病患者,而不是将他们隔离起来;主张发展综合医院中的精神科,尽量减少开设大的精神病专科医院。

1948 年,英国成立了国家卫生服务体系(national health service,NHS)。精神卫生服务机构均为国家公办,因此精神疾病患者可免费接受治疗或只付少量费用。NHS 由全科医生、医院、院外服务等方面组成,既有医疗服务工作,也有预防和社会康复措施。在英国,将 200 万~500 万人划为一个区域(共划分 14 个区域),设立区域卫生和地方卫生局;再以每 25 万人为一个单位,设立一个社区卫生部门(共有 192 个部门),各自负责辖区内的精神卫生保健工作。

1958 年制定的精神卫生法中,强调推行社区精神卫生服务,1975 年颁布的白皮书《更好地为精神疾病患者服务》中,提倡把精神卫生服务从大的隔离性医院分到社区中去。1981 年施行的卫生法中,将促进社区精神卫生服务列为优先考虑项目。

由于推行精神卫生服务,全英国的精神病床位使用率持续稳定下降,当时英格兰、威尔士的精神病床位有 148 000 张,约每 1000 人口中有床位 3.2 张。目前大约每 1000 人口中有床位 0.4 张。在初建的 120 所精神病院中,有 30 所已经关闭,且计划在未来的几年中陆续关闭剩下 90 所。发展了约 160 个综合医院的精神科;精神疾病患者的住院时间大为缩短,93% 的患者可在 1 年内出院,其中绝大多数不到 3 个月便转到社区。同时,政府要求每一社区(7 万~20 万居民)都要有在地区行政管理和支持下的社区精神卫生服务,社区中精神卫生服务的医护人员随之迅速增加。为了给出院的精神疾病患者提供出院后的过渡性设施,社区中建立了许多精神疾病患者居住中心及治疗中心,以促进精神疾病患者的社区康复。到目前,庇护性福利工厂、患者公寓、中途宿舍(halfway house)、日间医院等比

20 世纪 70 年代总数增加 1 倍。

英国社区精神卫生服务由 3 个级别的部门人员分别承担。第一级是基层服务，由社区全科医生、社区精神科护士、社会工作者负责；第二级是由社区精神卫生中心、诊疗所、日间康复中心的工作人员负责；第三级则由精神科病房、精神病院、日间医院的工作人员负责。其中全科医生主要承担对神经症患者的治疗，以及少部分精神疾病患者的病后康复工作。

社区精神卫生中心是社区精神卫生服务的工作基地，它为精神疾病患者及其家庭成员提供心理咨询、危机干预和住院服务。中心有 3~4 张床位，为处于危机状态的患者提供数天的住院，危机期过后便出院。

英国的日间康复系统由两方面组成，一个是属于 NHS 保健范围的日间医院，另一个是属于地方自治体的日间康复中心。日间康复中心以开展职业训练为主，为社区中慢性精神疾病患者回归社会提供服务。1974—1989 年，进入日间康复中心的人数增加了 2 倍（1989 年时为 25 057 名）。此外，与 1976 年相比，1988 年提供给精神疾病患者使用的居住设施（包括地方自治体的过渡住宅或志愿者提供的住宅）增加了 3 倍；而收容人数增加 2 倍，为 9745 名，平均每个设施收住 9 名。这些设施的建立，较为广泛、有效地避免了"住院综合征"。

英国在社区精神卫生服务的组织实施中提出三点要素：①建立社区精神卫生委员会；②组成在专家领导下的工作队伍；③要有社区的支持网。

### （三）法国

法国自 20 世纪 60 年代起，逐步建立和完善了在世界上独具特色的精神卫生服务体系，即以精神病院为中心、分片覆盖到社区的服务模式，被称为"精神卫生分区化服务模式"。医生和护士轮流或定期到社区为精神疾病患者提供包括门诊服务，建立老年中心、儿童指导中心、患者公寓、日间住院中心、职业康复中心、精神科急诊、精神科病房和危机干预中心等，提供全方位的服务。与其他西方国家不同，这种服务模式使精神病院和社区服务有机地连成一体，既满足了患者对社区服务的需求，又发挥了精神病院在服务中的主导和技术优势。

法国精神病学受到西方国家非住院化运动的影响，但法国并没有对技术力量集中的精神病院采取其他国家的方法进行简单的压缩，而是采取了研究和发展的态度。

1953 年乔治·多梅荣（Georges Daumezon）医生根据地理位置将巴黎分区，把各区的患者划分给各个精神病院进行管理和治疗。这一方法随后被法国的一些地区效仿。1960 年"分区化"精神卫生服务模式得到政府认可，被称为分区化精神病学（sector psychiatry）。分区化精神病学是将社区按地理位置分片，划分给社区精神病医院的各个科室进行管理，医生和护士轮流、定期到社区检查和治疗患者。政府配给相应的卫生经费。

法国综合医院的精神病学家很少，一般只有较大的教学医院设有精神科和精神科急诊，精神科病房很少。但是近年来，法国一些精神科医生开始重视综合医院中的精神病学的发展和建设，他们认为有大量早期的精神疾病患者到综合医院就诊，他们更需要精神卫生的服务。

法国的精神病院曾经有患者农场和工厂，但近 10~20 年逐渐消失。为保证精神疾病患者康复后能够找到工作，法国法律规定，所有 20 人以上的企业必须提供 6% 的工作岗位给残疾人（包括精神残疾者），否则要缴纳罚款，政府利用这些罚款来建设残疾人企业。

分区化的目的是让患者在离他们工作和生活最近的地方接受治疗，这样做的结果大大提高了接受治疗患者的比例。也有医生认为，慢性精神疾病患者已经丧失了劳动能力，社区活动的目的一方面是稳定病情，另一方面是丰富他们的生活，提高生活质量。分区化管理的最大优势是使人、财、物资源最大限度地协调，同时便于对患者的全面了解和管理。

### （四）澳大利亚

在 20 世纪 50—70 年代早期，澳大利亚的精神卫生体系与现在中国的精神卫生服务体系相似，是以精神病院为主体的精神疾病医疗服务。澳大利亚的精神卫生服务模式的转型是随着澳大利亚社区卫生服务模式的形成而转化的。进入 70 年代,人们对社区服务、人性化、家庭化医疗卫生服务的意识增强,过去由医院、其他医疗机构(精神病院、残疾人院、护理院、养老院等)、全科医生诊所提供医疗卫生服务的模式已不能适应社会发展的需要。因此根据政府的区域卫生规划,调整关闭了精神病院、残疾人院,缩小了护理院和养老院,逐渐形成了以初级卫生保健同盟为协调组织,以社区卫生中心、全科医生诊所、医院、社区药店、其他机构(精神卫生中心、护理中心等)为服务提供机构的社区精神卫生服务体系。在这个完善协调的体系中,精神卫生服务的提供机构主要有:区域精神卫生中心、社区卫生中心、医院精神科(仅负责精神疾病的短期治疗)、全科医生诊所。

1986 年,澳大利亚维多利亚州出台了第一个精神卫生法案,该法案的实施原则要求,对所有的精神疾病患者实施全面综合的服务,资源公平分配;将精神卫生与总体卫生(general health)服务一起执行并作为主流的服务模式;将医院为基础的服务与社区服务整合;将重点放在重性精神疾病上。

根据国家精神卫生发展战略,重新调整了医疗资源,精神卫生医疗服务重点放在社区,提供不住院治疗与家庭服务。澳大利亚采取各种措施保证残疾人在社区得到各种医疗服务,重点放在提供综合社区服务上。公立精神病院的功能与规模在逐步减小。部分州委托公立医院对精神病院进行管理,但是大部分还是由州政府直接管理。部分公立医院成立了精神疾病治疗中心负责精神疾病患者的入院与治疗,一些社区成立了小规模的精神疾病治疗所负责本社区精神疾病患者的治疗,由精神疾病治疗中心和公立医院提供技术支持。社区精神卫生服务、私立精神病院、精神科专家私人诊所称为澳大利亚的精神卫生服务的主要组成机构,整个系统提倡医疗机构提供的是"服务",所有的服务对象是"clients"(当事人、来访者或求咨者)或"consumers"(消费者),而非"患者"(patients)。其中社区服务非常全面系统,使患者得到全方位的照顾与服务,独立生活,不给家人带来任何负担。

### (五) 日本

日本 1950 年颁布了《精神卫生法》,1965 年作了修订,修订后的《精神卫生法》着重强调精神科住院治疗向社区精神保健发展。1995 年颁布的《精神卫生保健福利法》要求进一步加强以社区为基础的精神卫生服务系统,增加社区精神卫生服务项目,包括设立日常生活培训机构、福利院、集体宿舍、提供或不提供食宿的庇护工场以及福利工场等,为精神残疾者提供福利服务,鼓励精神残疾者自立和参与社会。

20 世纪 50 年代以前,日本的精神疾病患者被强制监护在家庭或精神病院内,毫无人身自由。到 60 年代中期,出台了新的精神卫生法修订法案,强调社区精神卫生的一线机构是保健所,各都、道、府、县均设精神卫生中心,自此,以医院为中心的精神病医疗体制逐步向社区服务转变。1995 年颁布的《精神保障福利法》进一步促进了精神疾病患者回归社会,建立并充实精神疾病患者回归社会的设施,包括生活训练设施、职业技术训练设施、福利院及福利工厂等。急重患者将进入急性期治疗病房,1998 年日本全国 47 个都、道府、县建立精神科急救系统。慢性精神疾病患者症状缓解和基本缓解后进入福利设施。同时,进一步普及日间医院及夜间医院。

## 三、中国大陆地区社区精神病学的形成与发展

在中国大陆地区,开展现代意义上的精神卫生服务的历史并不长。1898 年在广州建立了我国的第一个精神病专科医院,以后在北平(即北京,1906 年)、哈尔滨(1910 年)、苏州(1929 年)、上海(1935 年)、大连(1935 年)和南京(1947 年)相继建立起了精神病院。1922 年还在北平(现北京)协和医院成立了中国的第一个精神科专业教学机构。

中国内地的社区精神卫生工作大体上经历了 4 个阶段。

### (一) 第一阶段:建国初的 15 年

1949 年以前,全国精神卫生机构尚不到 10 所,精神科床位 1100 张,从事精神卫生服务的专业医师仅 50 ~ 60 人,绝大多数精神疾病患者得不到治疗。新中国成立以后,精神卫生工作逐步得到政府的重视,到 1957 年底,全国的精神卫生机构发展到了 70 所,分布在 21 个省、自治区、直辖市,床位

11 000张,精神科医师达到400多名。卫生部于1958年6月2日在南京主持召开了"第一次全国精神卫生工作会议",制订了1958—1962年精神卫生工作的5年计划,提出了"积极防治,就地管理,重点收容,开放治疗"的精神卫生工作指导原则,把在社区开展精神卫生服务列为工作重点之一。建议各省、市建立区域精神卫生医疗中心,以指导精神疾病防治和培训人力资源,并且成立由卫生、民政、公安等政府部门组成的领导与协调组织,提倡在综合性医院开展精神卫生服务。当时,全国建立了北京、南京、成都、长沙、广州和上海6个地区性合作中心,负责精神卫生人力资源的培训以及科研等工作。此后几年中,一大批高等医学院校的毕业生加入到精神科医生的队伍中,世界上一些先进的精神医学理论、精神卫生管理与精神疾病防治方法在我国得到应用和发展。以氯丙嗪为代表的第一代精神药物一问世就被介绍到了我国,并得到广泛的临床应用。专业人员还创立了符合当时国情的"药物、劳动、文娱体育和教育"四结合的综合治疗模式。城市精神疾病防治网络开始在一些地区建立起来,以家庭病床为主的农村防治工作也逐步试点开展。工业、林业、矿业等各种系统所属精神卫生机构相继开始建立。以收治无法定抚养人和赡养人、无劳动能力、无经济来源的"三无"精神疾病患者以及复退军人精神疾病患者和特困精神病人的精神卫生医疗救助机构也在民政部门的主导下得到了大力发展。

（二）第二阶段:20世纪60年代至70年代末

20世纪60年代开始,我国各地以精神病院专科队伍为基础,开展了以下几方面的工作:①培训综合医院内科医师,要求他们掌握精神病学知识,就地治疗精神疾病。如当时的四川医学院(即现在的华西医科大学)精神病学教研室1959年开办为期1年的全省101个县级综合医院内科医师培训班。②试点建立精神病三级防治网。北京、上海、山东、辽宁、杭州、常州、广州等省、市、地区先后试点建立了精神病三级防治网,培训基层医务人员掌握精神病学知识,治疗精神疾病患者。例如,20世纪70年代,上海市精神病院在上海市、区、街道及所属县、乡、镇千余万人口中建立了三级防治网工作,并总结出较好的经验:一是在公安、民政、卫生等政府有关部门领导下,成立领导小组办公室。办公室的主要任务是了解动态、收集资料、向政府反映情况,研究和处理有关行政事务。二是在市级精神病院设立防治科,由市精神病院防治科及所属各县基层精神病院防治组组成专业技术辅导队伍。1985年统计显示,全市近95%的街道或乡、镇医院设立了精神科,开展了精神科门诊,建立了家庭病床,制定患者具体的治疗和康复计划、宣传教育等工作,并筹办了精神疾病患者的福利工厂或工疗组,以及以街道办事处为核心的看护小组。组织的健全及专业队伍的形成,使精神疾病患者能就地治疗,出院后能得到持续性服务,有能安置康复期精神疾病患者的机构,减少了复发率和再入院率,促进了患者社会功能的康复。再如沈阳正阳区精神病防治站,接受出院后精神疾病患者及其他残疾人办工厂,以厂养站,取得了显著的经济效益和社会效益。

（三）第三阶段:20世纪后20年

20世纪80年代,在精神卫生工作者不懈的努力以及各方面的支持下,全国各地无论在收治患者还是健全防治体系方面均取得长足的进展,到1985年,全国精神卫生机构增加到320所,床位数增加到近6.4万张,从业人员增加到近5万人。部分地区三级防治网已初具规模或者逐步完善起来。

1985年,卫生部发起成立了由卫生、民政和公安3部门参与的全国精神卫生协调组,以及由部分著名专家组成的"精神卫生咨询委员会"。同年开始就精神卫生立法展开调研。1986年10月,在上海召开了"第二次全国精神卫生工作会议"。此次会议在总结以前28年精神卫生工作成绩和经验的基础上,指出了当时存在的主要问题,包括各级政府和全社会对精神卫生工作缺乏足够的认识、经费不足、精神病院条件差且布局不合理、精神卫生人才缺乏、精神疾病患者看病难、住院难等。同时提出了今后精神卫生工作的主要任务,包括积极宣传精神卫生;统一领导,建立各级精神卫生协调组织;积极抓好精神疾病防治工作;积极地、有计划地培养精神卫生专业人才;充分发挥医务人员在精神卫生工作中的作用;加强领导班子的建设等。并在会后由国务院批转了卫生、公安、民政3个部门共同签发的《关于加强精神卫生工作的意见》,以及制定了《精神卫生工作"七五"计划》。由此,我国精神卫生工作进入了发展最快的历史时期,在精神卫生服务形式、精神疾病诊断、治疗和康复方法、基础与临床科研以及人力资源培训等方面全面而迅速地跟上了国际发展的潮流,同时又结合国情。1987 年开始由公安部门牵头在全国范围内建立收治肇事肇祸精神疾病患者的安康医院,如今全国已发展到 23 所。此外,许多地区开始逐步建立或完善精神疾病防治领导小组或类似的协调组织。社区精神卫生服务也得到较快发展,建立了一批康复站、工疗站等。

20 世纪 90 年代,国务院批准了残疾人事业"八五"纲要,卫生部、公安部、民政部和中国残疾人联合会联合颁布"中国精神病防治康复'八五'实施方案",精神病防治康复工作正式纳入了国家发展计划。"八五"期间(1990—1995 年),全国 64 个试点市、县 7000 万人口中,对七十多万精神病员开展"社会化、开放式、综合性"社区防治康复。经评估验收,成效显著;45 万名重性精神疾病患者的监护率达 90% ,显好率达 60% ,肇事率下降 8%。《残疾人事业"九五"纲要(1996—2000 年)》及实施方案,提出要进一步发展社区精神康复工作。20 世纪末与 21 世纪的目标是在社区施行开放式管理和综合性的康复措施,建立起全国性的精神疾病防治工作社会化体系。到"十五"期末,该工作已覆盖 280 个市、459 个县的 4.6 亿人口,使 274 万精神残疾者得到综合防治康复;还通过实施彩票公益金项目,为 2 万名贫困患者实施了医疗救助。

### (四) 第四阶段:21 世纪以来

进入 21 世纪以来,随着经济社会的发展和大众精神健康需求的提高,精神卫生工作受到了党和政府前所未有的重视,我国精神卫生事业发展进入了历史转折阶段。2001 年,卫生、公安、民政、残联等部门联合召开了"第三次全国精神卫生工作会议",提出"预防为主,防治结合,重点干预,广泛覆盖,依法管理"的新时期我国精神卫生工作指导原则。随后在 2002 年下发了《中国精神卫生工作规划(2002—2010 年)》,提出"基本建立政府领导、多部门合作和社会团体参与的精神卫生工作体制和组织管理、协调机制;加快制定精神卫生相关法律、法规和政策,初步建立与国民经济和社会发展水平相适应的精神卫生工作保障体系;加强精神卫生知识宣传和健康教育,提高全社会对精神卫生工作重要性的认识,提高人民群众的精神健康水平;强化重点人群心理行为问题干预力度,改善重点精神疾病的医疗和康复服务,遏止精神疾病负担上升趋势,减少精神疾病致残;建立健全精神卫生服务体系和网络,完善现有精神卫生工作机构功能,提高精神卫生工作队伍人员素质和服务能力,基本满足人民群众的精神卫生服务需要"的总目标以及"普通人群心理健康知识和精神疾病预防知识知晓率 2005年达到 30% ,2010 年达到 50%;儿童和青少年精神疾病和心理行为问题发生率 2010 年降到 12%;精神分裂症治疗率 2005 年达到 50% ,2010 年达到 60%;精神疾病治疗与康复工作覆盖人口 2005 年达到 4 亿人,2010 年达到 8 亿人"等工作指标。

2004 年,国务院办公厅转发了卫生部、教育部、公安部、民政部、司法部、财政部、中国残联等部门《关于进一步加强精神卫生工作的指导意见》,就重点人群心理行为干预、加强精神疾病的治疗与康复工作、加快精神卫生工作队伍建设、加强精神卫生科研和疾病监测工作、依法保护精神疾病患者的合法权益等提出了具体指导意见,由此形成了我国政府当前精神卫生政策的框架。

为保障和落实上述政策与规划,国家加大了精神卫生事业的领导力量,于 2006 年 5 月,原卫生部在疾病预防控制局内成立精神卫生处。2006 年 11 月,国务院批准建立精神卫生工作部际联席会议制度。联席会议由原卫生部、中共中央宣传部、国家发展和改革委员会、教育部、公安部、民政部、司法部、财政部、人事部、劳动保障部、食品药品监管局、国务院法制办公室、全国总工会、共青团中央、全国妇联、中国残联、全国老龄工作委员会办公室等 17 个部门和单位组成,原卫生部为牵头单位。2007 年又增加了文化部、中国科学院为成员单位。联席会议的主要职责是:在国务院领导下,研究拟订精神卫生工作的重大政策措施,向国务院提出建议;协调解决推进精神卫生工作发展的重大问题;讨论确定年度工作重点并协调落实;指导、督促、检查精神卫生各项工作。2008 年 1 月,联席会议中的 17 个成员单位联合下发了《全国精神卫生工作体系发展指导纲要(2008—2015 年)》,提出到 2010 年、2015年精神卫生工作体系发展的分阶段目标,以及在保障目标实现的过程中,各成员单位的精神卫生工作职责。

与此同时,精神卫生工作从国家层面、政策层面,逐步向地方层面、实施层面推进。2003 年起,在国家彩票公益金支持下,中国残疾人联合会在全国部分区县开展了在精神专科医院指导下由基层医疗卫生机构(社区卫生服务机构、乡村卫生服务机构)实施的"贫困精神病患者免费服药医疗救助项目",为辖区内每位申领了精神残疾证的贫困患者每年免费提供价值 360 元基本精神科药品。国家"十五"规划期间,通过"专项彩票公益金项目"获得医疗救助的贫困患者达 2 万名,有效地促进了社区精神残疾者康复。在国家"十一五"规划期间,该项目覆盖范围扩大到 700 个县,费用增加到每人每年 450 元,精神疾病患者数量增加到 7 万名;同期启动的"贫困精神病患者住院医疗救助项目"在"十一五"期间,为 3 万名贫困精神残疾者每次提供为期 3 个月的免费住院医疗,费用为每人每次 3600元。彩票公益金项目带动了一些城市,如长沙、沈阳、长春等,为部分贫困精神残疾者每年免费提供300~400 元不等的抗精神病药物。

2004 年 9 月 30 日,精神卫生作为唯一的非传染病项目正式进入国家公共卫生行列。同年 12 月,获得中央财政经费 686 万(简称"686 项目")。

---

### BOX 1-1 中央补助地方重性精神疾病管理治疗项目

因第一年(2004 年 12 月)获得中央财政专款项目经费 686 万元被简称为"686 项目"。该项目由原卫生部疾控局主管,北京大学精神卫生研究所/中国疾病控制中心精神卫生中心承担具体管理工作,并成立了国家级专家工作组和澳大利亚专家顾问组。

项目的主要目标:建立综合预防和控制重性精神疾病患者肇事肇祸行为的有效机制;提高治疗率,降低肇事肇祸率;普及精神疾病防治知识,提高对重性精神疾病系统治疗的认识。

项目内容:①登记、评估:对登记的重性精神疾病患者由精神专科医生进行诊断复核及肇事肇祸危险性评估,全部资料建档立卡。②随访:从登记的患者中筛选出有肇事肇祸倾向的患者,由经过培训的个案管理者(精神科医生、社区医生、乡村医生和受过培训的专科护士等)对这些患者进行每月一次的随访,做好随访记录。③免费治疗:向有肇事肇祸倾向的贫困患者提供规范化的药物治疗。每季度免费进行一次相关的化验和心电图检查,每半年由精神专科医生进行一次疗效评价和治疗方案调整。④应急处置:由当地卫生行政部门指定的医院派出精神科专业人员,对有急性肇事肇祸行为的患者提供应急医学处置。参加免费治疗的患者该项免费。⑤免费紧急住院治疗:为应急处置后仍须住院的患者提供住院费补助。

截至 2011 年 6 月,"686"中央财政投入总计 2.9 亿元,共覆盖全国 160 个市(州)的 680 个区县,理论覆盖人口 6.95 亿,实际覆盖人口 3.30 亿。培训了 38.2 万人 52.5 万人次。深度培训共计 9277 人 14 618 人次。

截至 2012 年底,已覆盖全国 217 个市(州)和 4 个直辖市的 1578 个区县,纳入了精神分裂症、双相情感障碍、偏执性精神障碍、分裂情感性精神障碍、精神发育迟滞和癫痫所致精神障碍6 种重性精神疾病。

"686"项目模式具有很强的中国特色,可以概括为政府主导、全员参与、科学支撑、社区为主的重性精神疾病连续防治模式。

"686"项目标志着精神卫生工作已经真正进入公共卫生体系建设,从精神卫生专科机构的市场化管理向政府"买单"过渡,从单纯的医疗服务模式向心理——社会康复模式过渡,对精神病病人的管理从注重社会稳定、减少肇事肇祸,向尊重人权,救助弱势群体,合理分配公共卫生资源,人人享有精神健康过渡。完善政府部门联动机制,加强信息管理和队伍建设,将"686"项目取得的成果转化为常规工作。

与此同时,全国精神卫生立法工作不断推进,2001 年 12 月 28 日上海市十一届人大常委会第 35 次会议通过《上海精神卫生条例》,宁波(2005)、北京(2007)、杭州(2007)、无锡(2007)、武汉(2010)、深圳(2012)等市的地方《精神卫生条例》(以下简称《条例》)相继公布实施。《中华人民共和国精神卫生法》历经 27 年于 2013 年 5 月 1 日起实施。

---

**BOX1-2 《中华人民共和国精神卫生法》**

自 1985 年卫生部委托四川省卫生厅和湖南省卫生厅起草精神卫生法开始,到十一届全国人大常委会第二十九次会议审议通过,精神卫生法的立法工作历时近 30 年之久。

精神卫生法的立法过程分为三个阶段。2007 年底之前是卫生部起草阶段,在此期间,卫生部多次召开研讨会、开展立法调研,并征求法律专家、医学专家、医疗机构和有关部门、社会团体的意见。2007 年底,卫生部向国务院报送了《精神卫生法(草案)》(送审稿),精神卫生法立法工作进入了国务院法制办审查修改阶段。国务院法制办先后四次征求有关部门、地方政府和部分高校、医疗机构及专家的意见,两次征求了世界卫生组织等国际组织驻华代表处的意见,分专题召开专家论证会,研究重点内容的制度设计,并于 2011 年 6 月向社会公开征求意见。经反复研究、修改,2011 年 9 月,国务院第 172 次常务会议讨论通过了《精神卫生法(草案)》,并提请全国人大常委会审议。

2011 年 10 月,十一届全国人大常委会第二十三次会议对《精神卫生法(草案)》进行了初次审议。会后,法制工作委员会将草案印发各省(区、市)和中央有关部门、单位征求意见;中国人大网站全文公布草案,向社会征求意见;全国人大法律委、教科文卫委和全国人大常委会法工委联合召开座谈会,听取有关部门、单位和专家的意见。法律委、法工委还到北京、四川、上海、浙江、宁夏、内蒙古进行立法调研。根据常委会组成人员的审议意见和各方面的意见,法律委提出草案二次审议稿,进一步明确了立法重点,强化了精神障碍的预防、治疗和康复工作,理顺了诊断、鉴定程序,从人、财、物等方面完善了精神卫生工作的保障措施,着力解决目前精神障碍预防不力、医疗机构不足、专业人员缺乏,患者得不到及时诊断、治疗、康复等突出问题。2012 年 8 月,常委会第二十八次会议对《精神卫生法(草案)》进行了再次审议。会后,法律委、法工委到湖南、吉林作进一步调研。根据各方面的意见,法律委提出草案三次审议稿,进一步完善了对患者权利的保护,明确了政府、家庭在心理健康促进和精神障碍预防方面的责任,加强了医疗机构精神障碍防治能力建设,增加了给予精神卫生工作人员适当津贴的规定。2012 年 10 月,常委会第二十九次会议对草案进行了第三次审议,并于 10 月 26 日高票通过了《中华人民共和国精神卫生法》。

该法共七章八十五条,分别为:总则、心理健康促进和精神障碍预防、精神障碍的诊断和治疗、精神障碍的康复、保障措施、法律责任和附则。通过立法明确精神卫生工作是公共卫生体系建设的重要组成部分,并规定政府及相关部门在精神卫生工作中应承担的职责。建立精神疾病预防控制体系和精神疾病康复体系,规范精神疾病的治疗程序,为提高公民的精神健康水平和保障精神疾病患者合法权益提供法律依据。

---

为规范重性精神疾病患者管理治疗工作,国家卫生和计划生育委员会于 2009 年制定了《重性精神疾病管理治疗工作规范》,把精神分裂症、双相障碍、偏执性精神病、分裂情感障碍等重性精神病纳入规范化管理。在此基础上,2012 年对《重性精神疾病管理治疗工作规范》进一步修订。

2015 年 6 月 4 日由国家卫生计生委、中央综治办、国家发展改革委、教育部、公安部、民政部、司法部、财政部、人力资源社会保障部、中国残联等联合签发的《全国精神卫生工作规划(2015—2020

年)》,《规划》要求,到2020年,普遍形成政府组织领导、各部门齐抓共管、社会组织广泛参与、家庭和单位尽力尽责的精神卫生综合服务管理机制。健全完善与经济社会发展水平相适应的精神卫生预防、治疗、康复服务体系,基本满足人民群众的精神卫生服务需求。健全精神障碍患者救治救助保障制度,显著减少患者重大肇事肇祸案(事)件发生。积极营造理解、接纳、关爱精神障碍患者的社会氛围,提高全社会对精神卫生重要性的认识,促进公众心理健康,推动社会和谐发展。

## 四、社区精神病学发展趋势

### (一)建立完善的社区精神卫生服务体系

社区精神卫生服务体系的建立,具有很大的难度,它不是单纯学术研究,还需要全社会的参与和支持。即使在发达国家,现成的成功经验也不多,而且这些有限的经验也未必完全适合我国的国情。以美国为例,在其发展过程中曾遇到过一些不可避免的困难。譬如:①社会舆论对社区服务的效果寄予过高的、不现实的期望;②社区精神卫生中心的管理部门中一度缺少适应社区工作的管理人员;③对机构中的住院服务曾有人持偏激的排斥态度;④因政府只提供建立社区基地的财政投入,日常活动及添置各类康复设施仍显得资金不足;⑤适合各类服务的专业人员短缺;⑥已有人员的技术水平及服务质量难尽人意。

我国目前的社区精神卫生工作取得了相当成绩,但也存在着不少问题。首先是全国的发展不平衡,有些地区做得较好,有些地区做得不够好,甚至还有些地区依然是一片空白。同时,同一地区内的状况也不够稳定,大起大落的情况并非个别。其次,社区精神卫生专业人员短缺,现有的部分社区精神卫生工作人员水平不够高,许多地区的工作缺乏相应的理论、技术和方法方面的研究,只停留在服务上,在服务形式上,也较多地局限于治疗和管理,对于康复和生活质量等方面顾及较少。另外,目前我国社区精神病学主要是重性精神疾病的防治,离广义的社区精神卫生服务要求还很远。

综合各国经验,社区精神卫生服务的发展趋势是:①多专业联合。对精神疾病患者服务,不仅要用精神病学的理论与技术,同时要重视心理学、社会学和康复医学的理论与技术措施。社区精神卫生服务强调精神疾病患者的治疗、康复与重新安置相结合,重视患者的心理与社会问题。因此,社区中的精神疾病患者需要得到精神病专科队伍、社会工作者队伍、职业治疗队伍、心理学工作者队伍的联合服务。②多种服务设施或机构的联合。以精神病院为基础,与社区精神卫生服务相结合,如法国巴黎的划区服务,即由5个大的精神病医院划区负责辅导各社区精神卫生服务机构,急症患者送医院治疗,出院后由社区精神卫生机构照管。社区精神卫生服务与全科医生(如英国的家庭医师)相结合,因95%的精神疾病患者首先由家庭医师就诊,再由他们介绍至各个社区精神卫生服务机构。社区精神卫生服务系统与综合医院相结合,采用会诊、联络小组形式或综合医院门诊设立心理科或精神科病房与社区精神卫生服务相结合。

### (二)进一步规范和推广社区精神卫生服务模式

1. 推行"社会化、综合性、开放式"的工作模式　社区精神卫生服务是一项多学科、跨部门的工作,具有很强的社会性和综合性,不能只局限于依靠精神科专业工作者和医疗机构。必须组织和动员全社会力量参与,同时精神障碍者的康复也非常需要将他们置身于开放的社会环境中。基于上述原因和通过积极探索,形成了"社会化、综合性、开放式"的工作模式,即"社会化的工作体系,综合性的防治措施,开放式的管理"。具体地说,就是以各级政府为主导,将精神病防治康复工作纳入经济工作和社会发展计划,卫生、民政、公安、计划、财政、劳动与社会保障、教育、残联等相关部门分工协作、齐抓共管,组织和动员社会力量,建立以医疗机构为骨干、社区为基础、家庭为依托的工作系统,提高社会人群的精神卫生保健意识和精神健康水平,对精神障碍者采取就近治疗、综合防治、开放管理,促使他们全面康复和回归社会。

2. 建立以政府为主导的各级工作体系　我国多数省、直辖市、自治区,以及约占全国1/3城乡的500多个市、县、区,均建立了由政府牵头,卫生、民政、公安、司法、残联、教育、财政和社会保障等部门组成精神卫生工作领导小组。下设办公室负责组织管理和协调开展本地区的精神卫生工作,并且普遍建立了"市(县、区)-街道、乡镇-村、居委会"三级精神卫生工作网络。我国的精神卫生工作体系包含:①组织管理系统主要由各级精神卫生工作领导或协调小组,及其下设的办公室或专、兼职负责日常工作的管理人员组成,其作用是宏观管理、组织协调;②技术指导系统包括为精神病防治康复工作提供技术保障的各级精神卫生专业人员与机构,承担着技术指导、业务支持,以及人员培训等任务;③治疗康复系统指直接从事精神卫生宣传,为精神疾病患者提供医疗、看护、康复的各种工作形式。

3. 实施综合性的防治康复措施 我国对精神障碍患者倡导就近治疗、开放管理和在不脱离社会环境的情况下实施多种形式的综合性防治康复措施。在医疗康复方面,卫生系统各级精神卫生机构和综合医院精神科是本地区精神疾病患者的医疗服务中心,并从业务上负责指导社区防治管理和康复工作的实施。民政和公安系统的精神病院主要是收治社会上的"三无"精神疾病患者和监护、治疗对社会构成严重威胁或已经触犯刑律的精神疾病患者。社区防治康复则需面对绝大多数的精神疾病患者,各地通过摸底调查,对排查出的精神疾病患者建档立卡,列为社区服务对象,为他们建立看护小组或家庭病床,指导其院外治疗、参与社会生活和家庭康复,帮助他们解决医疗、生活、经济、学习和就业等困难,并通过工疗、农疗、娱疗、体疗和职业技能、家庭职能、社会适应能力训练等,帮助他们回归社会。

### (三) 发展高效、规范的社区干预技术

近十余年来,欧美等一些国家社区工作专家,经过研究和实践创立和发展了一些社区干预的策略和方法。其中个案管理和由此发展的主动式社区服务,被认为是高效、规范的社区干预技术。

1. 个案管理 个案管理(case management,CM)是社区干预中的一项关键技术。社区中的每一个精神疾病患者都要由一个个案管理者负责,个案管理者是患者接触的关键人物,相当于患者的经纪人,给患者提供帮助,帮助患者得到各种精神卫生服务并协助解决其他问题。个案管理者通常是精神科护士、社会工作者、心理治疗师或职业治疗师,他与患者、患者家庭成员及其他服务机构是一种合作的关系。

2. 主动式社区服务 主动式社区服务(assertive community treatment,ACT)是欧美国家社区精神卫生发展的新组织、新模式,在 20 世纪 90 年代开始提出并实施。它以有关专业人员为基础,对社区的精神疾病患者广泛开展多种服务措施。特点是全面开展各个项目,可以主动积极推进。通过随机临床试验,结果显示"主动式社区服务"实质性地减少了患者的再住院率,提高了独立生活能力,适度地改善了精神症状和生活质量。

社区精神病学是当代精神医学发展的重要方向。从某种角度来说,它也是我国精神医学的优势和特色之一。我们相信,随着时代的进步,这门年轻的学科必将日趋成熟、更快地发展。

(崔 勇 杨甫德)

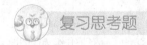 复习思考题

1. 社区的定义是什么? 何谓社区精神病学?
2. 简述社区精神病学的特征。
3. 简述促进社区精神病学的形成和发展的因素。

# 第二章

# 社区精神病学的评估方法

在精神康复领域,评估是非常重要的环节,包括社区精神卫生服务评估和精神疾病康复评估两个层面。根据评估目的,综合应用各种不同途径进行评估是比较理想的方法。覆盖面评估和服务质量评估是精神卫生服务评估的主要内容,精神康复评估包括临床症状评估、躯体健康评估、认知功能评估、社会功能评估、风险评估等。翔实的社区流行病学资料是确定社区精神病学服务需求的基础。

## 第一节 概 论

在精神康复领域,评估是非常重要的一个环节,有效的评估对合理配置各种康复资源,及对服务对象的后续康复治疗具有重要作用。社区精神病学的主要工作就是对一定地域内人群中精神疾病进行预防、治疗、康复和社会适应的统筹安排和管理,同时开展相关科学研究。社区精神卫生服务是其中最重要的内容,涉及多个方面,是一个综合性社会工作。因此,从不同的角度出发有着不同的工作目标,可以采用不同的评估方法予以评估。从群体和个体两个不同角度看,社区精神病学评估可分为社区精神卫生服务评估和精神疾病康复评估两个层面。社区精神卫生服务可以通过工作评估客观地反映出来,其目的是了解社区精神卫生服务开展的情况,总结社区精神卫生服务的经验,找出存在的差距,管理机构根据检查评估结果制定、调整有关方针政策。精神疾病康复评估是个体进行康复治疗的基础,即对患者的能力、需求和问题进行分析,并于治疗开始前完成基线评估,评估结果将决定着为患者所提供治疗服务的性质和范围,也可在治疗过程中进行各种症状或状态的测查。

## 一、评估原则

### (一)评估要事先有计划

制定防治康复工作伊始,就应考虑到社区精神卫生工作的评估,设计好评估方案,并纳入工作计划之中,实时收集评估所需资料。

### (二)评估目标要有的放矢

不同精神病患者接受康复服务的原因各不相同。有些患者缺乏独立生活和工作能力,康复是为了改善社会功能;有些患者病情严重,康复是为了保持病情稳定。因此,评估前要充分了解患者精神康复的原因和目的,指导评估者有的放矢地对患者进行评估。

### (三)评估工具和指标要适宜

评估最重要的方法是比较,如在精神卫生工作评估中,比较接受服务者与未予服务者的差异,本地区和其他地区的差异等。资料和结果比较的基本要求是必须具有可比性,需要采用统一的公认的标准、工具和方法。

### (四)评估要进行质量控制

评定员应进行严格的培训,熟悉评估工具和标准,评定员间要具有良好的一致性。评估过程中,要加强质量控制,现场指导,并抽取一定比例进行复查。

## 二、评 估 方 法

### (一) 精神卫生服务的评估方法

精神卫生服务评估是对某地区开展重性精神疾病管理治疗工作效果、患者需求、相关措施的有效性等进行考量的一种方法。在我国,评估由各级卫生行政部门负责组织,可以委托具备评估能力的精防机构或者科研单位等承担。评估应根据不同的目的,采用制定相应评估计划和方案。督导与考核是各级卫生行政部门检查、指导下级部门或者单位的工作进展和效果、发现和解决工作中存在问题、总结工作经验与不足等的常用方法。执行督导(考核)的人员在开展督导(考核)前,应事先了解督导(考核)计划、内容和程序;在督导(考核)过程中,要遵照计划进行检查,客观公正;在督导(考核)结束后,要实事求是反映检查发现,及时完成督导(考核)报告,并提交主持实施督导(考核)的卫生行政部门或者单位。

督导是上级卫生行政部门组织或者委托同级精防机构组织,对下级卫生行政部门工作情况进行个别检查和指导的一种方式。通过督导,促进下级提高工作质量,改进工作方式,总结成绩和发掘典型事例,发现问题并提出改进意见。其内容主要围绕工作制度和机制建立情况、各项工作内容开展情况、人财物等保障措施落实情况等方面进行检查。主要有:①领导及协调机制、工作制度、工作流程等制度落实情况;②各项技术指标的完成数量和质量;③各类人员配备及其职责;④人员经费、工作经费、患者门诊及住院治疗补助经费的数量、经费管理;⑤资料管理和重性精神疾病信息报告管理工作;⑥总结工作成绩和先进典型事例;⑦协调、指导、帮助解决工作中存在的管理问题和技术问题。其形式有:座谈会,现场检查,分析评估,反馈交流会等。

考核是上级卫生行政部门对照已经下达的重性精神疾病管理治疗的工作目标、指标和要求,全面检查下级部门和单位工作绩效的一种方式。考核一般与奖惩措施、绩效工资制度等挂钩。考核内容以各项工作完成的数量和质量为主,同时检查工作制度和机制、人财物等保障措施等的落实情况。主要有:①领导及协调机制、工作制度、工作流程等制度落实情况;②各项技术指标的完成数量和质量;③各类人员配备及工作质量;④人员经费、工作经费、患者门诊及住院治疗补助经费的数量、经费管理。

### (二) 精神疾病康复的评估方法

1. 评估方法  精神康复评估的方法主要有被评估者自我报告、知情人报告、访谈、观察和实景操作等。观察系指与患者共同生活一段时间,记录患者的一举一动,或通过录像跟踪记录患者在现实生活中的表现。临床访谈评估中也有观察,主要观察患者音容外貌、表情、反应及言行举止等,从而根据患者回答的内容和观察所见获得总体评估印象。当然,每种评估方法均有其各自的优缺点,如表2-1所示。

表2-1 各种评估方法的优缺点比较

| 评估方法 | 优点 | 缺点 |
| --- | --- | --- |
| 自我报告 | 经济、方便 | 受患者记忆力、精神症状和自知力等影响,准确性不强 |
| 知情者报告 | 经济、方便,能补充患者自我报告中未暴露的一些信息 | 容易混杂知情者的主观因素 |
| 访谈 | 较客观、准确 | 存在访谈偏倚,需由专门培训的人员进行,人力、物力消耗较大 |
| 观察 | 非常准确,能够反映患者真实情况 | 评分体系不易标准化,花费较大 |
| 实景操作 | 标准化程度高,能较好地反映患者真实状态 | 测验条目存在跨文化差异,需由专门培训的人员进行,人力、物力消耗较大 |

　　精神疾病康复评估通常由一个多学科的医疗小组完成。该小组有几个不同方向的医疗卫生专业人员组成，包括临床医生、心理治疗师、职业治疗师、物理治疗师、社会工作者等。每个小组成员均在各自的专业领域内对患者进行专业评估。如临床医师负责评估患者的病史和目前身体健康状况；职业治疗师负责评定患者的社会、业余生活以及职业工作能力；心理治疗师负责检查患者的认知能力和人格特点；物理治疗师负责测查患者的运动功能状态；社会工作者则负责了解患者的家庭和其他社会关系状况。

　　2. 评估的类型　评估包括两种类型，一种是基于描述性的结构形式，在此类评估中，治疗师根据患者的症状或问题来设计治疗计划，评估的关注点是患者的问题、障碍或弱点。另一种评估方法是将患者的兴趣、价值观和态度融入到治疗计划中去，更加关注患者的需求、优势和潜力。

　　3. 评估的阶段性　精神康复评估的目的有：判定患者的功能残疾状况，制定患者的康复计划方案，观察康复疗效，进行临床科学研究。因此，评估贯穿精神康复治疗的全程，可分为基线评估、随访评估和疗效评估。首先，基线评估就是在康复治疗开始前的评估，所获信息和资料提供了患者的历史背景、当前状况和康复治疗需求，将决定着治疗的性质和范围，为此后的治疗策略和目标提供依据。治疗进程中要定期或实时进行评估，以便及时调整治疗计划，达到满意效果。治疗结束时，要进行疗效评估。最后的疗效评价与最初的基线评估可以明确地显示康复治疗的效果和患者所取得的进步。

　　4. 评估内容　评估需要详细地了解患者的各种资料，内容包括：患者的精神疾病诊断和当前症状，以及对患者的行为影响，药物治疗、副作用及躯体健康状况；患者既往躯体疾病病史，家族史，病前家庭和社会资料，如家庭环境、社会功能、经济状况、人际交往能力；病后工作职能和人际关系的稳定程度和持久性；患者对自身疾病的认识能力和评价等。

　　康复疗效评估亦是精神疾病康复评估的一项重要内容，用于评价康复措施改善患者社会功能、减轻精神功能缺陷的程度，主要从症状评定、药物副作用评定、躯体状况评定、行为评定、社会技能评定、对疾病和生活的态度及信心等方面进行。

　　总之，评估可以通过治疗师与患者或家属的会谈，对患者的智力、身体及其他方面的观察，亦可通过患者的既往病历来获取评估所需资料，而通过综合以上各种不同的途径所进行的评估是比较理想的方法。

### 三、评估的注意事项

　　精神康复评估需要准确和正确，合理应用一些访谈和评估手段。其注意事项有：

1. 评估应综合应用多种评估方法。
2. 评估应使用一些标准化的评估方法。
3. 评估结果应准确、可靠，敏感地反映患者的情况变化。
4. 所使用的方法应易于掌握和使用。
5. 评估应定期进行，间隔时间不宜过短。
6. 评估不只重视患者的缺陷或异常，更应重视发挥其自身能力和潜力。
7. 评估要充分分析患者问题产生的原因，有针对性地处理患者的问题。
8. 评估要全面，尤其是依据患者的具体要求作出判定。

### 四、评估工具的要求

　　当前临床中具有多种类型的量表或问卷可用于精神疾病的康复评估。评估中使用何种工具很大程度上取决于患者的问题类型和评估的关注重点。例如，精神分裂症患者的特点与精神发育迟滞患者就非常不同。此外，工作人员的专业不同，关注的患者功能亦有差异。心理治疗师关注患者的心理功能较多，而职业治疗师则较多关注患者的社会职业功能状况，其所用工具则存在较大差异。一般来说,评估工具应满足以下要求:①评估内容应适合患者,能够满足评估需求;②评估可行,评分清晰、客观、容易理解,能够反映患者的实际情况;③评估将符合最小限制的心理学测量要求,如信度、效度和敏感性等;④评估有助于患者的病例复习、疾病诊断和治疗计划制定等。

量表是精神康复评估中使用最广泛的一个工具,信度和效度是考量其是否能够使用的两个重要因素。一般说,格式量表均具有良好的效度和信度,具有如下优点:①检查程序统一,不容易遗漏症状;②症状均有规定的含义,可避免理解上的不一致或相互混淆;③评分标准统一,可使评分主观性减少到最小;④临床资料数量化,便于统计学分析。

---

**BOX 2-1　信度和效度**

1. 信度(reliability)　信度即可靠性,是对测验分数测量误差的估计。通俗地说,测验的信度系指施测分数能在多大程度上反映个体的"真实分数"。影响测验分数的误差通常来源于内容抽样误差、时间抽样误差和评分者误差。其大小用信度系数来表示,信度系数在 $-1 \sim +1$ 之间,绝对值越大(接近1),表明误差越小;绝对值越小(接近0),表明误差越大。

2. 效度(validity)　效度即有效性,是指测量工具或手段能够准确测出所需测量的事物的程度。效度是指所测量到的结果反映所想要考察内容的程度,测量结果与要考察的内容越吻合,则效度越高;反之,则效度越低。效度分为三种类型:内容效度、准则效度和结构效度。

---

## 五、量表分类

### (一) 按结构及标准化程度分类

1. 自我评定量表(Self-Rating Scale)　由患者填写规定好的问卷,可排除检查者的主观影响。可用于合作患者,如各种焦虑量表和人格量表等。

2. 定式检查量表(Structured Interview Scale)　使用固定问题、固定提问方式进行检查,使检查者的主观影响受到严格限制,如神经症筛查表。

3. 半定式检查量表(Semi-structured Interview Scale)　量表具有规定的检查程序,检查者可酌情灵活掌握,但规定内容必须检查。缺点是可靠性差些,优点是真实性较高。

### (二) 按功能及内容分类

1. 筛查量表　主要是用于流行病学调查,筛查各种重性精神疾病的精神疾病筛查表和神经症筛查表,以及儿童行为问题或老年心理卫生的各种问卷和调查表等。

2. 临床量表　主要用于临床研究和疗效评估,包括各种精神疾病诊断用量表、疗效评定量表、各种副作用量表,以及评价总病情严重程度及其变化的总体临床印象量表等。

3. 其他　用于测定特殊精神活动的量表,如人格测查问卷、智力测验、社会功能缺陷量表等。

### (三) 根据评分的难易程度分类

1. 序列量表　只评定症状存在与否,多用于诊断,又称症状情况。如纽卡斯尔抑郁诊断量表等。

2. 序数量表　又称症状分级量表,是对症状轻重程度分级评定,主要用于疗效评价。

## 第二节　社区精神卫生服务评估

社区精神卫生服务评估有助于弄清各项社区康复措施的具体完成状况、能否满足患者需求、资源利用状况等问题,有助于进一步优化资源配置、改进工作服务。

## 一、评估内容和指标

（一）基本信息评估

1. 基线资料　包括人口学资料、防治前后危险因素水平、政策环境情况、防治实施的有利和不利因素。

2. 各种活动的记录　包括活动的名称、时间、地点、参加人数和结果等。

3. 疾病和行为监测资料。

4. 患者管理前后随访资料。

（二）覆盖面评估

患者是否得到了应该得到的某种社区精神卫生服务，群体中得到该服务的范围有多大，即覆盖率如何，这是评估社区防治康复工作质量的指标之一。一般可以采用下列指标：

1. 康复服务总覆盖率　社区中已接受任何一种社区康复服务的患者人数占社区总患者人数的比例，其公式为：

$$康复服务总覆盖率 = \frac{接受任何一种社区康复服务的患者人数}{社区患者总人数} \times 100\%$$

2. 分项服务覆盖率　社区中接受某种社区康复服务的患者人数占应该接受该项服务患者总数的比例，其公式为：

$$分项服务覆盖率 = \frac{接受某种社区康复服务的患者人数}{应接受该服务的社区患者人数} \times 100\%$$

（三）服务质量评估

精神疾病的防治康复，不但要看数量，还要看服务的质量。服务质量评估主要采用下列指标：

1. 服务的可接受性　提供的照料和服务满足了患者和家属、社区、公众和政府的期待。

2. 服务的易获得性　患者能够在适当的时间、地点获得所需要的照料和服务。

3. 服务是否适当　提供的照料和服务是否与患者的需要有关，并且基于确定的目标。

4. 工作人员是否胜任工作　精神卫生工作者自身的知识技术能否胜任社区防治工作的需要。

5. 服务的连续性　有能力提供不同机构、不同水平、不同工作人员中不间断的、协调的照料和服务。

6. 服务的效果　照料、服务，干预或行动所达到的结果。

7. 服务的效率　以成本效益最佳的方式利用资源，并达到理想结果。

8. 服务的安全性　提供的照料和服务对患者、精神卫生工作者和公众都是安全的，避免由于服务造成潜在的危险。

（四）总体效果评估

1. 近期效果　如患者或群众对精神卫生知识、信息、态度及价值观的改变，社区看护服务的改善以及相关政策落实情况。

2. 中远期效果　从患者方面的效果来看，可以考虑下列指标：病情稳定率、复发率、住院率（因精神疾病而住院）、关锁率及解除关锁率、精神残疾率及残疾等级、肇祸率、就业率和出勤率、精神症状评定、社会功能评估等。

当然，社区服务的评估内容和方式，可以根据具体情况和具体需要进行设计，以反映社区服务防治康复工作的真实效果和经验。

（五）常用评估指标

1. 政策环境改变、实施情况指标。

2. 防治执行的次数、范围和数量。

3. 防治活动参与率和覆盖率。

4. 人群对精神疾病防治的知识、态度和行为改变率。

5. 精神疾病患者的随访管理率、治疗率、服药率和控制率。

6. 疾病发病和死亡监测结果。

7. 危险因素监测结果。

8. 患者医疗费用的增减。

## 二、我国社区精神卫生服务的效果评估

（一）个体效果评估

主要有以下方面：患者治疗有效性、治疗依从性；患者心理功能、社会功能损害减轻情况；患者参与社会生活程度、能力改善或发展情况；患者客观处境和自我感受改善情况等。

（二）群体效果评估

1. 患者检出率

患者检出率 = 所有登记在册的确诊患者数/辖区内常住人口总数 × 100%

2. 检出患者管理率

检出患者管理率 = 在管患者数/所有登记在册的确诊患者数 × 100%

（在管患者为已进行随访管理的患者）

3. 检出患者规范管理率

检出患者规范管理率 = 规范管理患者数/所有登记在册的确诊患者数 × 100%

（规范管理患者指按照工作规范要求的随访时间间隔，在一年内完成全部随访次数的患者。例如：对病情稳定患者连续 3 个月内至少有 1 次随访，一年至少有 4 次随访的患者。）

4. 在管患者病情稳定率

在管患者病情稳定率 = 最近一次随访时分类为病情稳定的患者数/（在管患者数 − 失访患者数）× 100%

5. 检出患者轻度滋事率

检出患者轻度滋事率 = 检出患者中轻度滋事人数/所有登记在册的确诊患者数 × 100%

（轻度滋事：是指公安机关出警并有出警记录，但仅作一般教育等处理的案情，例如患者打、骂他人或者扰乱秩序，但没有造成生命财产损害的，属于此类。以当地公安机关的资料为准。）

6. 检出患者肇事肇祸率

检出患者肇事肇祸率 = 检出患者中肇事肇祸人数/所有登记在册的确诊患者数 × 100%

（肇事肇祸：包括"肇事行为"和"肇祸行为"二类。肇事行为是指患者行为触犯了我国《治安管理处罚法》但未触犯我国《刑法》，例如患者有行凶伤人毁物等但未导致被害人轻、重伤的。肇祸行为是指患者行为触犯了我国《刑法》，属于犯罪行为的。以当地公安机关的资料为准。）

## 三、资料信息管理与工作总结、年度报表

（一）资料信息管理

1. 资料信息管理的要求　收集、整理、审核、汇总、分析重性精神疾病管理治疗工作资料信息的目的，是为制定和调整管理治疗策略和措施、评估管理治疗效果提供依据。资料信息管理包括纸质资料和电子化信息两个方面的管理。所有参加重性精神疾病管理治疗工作的人员，在工作完成后，应及时将有关资料、信息交数据质控员集中管理，不得据为己有，不得丢失、自行销毁或拒绝归档。各级精防机构应当确定专人负责管理患者个案资料，不得泄漏相关信息。

2. 资料信息的分类　纸质资料包括政策类、技术类和工作管理类等资料。

（1）政策类资料：是指各级政府及卫生和相关部门发布的有关重性精神疾病管理治疗工作的文件和函件。主要包括相关法规、规划、计划、实施方案、工作制度等规范性文件、批示和批复等函件。此

类资料的管理要求按自然年度、按时间顺序，从前向后整理、归档。

（2）技术类资料：包括患者个案资料、患者管理过程中的资料信息。患者个案资料是指精神卫生医疗机构、基层医疗卫生机构，在开展重性精神疾病管理治疗工作过程中，产生的与患者治疗和管理有关的患者个人的所有信息和资料。主要包括：摸底调查和诊断复核、门诊和住院治疗、应急医疗处置、社区/乡镇管理、家属教育和康复指导等过程中产生的资料信息。其中，尤其要注意保存患者申请治疗、应急医疗处置的申请和审批资料、知情同意书等资料。患者个案资料由专人保管，不得泄漏。患者管理过程中的资料信息是指各级精防机构、基层医疗卫生机构在开展重性精神疾病管理治疗工作过程中，产生的与患者管理治疗、管理人员、管理流程等有关的各种统计、汇总、报告等资料和信息。主要包括：各种管理流程文件、各级管理人员和个案管理员联络信息、工作信息和统计报表、工作方案和总结报告等。

（3）工作管理类资料：是指各级精防机构、基层医疗卫生机构开展重性精神疾病管理治疗工作产生的相关资料。主要包括：健康教育和宣传、人员培训、患者管理治疗质量控制、工作督导检查和评估考核等的计划方案、总结报告、教材、图片、音像资料等资料。对此类资料的管理，要求先按类别细分，再按自然年度、按时间顺序整理、归档。

（二）工作总结和年度报表

工作总结和年度报表是各级卫生行政部门和重性精神疾病管理治疗工作实施单位，通过自我检查和评估，了解各项任务完成情况及其效果的常用方法。

1. 工作总结　包括年度工作总结、单项活动总结。年度工作总结主要包括：本地区社区精神卫生工作一般情况、工作开展情况等。前者如：本地区城市、农村的人口数及15岁及以上年龄构成，村或居委会数、乡镇或街道数、区县数、地市数等；城镇职工基本医疗保险、城镇居民基本医疗保险、新型农村合作医疗的覆盖率和报销办法；当地精神卫生医疗机构、社区和农村基层医疗卫生机构的数量等。后者如：登记符合诊断的重性精神疾病患者数；社区/乡镇管理患者数以及管理情况；应急医疗处置患者数以及应急医疗处置效果；药物治疗补助患者数、住院治疗补助患者数及平均住院日；患者出现轻度滋事、肇事肇祸危险行为情况；解锁救治关锁患者情况等。单项活动总结可以选取上述一项或几项内容进行总结。

2. 年度报表　各级精防机构应当及时收集、整理、汇总本辖区重性精神疾病管理治疗年度工作情况，填写《重性精神疾病管理治疗工作年度报表》，经同级卫生行政部门审核后报上一级卫生行政部门，并抄送上一级精防机构。省级精防机构汇总报表经省级卫生行政部门主管处室审核后加盖公章留存备案，并于次年3月1日前通过计算机网络录入国家重性精神疾病信息管理系统。

## 四、我国社区精神卫生服务的需求评估

精神疾病极大地影响了人类的健康，缺乏资源的精神病患者不仅极难获得高质量的精神卫生服务，还会因为诸如社会歧视、人权侵犯、被限制获得教育和其他社会机会等种种社会危险因素而变得更加脆弱，甚至陷入恶性循环。因而，准确而细致地评估其必需的卫生需求，是为其提供可靠、高质量的社区服务的基本工作。以公共卫生的视角来看，精神病患者的精神卫生需求评估包括社区服务需求评估和医疗服务需求评估；从个体层面上看，包括患者需求评估、家庭需求评估和医务人员的需求评估。本文以精神分裂症为例，从患者角度介绍重性精神病患者的卫生服务需求。

（一）精神卫生服务需求

精神分裂症是精神科最常见的一种疾病，具有易慢性化和高致残率等特点，是全球造成残疾的九大疾病之一。患者因疾病带来的社会功能衰退、社交技巧丧失、工作竞争力缺乏，及社会支持系统缺乏，急性期后出现的复发、被歧视、缺乏自信等，亦使患者感到沮丧、失望和生活质量下降等，均会极大影响患者的后期康复。据WHO统计，精神分裂症占全球疾病总负担的2.8%，位列中国精神疾病总负担的首位。由于多种原因，目前中国精神分裂症存在着发现率低、就诊率低、依从性低的"三低"现象，其结果是高复发不能得到很好遏制。就诊不及时、治疗不系统，既加速了患者病情恶化，又增加了

精神残疾患者的数量,给患者、家庭和社会带来沉重负担。美国的多次流行病学调查显示,仅有57%~58%的精神分裂症患者在过去的半年到一年内接受过某种精神卫生服务,近40%的患者没有接受任何精神科治疗。即使接受治疗者,39%患者的治疗不充分。因而,仅有15%的患者获得了必要的充分治疗。在发展中国家,75%的严重精神疾病患者没有接受治疗;即使接受治疗者,也鲜有治疗质量和效果的评估。在我国,尽管有2/3的精神分裂症患者需要住院治疗,但仅有1/6患者获得了住院治疗。在住院患者中,精神分裂症约占一半左右,占慢性住院患者的60%。在未治者中,精神残疾者约占83%,精神分裂症占重度患者的15%,占极重度患者的54%。据研究,约25%的精神分裂症患者可以完全恢复病前社会功能水平,同时25%~35%的患者病情大幅度改善。这意味着,有效的治疗和干预,可使高达50%的精神分裂症患者生活的有价值并且令人满意。

造成患者未接受治疗或治疗不充分的原因众多,涉及患者本人和家庭、医疗服务体系、公共卫生服务等多个方面。如患者和家庭对疾病和治疗的认识不足,对精神卫生服务资源的了解不够,病耻感和社会歧视,经济状况,治疗药物的价格、服用方式和不良反应,医疗保险覆盖范围,家庭关系,医患关系,社区精神卫生服务能力及其可及性等。因此,要提高精神分裂症患者的有效治疗率,需要做的工作还很多。为此,在关注患者急性期治疗症状改善的同时,还应更多地关注患者的后期康复,以恢复原来的生活和工作技能。精神疾病的慢性病程和高复发性决定了90%的患者大多数时间是在社区和家庭中度过,需要得到社区长期的照料。因此,社区是精神疾病患者康复的主要场所。患者要真正达到融入社区的目标,取决于他们是否能够获得或恢复独立生活、社会交往、娱乐休闲、学习工作等多种技能。多项研究显示,专业性的精神康复训练和指导能够明显提高患者的康复水平。这就需要政府、企业和康复机构的共同努力,需要大量人力、物力和财力的投入。

### (二) 其他卫生服务需求

精神分裂症与躯体疾病之间关系错综复杂。一方面,某些躯体疾病可出现各种精神障碍,如严重心脏病,由于心力衰竭导致脑缺氧,出现神志恍惚、胡言乱语;严重肝脏疾病,由于肝功能衰竭,血液中有毒的代谢产物可引起兴奋、激越、意识不清,严重者可出现肝性脑病及精神障碍等。另一方面,精神分裂症患者因受精神症状的影响,常诱发多种躯体疾病。有的精神分裂症患者认为饭菜被下毒而不肯进食,导致脱水、酸中毒;有的长期不吃蔬菜和水果,不进食有营养的食品而导致严重的营养不良性贫血;有的患者暴饮暴食,不讲个人卫生,乱吃脏东西,懒散,长期不主动进食,不到户外活动,导致消化不良、腹泻,抵抗力下降,从而患上各种传染病。再者,代谢综合征包括肥胖、血脂异常、糖耐量降低、胰岛素抵抗、高血压等表现,是2型糖尿病和心血管疾病的高危因素。越来越多的研究发现,无论是第一代抗精神病药物,还是第二代抗精神病药物,都具有增加体重、心血管疾病及代谢障碍的风险,尤其在首发患者中更加常见。对25 692例精神分裂症患者的荟萃分析显示,代谢综合征的患病率约32.5%,显著高于社会人群。因而,筛查和监测精神分裂症患者代谢综合征危险因素,及时预防显得尤为重要。然而,研究显示精神分裂症患者中躯体疾病的诊治率很低,精神疾病患者在其他卫生服务的可及性也存在明显的不足,其获得的相关卫生服务数量和质量均低于一般人群。精神疾病患者躯体问题的解决需要相应的躯体卫生服务和精神卫生服务的合作和融合,以保障患者的就诊,降低该群体的过早死亡率。另外,患者及家属也要注意患者的躯体情况,及时就诊。对于医生来说,尽管精神分裂症患者对目前的情况很满意,仍需加强躯体病情的告知。

### (三) 我国社区精神卫生服务现状

从全球来看,精神卫生服务供给的困境在于:卫生服务提供者不仅数量稀少而且训练不足,创新可推广的服务模式缺乏严格的实证评估;在国际、国内、地区层面上,缺乏必要的制度、政策支持研究,提供培训,并建设基础设施,这是一个难解之题。同样,当前我国精神卫生服务资源十分短缺且分布不均,全国共有精神卫生专业机构约1650家,精神科床位约22.8万张,精神科医师2万多名,主要分布在省级和地市级,精神障碍社区康复体系尚未建立;社区精防人员的专业水平、工作经验欠缺较大。社区精神卫生服务管理方面,社区精神卫生服务部门与精神卫生专科机构或综合医院精神科的职责和工作内容不清,不同层次机构和不同单位之间实现有效工作的衔接机制还不健全,部分地区严重精神障碍患者发现、随访、管理工作仍不到位,监护责任难以落实,部分贫困患者得不到有效救治,依法被决定强制医疗和有肇事肇祸行为的患者收治困难。我国的社区精神卫生服务缺乏必要的系统、深入和科学的研究。公众对焦虑症、抑郁症等常见精神障碍和心理行为问题认知率低,社会偏见和歧视广泛存在,讳疾忌医多,科学就诊少。总体上看,我国现有精神卫生服务能力和水平远不能满足人民群众的健康需求及国家经济建设和社会管理的需要。

## 第三节　精神疾病康复的评估

精神康复评估是患者在参加康复前、康复进程中和康复完成时由主管医师、护士、康复治疗师等借助问卷、量表或临床观察等不同方法对康复者的精神症状和功能状态进行测量和评价的一个过程。康复评估是康复治疗的基础,没有评估就不能有效地规划治疗和评价康复效果。评估亦可以帮助康复者和治疗师检验康复的效果,调整个体康复计划。常见的精神康复评估包括临床症状评估、躯体健康评估、认知功能评估、社会功能评估、风险评估等。下面分别介绍之。

### 一、临床症状评定

（一）精神症状的评估

精神症状的类型和严重程度极大地影响着患者的社会行为和康复治疗干预措施的选择,因此全面的临床症状评估十分必要。内容包括:当前的精神症状、严重程度、对行为的影响及长期治疗可能的结局。

1. 精神分裂症的评估　精神分裂症评定量表可以应用简明精神症状评定量表(BPRS),阴性症状评定量表(SANS),阳性症状评定量表(SAPS),阳性和阴性症状量表(PANSS)。

(1)简明精神症状评定量表(the Brief Psychiatry Rating Scale,BPRS):是精神科应用范围最为广泛的评定量表之一。主要适合于精神分裂症等重性精神疾病患者的评定。它是由 Overall JE 和 Gorham DR 在 1962 年编制的。分为口头叙述和观察两部分。包括了 18 个条目和自知力障碍及行为紊乱两个条目,0~7 计分,即未测、无、很轻、轻度、中度、偏重、重度及极重。

(2)阴性症状评定量表(Scale for Assessment of Negative Symptoms,SANS):是由美国 Nancy C. Andreas-en 于 1982 年制定的,该量表弥补了许多精神疾病评定量表的缺陷与不足。本量表所评定的时间范围是最近 1 个月的表现,现已广泛使用。包括 24 个条目,分为 5 个分量表,即情感平淡或迟钝、思维贫乏、意志缺乏、兴趣/社交缺乏、注意障碍,0~5 分计分,即无、可疑、轻度、中度、重度及极重。可以计算分量表得分和量表总分。反映阴性症状的严重程度。

(3)阳性症状评定量表(Scale for Assessment of Positive Symptoms,SAPS):是阴性症状量表的补充工具,主要是来评定精神分裂症的阳性症状,如幻觉、妄想、怪异行为和阳性思维形式障碍。本量表所评定的时间范围是最近 1 个月的表现,如果要观察药物疗效也可以每周评定 1 次。在应用本量表时,除了要通过精神检查获取资料,还可以从其他方面收集资料,如直接观察患者的反应、护士的报告及患者自己的主诉等。包括 34 个条目,评分从 0~5 分,即无、可疑、轻度、中度、重度及极重。

(4)阳性和阴性症状量表(Positive and Negative Symptoms Scale,PANSS):PANSS 量表结合了 Overall 和 Gorham 的众所周知的 18 项简明精神病评定量表(BPRS)和 Singh. Kay 制定的精神病理学评定量表(PRS)而发展来的。此外,PANSS 量表还包括了 16 项的一般精神病理学评分表,提出了患者情况的整体严重性,这个量表突出的特点是涵盖了阳性症状和阴性症状,而且还包括了患者功能的所有方面,包括认知、情感和社会领域。PANSS 量表还制定了严格的进行检查的操作标准,以及定义了所有 30 种症状。在 30 项症状中,7 项为阳性症状,7 项阴性症状,其余 16 项构成了评定一般精神病理学的量表。评分从 1~7 分,即无、很轻、轻度、中度、偏重、重度及极重。可计算分量表得分和量表总分。

(5)护士用简明精神病量表(the Nurse's BPRS,N-BPRS):包括 26 项,与简明精神病量表略有不同,为适合护理工作的特征进行了补充和修改。本量表由护士评定患者近 1~2 周的情况,对评定期间最严重的情况进行评分,可依据观察、记录、病史及家属反映来评定。评分从 1~7 分,即无、很轻、轻度、中度、偏重、重度及极重。

(6)护士用住院患者观察量表(Nurse's Observation Scale for Inpatient Evaluation,NOSIE):本量表共有 30 项及 80 项两种版本,常用的是 30 项版本。适用于住院的成年精神障碍患者,特别是慢性精神障碍患者,包括老年痴呆患者。目前是各种精神科量表应用的最为普遍的一种。按照具体现象或症状的出现频度,分为 0~4 级的 5 级评分法,即无、有时是或有时有、较常发生、经常发生及几乎总是如此。

2. 抑郁症评定量表

(1)汉密尔顿抑郁量表(Hamilton Depression Scale,HAMD):本量表是由 Hamilton 在 1960 年编制的,共有 17、21、24 项 3 种版本。评定大约需要 15~20 分钟,由患者主诉和观察来评分,总分反映病情严重程度的指标,分为 7 类因子结构,包括焦虑躯体化、体重、认识障碍、日夜变化、迟缓、睡眠障碍、绝望感。评分从 0~4 分,即无、轻度、中度、重度及极重度。

(2)Zung 抑郁自评量表(Self-rating Depression Scale,SDS):这是患者用量表。该量表是在 1965 年 Zung 编制的,该量表直观地反映抑郁患者的主观感受,主要用于有抑郁症状的成年人,但对于具有严重迟缓症状的抑郁效果较差。共计 20 项,其中 2、5、6、11、12、14、16、17、18 和 20 为反向评分,评定过去一周内的情况。评分从 1~4 分,即很少有、有时有、大部分时间有及绝大部分时间有。结果分析时可采用公式将粗分转换成标准分,分界值为 50 分。

(3)贝克抑郁量表(Beck Depression Inventory,BDI):Beck 于 1967 年将抑郁表述为 21 个"症状-态度类别",Beck 量表的每个条目代表一个类别,包括心情、悲观、失败感、不满、罪感、惩罚感、自厌、自责、自杀意向、痛哭、易激惹、社会退缩、犹豫不决、体像歪曲、活动受抑制、睡眠障碍、疲劳、食欲下降、体重减轻、有关躯体的先占观念与性欲减退。评定抑郁的严重程度,0~3 分 4 级评分。评定最近 1 周的情况,≤4 分,无抑郁或极轻微,5~13 分轻度抑郁,14~20 分中度抑郁,≥21 分重度抑郁。

3. 焦虑症的有关评定量表

(1)汉密尔顿焦虑量表(Hamilton Anxiety Scale,HAMA):这是医生用焦虑测评量表。是 Hamilton 在 1959 年编制的,该量表包括 14 个条目,在精神科应用较为广泛,主要用于焦虑性神经症及其他具有焦虑症状患者的评定。0~4 分 5 级评分,即无症状、轻、中等、重及极重。总分显示焦虑症状的严重程度。小于 7 分无焦虑症状,7~13 分可能有轻度焦虑症状,14~20 分肯定有焦虑症状,大于 20 分焦虑症状严重。可分为躯体性焦虑和精神性焦虑两种因子分。

(2)Zung 焦虑自评量表(Self-rating Anxiety Scale,SAS):这是患者用量表。Zung 焦虑自评量表是由 Zung 于 1971 年编制的,共含有 20 项,其中 5、9、13、19 为反向评分。评分从 1~4 分,即很少有、有时有、大部分时间有及绝大部分时间有。适用于焦虑症状的成年人。总分范围为 20~80 分,正常分界值为 50 分。也可根据公式计算标准分。

(3)状态-特质焦虑问卷(the State-trait Anxiety Inventory,STAI):该量表是基于状态焦虑和特征性焦虑的概念,由 Charles D. Spielberger 于 1977 年编制的,并于 1983 年修订。状态焦虑是指一种不愉快的情绪体验,如紧张、恐惧、忧虑和神经质,伴有自主神经系统功能亢进,一般为短暂性的焦虑。特质焦虑则是用来描述相对稳定的作为一种人格特质且具有个体差异的焦虑倾向。Spielberger 等编制状态-特质焦虑问卷目的是用以区别短暂的焦虑倾向状态和人格特质性焦虑的倾向。本量表共 40 项,前 20 项就是状态焦虑量表(STYI,form Y-Ⅰ),半数为描述负性情绪条目,半数为正性情绪条目。用来评价即刻的或最近某一特定时间或情景的恐惧、紧张、忧虑和神经质的体验或感受。可用来评价应激状况下的状态焦虑。后 20 项是特质焦虑量表(STYI,form Y-Ⅱ),用于评定人们经常的情绪体验,有 11 项为描述负性情绪的条目,9 项为正性情绪条目。为 1~4 级评分,前 20 项为完全没有、有些、中等程度及非常明显;后 20 项为几乎从来没有、有时有、经常有及几乎总是如此。计分时分别将两个量表分进行累加,20~80分,反映状态焦虑及特质焦虑严重程度。

4. 躁狂症评定量表

(1)Bech-Rafaelsen 躁狂量表(Bech-Rafaelsen Mania Rating Scale,BRMS):躁狂评定量表由 Bech 和 Rafaelsen(贝克和拉斐尔森)于 1978 年编制,用于评定躁狂症的严重程度,共有 11 项,分为 0~4 级的 5 级评分法。得分越高,病情越重。0~5 分无明显躁狂症状,6~10 分有躁狂症状,但为轻度和可疑。11~21 分肯定有躁狂症状。22 分以上为严重躁狂症状。

(2)Young 躁狂量表(Young Mania Rating Scale,YMRS):1978 年由 R. C. Young 提出,主要用来评定躁狂症状以及严重程度,不是诊断量表,是症状分级量表。共有 11 个条目,其中 1、2、3、4、7、10、11 条目是 0~4 级评分;5、6、8、9 条目是 0~8 级评分,目的在于区分兴奋不合作的患者;由经过量表训练的精神科医师进行临床精神检查后,综合家属或病房工作人员提供的资料进行评定。一次评定约需 15~30 分钟。评定的时间范围一般规定为最近一周。评分依靠现场交谈检查,同时参考知情人信息;症状判定根据患者的平时情况作为参考;两个评分之间难于确定时的原则,0~4 分的条目选高分,0~8 分的条目选中间分。结果判定标准为:正常 0~5 分,轻度 6~12 分,中度 13~19 分,重度 20~29 分,极重度 30 分以上。

5. 强迫症评定量表

Marks 恐惧强迫量表(Marks Scale for Compulsions, Phobias, Obsessions and Ritu-als,MSCPOR):Marks 恐怖强迫量表是 Marks 等于 1977 年编制的,主要用于强迫性神经症及恐惧性神经症的评价。既可以自评,也可以用于他评。本量表包括 4 个分量表,包括强迫行为量表 1~29 项,恐怖量表 30~39 项,总体适应量表 40~41 项,靶症状量表 42~43 项。其中强迫行为量表按症状的严重程度或持续时间评定,分为 5 个等级评分,即无;轻,偶然有;中等严重,经常有;严重,频繁出现;非常严重,几乎一直存在。恐怖量表按其症状严重程度评定,分为 5 个等级评分,即遇到恐怖的物体或境遇时,无任何不舒服感觉;有不舒服感,但不回避;有恐惧感,并试图回避;有强烈恐惧感,并尽力回避;非常强烈的恐怖感,不可能回避时呈惊恐发作。总体适应量表分别评估被试的工作和家庭职能有无受损,分为 5 个等级评分,即无;轻;中等;重度;极重。靶症状量表分别评估其核心恐怖症状和强迫症状,即被试者认为它主要的、受累最重的症状。各分 a、b 两个亚项,(a)为该症状造成的主要痛苦,分 9 级,即无;似有,稍有;肯定有;明显;偏重,有些干扰生活;重,且干扰生活;很重,且明显干扰生活;严重,无法正常生活;极重,已无法忍受。(b)为该症状的持续时间、花费时间或出现频率程度,分为 9 级,即无;偶然有,如每周有 1 次;很少有,如每几天 1 次;少有,如每天 1 次;有时有,如一天多次;常有,每天症状呈现几个小时;经常有,如有症状时间占白天的一半;几乎一直有;一直有。

(二)暴力攻击行为的危险性评估

精神病患者中,暴力攻击行为的发生率较高,对自身或他人人身安全构成威胁,常需紧急处置。我国重性精神疾病管理治疗工作规范中要求对所有社区精神病患者进行危险性评估分级(表 2-2),分类管理,若无上述情况,方才进一步评估患者病情,是基础管理的一项重要工作。患者危险性评估在 1 级或 2 级,或者出现严重药物不良反应等应及时请精神科执业医师会诊,进行紧急处置,同时向个案管理组长报告,并增加随访频度。患者危险性评估在 3 级以上(包括 3 级),在上述处理措施的基础上,实施紧急住院治疗。

(三)临床疗效评定量表

临床总疗效评定量表(Clinical Global Impression,CGI):是由 WHO 设计的,用于评定临床疗效,包括病情严重程度(severity of illness,SI)、疗效总评(global improvement,GI)、疗效指数(efficacy index,EI)3 部分。可适用于任何精神科治疗和研究对象。

(四)精神病药物所致副作用评定量表

1. 副作用量表(Treatment Emergent Symptom Scale,TESS)　副作用量表编制于 1973 年,包括严重程度和治疗措施两部分内容。其功能为对精神药物的治疗安全性作全面评价,记录多个系统药物不良反应的症状及实验室资料,该表由34项症状和实验室检查组成。

表2-2　危险性评估分级

| 级别 | 评估标准 |
| --- | --- |
| 0级 | 无符合以下1~5级中的任何行为 |
| 1级 | 口头威胁,喊叫,但没有打砸行为 |
| 2级 | 打砸行为,针对财物,局限在家里,能被劝说制止 |
| 3级 | 明显打砸行为,针对财物,不分场合,不能被劝说制止 |
| 4级 | 持续的打砸行为,针对财物或人,不分场合,不能被劝说制止 |
| 5级 | 持管制性危险武器的针对人的任何暴力行为,或者纵火、爆炸等行为,不分场合 |

2. 不自主运动评定量表(Abnormal Involuntary Movement Scale, AIMS)　不自主运动评定量表由美国国立精神卫生研究所研制,主要应用于迟发性运动障碍的评定。

3. 迟发性运动障碍评定量表(Tardive Dystonia Rating Scale, TDRS)　迟发性运动障碍评定量表是由Simpson于1989年研制的,其评定有利于迟发性运动障碍的诊断。

## 二、社会功能评定

社会功能维度是社区精神病患者评估的重点。此处功能所指是个体在现实生活中与环境互动得以存活并获得良好的能力,主要包括患者的生活自我照料、人际交往能力、工作和学习功能等。以下介绍在社区中常用的社会功能评估工具。

（一）精神疾病大体及全面评定量表

1. 大体评定量表(Global Assessment Scale, GAS)　大体评定量表多与其他量表混合应用,如与BPRS、BRMS合用,属于总体量表,能够综合检查患者精神症状的严重程度及社会适应功能水平。该量表只有一个项目,即病情概况。分成1~100个等级,分数越高病情越轻。

2. 功能大体评定量表(Global Assessment of Function, GAF)　由美国精神病协会于1986年作为DSM-Ⅲ-R中轴Ⅱ的评定工具编制而成,通过对被试者的访谈和观察来评定其心理、社会和职业功能,是GAS的翻版,只做了较小改动。目前的功能评定大致反映当前治疗和照料的需要,过去一年最高功能水平的评定则对预后具有一定预测价值。GAF只有一个项目,即病情概况,按照1~100评分,分数越高,病情越轻。如果GAF评分在1~70之间,患者则需要接受精神科治疗;如果评分是1~40分,则需住院治疗;如评分<10分,则需紧急进行治疗。

3. 个人和社会功能量表(the Personal and Social Performance Scale, PSP)　个人和社会功能量表是由Morosini等(2000)制订的一个评估患者社会功能的量表。Morosini早期为一项精神康复计划,设计了成套"技能评定和目标计划(SAOP)",在这个成套工具中,Morosini比较了多个专业人员用于评定患者功能的工具后,以SOFAS为模板,发展了在格式上相似但不同于SOFAS的PSP。其目的是希望能够很好地反映患者的社会功能而较少受疾病症状的影响,能测量和区分不同方面的功能,能涵盖评定功能损害程度时需要考虑的行为方面的特殊标准并且使用方便。使用时与SOFAS主要的区别是PSP不是直接做总分评定,而是分成4个维度分别评定后,再综合得出总评分。PSP有4个维度,1个总分。4个维度分别评估患者4个方面的功能:a. 社会中有用的活动,包括工作和学习;b. 个人和社会关系;c. 自我照料;d. 干扰和攻击行为。a~c项评定标准相似,d项有单独一套评定标准,综合4个维度的评定结果,综合评估PSP总分。PSP是个1~100分的单项评定量表,分为相等的10个等级列于上表,从功能良好乃至优秀(91~100分)到完全丧失社会功能并有危险性(1~10)均可适用。总分越高,指患者的人际社会功能越好。根据功能水平,总评分大致分为3个层次;71~100分,表示仅有轻度困难;31～70 分,表示有不同程度的残疾;30～0 分,表示功能极差,患者需要密切支持或监护。

（二）日常生活能力评定量表

1. 日常生活能力量表（Activity of Daily Living Scale,ADL）　由美国人 Lawton 和 Brody 于 1969 年编制,主要用于评定被试的日常生活能力,共 14 个条目,包括躯体生活自理量表和工具性日常生活能力量表两部分。前者评定内容有上厕所、进食、穿衣、梳洗、行走和洗澡 6 项,后者包括打电话、购物、备餐、做家务、洗衣、使用交通工具、服药和自理经济等 8 项。评定时按表格逐项询问被试,亦可根据家属、护理人员等知情人的观察评定。评定结果可按总分、分量表分和单项分进行分析。总分低于 16 分,为完全正常,大于 16 分有不同程度的功能下降,最高 64 分。单项分 1 分为正常,2～4 分为功能下降。凡有 2 项或以上≥3 分,或总分≥22 分,为功能障碍明显。

2. 社会功能缺陷筛选量表（Social Disability Screening Schedule,SDSS）　是世界卫生组织 1978 年制定用来进行社会功能评定的试用版本。在许多社区精神医学的调查中,均应用 SDSS 作为评定工具。采用 0～2 分计分法,0 分为无异常,1 分为确有功能障碍,2 分为有严重的功能障碍。SDSS 共有 10 个问题,主要了解近 1 个月的社会功能情况,包括职业工作、婚姻职能、父母职能、社交功能、家庭职能、家庭外的社会生活、对自己的照料、对外界的兴趣与关心和责任心以及对将来的计划等。1988 年,SDSS 重新修订为功能缺陷评定量表（Disability Assessment Schedule,DAS）。1982 年,我国应用根据 DAS 的主要部分翻译并修订的问卷对 12 个地区精神障碍作了流行病学调查。

3. 独立生活能力量表（Independent Living Scale,ILS）　由 Loeb 于 1996 年编制,包括 70 个项目,主要用于评估精神病人的独立生活能力,评估较为全面,尤其适用于社区精神病患者的随访。量表包括记忆或定向,管理钱财,料理家务,交通、健康与安全,社会调适 5 个分量表,可归结为问题解决和知识技能两个维度。

4. 生活技能量表（Life Skills Profile,LSP）　由 Rosen 等于 1989 年编制,共 39 个项目,按照 1～4 级评分,包括交流能力、社会接触、无扰乱行为、自我照料及责任 5 个分量表。该量表根据知情人的访谈来进行评估,强调个体的生活能力,而非技能缺陷,得分越高表示功能越好。其不足是评定易受知情人的主观因素影响。

（三）社交技能评估

1. 社交技能量表（Social Skills Check List,SSC）　由北京大学第六医院的姚贵忠等在国内最早应用,主要用于评估受试者在过去 1 个月内的社交技能进行快速评估,共 12 项,每项按 0～2 级评分,总分 24 分,评分越高,提示被试的社交技能缺陷越严重。

2. 社会适应不良量表（Social Maladjustment,SOC）　由 Wiggins 等于 1966 年根据 MMPI 中反映与社交技能缺陷有关的条目编制而成,主要测量个体的社交技能和自我态度。量表包括 27 个条目,主要测量个体在社会情境中的不适感,对社交礼仪的不适感,不愿意成为被他人关注的对象和缺乏自信四个维度。高分提示缺乏社会交往技能,在社会性活动和人际交往中多表现为拘谨和不安。

## 三、生存状态评估

精神康复的终极目标是患者的目标、态度、情感、价值、技能和角色发生改变,重新获得精神层面上的生存意义,其标志是患者是否获得了满足或存在着不完满。生存状态的评估只有通过个体的主观感受来进行,即患者的内心体验,主要包括自尊、自我效能、生活质量、生活满意度、归属感、生命价值感及病耻感等。

（一）自尊和自我效能感的评估

1. 自尊量表（Self-esteem Scale,SES）　由 Rosenberg 于 1965 年编制,用以评定个体关于自我价值和自我接纳的总体感受。该量表由 10 个条目组成,由被试者直接报告这些描述符合自己的程度。评分分四级,1＝非常符合,2＝符合,3＝不符合,4＝很不符合。总分范围是 10～40 分,分值越高,自尊程度越高。该量表简明、易于评分,目前在我国使用最为广泛。

2. 一般自我效能感量表(General Self-efficacy Scale, GSES)　由德国著名临床心理学家 Schwarzer 等编制,主要用于评估个体遇到困难或挫折时的自信心,为自评量表,共 10 个条目,每个条目采用 1~4 级评分,评分越高说明自信心越强。中文版 GSES 最早由张建新等译制,具有良好的信度和效度。

(二) 生活质量和满意度的评估

1. 生活质量综合评定问卷(General Quality of Life Inventory, GQOLI)　由我国学者李凌江等编制,主要适用于社区普通人群生活质量的评估,为普适性自评问卷。GQOLI 共包括 74 个条目,包括躯体功能、心理功能、社会功能和物质生活状态 4 个维度,前 3 个维度各含 5 个因子,物质生活状态维度含 4 个因子,还有一个总体生活质量因子,共 20 个因子,评分越高,生活质量越好。

2. SF-36 健康调查简表(the MOS Item Short from Health Survey, SF-36)　此表是 Stewartse 于在 1988 年编制而成,由美国波士顿健康研究发展而来,为自评量表。中文版的 SF-36 由浙江大学医学院社会医学教研室于 1991 年译制,主要用于评估个体的生活质量,共 36 个条目,包括总体健康知觉、生理功能、躯体疼痛、角色功能、社会功能、活力、认知功能和心理健康八个维度。

3. 生活满意度量表(Life Satisfaction Scales, LSS)　1981 年由 Neugarten 等编制,主要用于评估个体的生活质量。该量表包括生活满意程度评定量表(Life Satisfaction Rating Scales, LSR)、生活满意度指数 A(Life Satisfaction Index A, LSIA)及生活满意度指数 B(Life Satisfaction Index B, LSIB)等 3 个独立的分量表。LSR 为他评量表,含有热情与冷漠、决心与不屈服、愿望与实现目标的统一、自我评价及其心境 5 个子量表;LSIA 和 LSIB 为自评量表,LSIA 是由与 LSR 相关程度最高的 20 项同意-不同意的条目组成,而 LSIB 则是由 12 项与 LSR 高度相关的开放式、清单式条目组成。

4. 总体幸福感量表(General Well-being Schedule)　由美国国立卫生统计中心于 1977 年编制而成的一种定式测查工具,1996 年段建华进行了修订,主要用于评价被试对幸福的陈述和总体感受程度。量表共有 33 个条目,采用 6 级评分法,得分越高,幸福度越高,包括对健康的担心、精力、对生活的满足和兴趣、忧郁或愉快的心境、对情感和行为的控制及紧张感 6 个分量表。

(三) 耻感的评估

目前,在国外已有十余种测量与精神障碍有关的病耻感和歧视量表。以下主要介绍国外使用的,与精神障碍病耻感和歧视有关的常用量表,且这些量表在国内都有良好的信度和效度检验报告。

1. 贬低-歧视感知量表(Perceived Devaluation-discrimination Scale, PDD)　由美国哥伦比亚大学 Link 等编制(1987 年)。该量表包含 12 个条目,分为 2 个因子,分别为:①感知到的歧视因子,共 6 个条目;②感知到的贬低因子,共 6 个条目。用于评价公众对精神障碍病耻感和歧视的看法。国内采用 1~5 级计分,1 = 完全同意,2 = 基本同意,3 = 不好说,4 = 基本不同意,5 = 完全不同意。部分条目须反向计分。该量表为自评量表,总分越高,病耻感和歧视越强。

2. 精神疾病内在病耻感量表(Internalized Stigma of Mental Illness, ISMI)　由美国加州大学旧金山分校 Boyd 等编制(2003 年)。该量表包含 29 个条目,分为 5 个因子,分别为①疏远因子,共 6 个条目;②刻板认同因子,共 7 个条目;③歧视经历因子,共 5 个条目;④社会退缩因子,共 6 个条目;⑤病耻感抵抗因子,共 5 个条目。采用 1~4 级计分,1 = 非常不同意,2 = 不同意,3 = 同意,4 = 非常同意。其中,病耻感抵抗因子须反向计分。该量表为自评量表,总分越高,病耻感越强。

3. 临床医生精神疾病态度量表(Mental Illness:Clinician's Attitudes Scale, MICA-4)　由英国伦敦国王学院 Kassam 和 Thornicroft 等编制(2010 年)。用于评估卫生工作者对精神疾病的态度。该量表包含 16 个条目,且采用 1~6 级计分,1 = 非常同意,2 = 同意,3 = 有些同意,4 = 有些不同意,5 = 不同意,6 = 非常不同意。部分条目须反向计分。该量表为自评量表,总分越高,表明对待精神疾病的态度越消极。

4. 歧视和病耻感量表(Discrimination and Stigma Scale, DISC-12)　由英国伦敦国王学院 Thornicroft

等编制(2012年)。该量表包含32个条目,分为4个分量表,分别为:①不公平对待分量表,条目1~21,了解患者因精神卫生问题而受到不公平对待的次数,分值越高,表明遇到的歧视越多;②自我终止分量表,条目22~25,了解患者担心因自身的精神卫生问题而终止做事情的次数,分值越高,表明终止做事情的次数越多;③克服病耻感分量表,条目26~27,了解患者克服病耻感的方法,分值越高,表明克服病耻感的方法越多;④积极对待分量表,条目28~32,了解患者因精神卫生问题而受到更加积极对待的次数,分值越高,表明获得积极对待的次数越多。采用1~4级计分,1=一点没有,2=有一点,3=有一些,4=有很多,8=不适用,9=缺失值,后两者分值不计入总分及分量表分。可对每个分量表的均分和总分进行计算。该量表是在访谈员晤谈的基础上由患者自评完成,主要评估公众对精神障碍患者产生的歧视行为,涉及工作、婚姻、养育、住房、娱乐和宗教活动。

## 四、环境资源评估

环境维度涉及家庭环境、社会支持、医疗资源和卫生政策等诸多方面,对于患者的康复起到至关重要的作用。此处介绍家庭环境、婚恋质量、社会支持等三个方面的评估。

### (一)家庭环境评估

1. 家庭亲密度和适应性量表第2版(Family Adaptability and Cohesion, second edition, FACES Ⅱ)由Olson等于1982年编制,费立鹏等多次修订,形成FACES Ⅱ中文版。量表包括家庭亲密度和家庭适应性两个问卷。前者用于评定家庭成员之间的情感联系,后者评定家庭体系随家庭处境和家庭不同发展阶段出现的问题而发生相应改变的能力。量表共30个条目,采用1~5分五级评分。对于每个条目,被试需回答两次,一次是自己对家庭现状的感受,另一次是自己所希望的理想家庭状况。被试者在家庭亲密度和适应性上的各自实际感受评分减去理想评分的差值的绝对值,为被试者的不满意程度。差异越大,不满程度越大。

2. 父母教养方式评价量表(Egna Minnen av Barndoms Uppfostran-own Memories of Parental Rearing Practice in Childhood, EMBU)　由瑞典Umea大学的Carlo Perris等根据Schaefer提出的父母教养方式维度的概念编制而成,用于评价父母教养态度和行为,为自评问卷。1993年,岳冬梅等进行中文版译制。量表共115个条目,每个条目采用1~4分四点评分方法,包括父亲教养方式分量表和母亲教养方式分量表两个分量表,含情感温暖和理解、惩罚和严厉、过分干涉、偏爱被试、拒绝和否认、过度保护6个维度。

### (二)婚恋评估

中国人婚姻质量问卷(Chinese Marriage Quality Questionnaire, CMQQ)由程灶火等编制,用于评价中国人的婚姻质量。量表包括90个条目,每个条目采用1~5级评分法,测试时间一般需要15~20分钟,包括性格相容、夫妻交流、化解冲突、经济安排、业余活动、情感与性、子女与婚姻、亲友关系、家庭角色和生活观念10个维度,婚姻总分为各维度粗分之和。为便于比较,可将粗分转换为标准分,规定各维度满意程度取值范围为0~10分,总体婚姻满意度取值范围为0~100分,得分越高,提示婚姻质量越好。

### (三)社会支持评估

1. 社会支持评定量表(Social Support Rating Scale, SSRS)　由肖水源等编制和修订,为自评问卷,用于评定个体的社会支持状况。量表共10个条目,包括客观支持、主观支持和支持的利用度3个维度,项目1~10得分之和为总分。各项评分和总分得分越高,提示得到的社会支持越多。

2. 领悟社会支持量表(Perceived Social Support Scale, PSSS)　是一种强调个体对社会支持的自我理解和感受的量表,用于评估个体领悟到的来自各种社会支持源,如家庭、朋友和他人的支持程度。量表包括12个条目,分为家庭支持、朋友支持和其他支持3个因子,每个条目采用1~7级评分法,均为正向计分,得分越高,提示感受到的社会支持越高。

BOX 2-2　量表使用中的注意事项

**一、量表选择的注意事项**

1. 首先应充分了解该量表的性能与结构,是否符合自己的评价目的,能否解决你想解决的问题。

2. 了解该量表的心理测量学性能(如信度、效度),通常选择信度和效度齐全,性能良好的量表,尤其是那些应用广泛者。

3. 了解量表的实施方法有无特殊要求。如是自评量表,则要求被试有足够的阅读理解能力,他评量表则要求评定者熟练掌握该量表的评定技术。

4. 考虑量表施测需要的时间,一次测量时间太长容易造成被试疲劳,进而影响测试质量。

**二、量表使用的注意事项**

1. 原则上,评定者应受过使用量表的评定训练,熟悉所要使用的量表,掌握其评估方法和评价标准,严格遵照执行。

2. 一般量表评定都有一定的时间范围,通常规定为评定当时、1周、2周、1个月、3个月,少数为半年或终生。

3. 选择正确的施测方式对于保证测试结果的准确可靠来说非常重要,可以进行个体或小团体施测,当场回收问卷。

4. 测试前,主试应认真讲解指导语,解释被试提出的疑问。

5. 解释测量结果要客观,充分理解所测量表的长处和短处,内涵和外延,避免歧义。

# 第四节　社区流行病学

## 一、概　　述

了解精神疾病在人群中的患病率、分布特征和治疗需求是确定社区精神病学服务需求的基础,翔实的精神疾病流行病学调查数据是决定精神卫生服务发展方向、发展水平,界定初级和特殊精神卫生医疗服务、精神卫生医疗和社会服务以及针对不同精神疾病患者的服务,制定切实可行的社区精神疾病防治策略的重要因素。卫生行政管理部门对社区精神卫生服务的建设、资源分配及项目选择等亦需要建立在充分的流行病学研究证据的基础之上,并采用流行病学方法进行评价。

精神疾病流行病学(psychiatric epidemiology)是现代流行病学的一个分支,系指将流行病学的基本方法应用于精神卫生领域,以人群为研究对象,探讨精神疾病的发生和现患状况、分布特点及其影响因素,并研究预防和控制精神疾病的对策与措施、评价干预效果的一门科学。在社区开展精神疾病流行病学调查,研究的内容首先是描述精神疾病在不同时间、地区、人群中的发病率、患病率和死亡率,以及精神状况、社会功能缺陷、精神卫生服务利用情况等。通过比较疾病在不同时间、地区和人群的分布,寻找影响分布的原因,探讨疾病的危险因素、流行因素和病因;根据人群研究的结果估计某种因素是个体罹患某种精神疾病的危险因素;通过对精神疾病自然史的研究评价,探讨精神疾病的易感因素、保护因素(社会因素、家庭因素)、预后因素和生活事件等问题,可以达到预防控制精神疾病的目的,其中疾病监测是预防疾病的重要手段。在上述研究的基础上,研究制定针对精神疾病的预防措施,并评价实施效果。

## 二、流行病学研究方法

精神疾病的流行病学研究主要分为描述性研究、分析性研究和实验性研究等。目前精神疾病的流行病学研究不仅涉及描述性研究，还包括各种精神疾病病因的分析性研究、治疗和康复的干预性研究，以及精神疾病流行病学特殊方法的研究。

### （一）描述性研究

描述性研究（descriptive study）是描述某地区、某特定人群中某种精神疾病发生或死亡的频度和分布特点，从中探索发病频度与外界环境之间的关系，是流行病学研究的基础。描述性研究包括：

1. 现况调查（prevalence survey）　又称作横断面调查（cross-sectional studies）或患病率调查（prevalence survey），是在特定人群中应用普查或抽样调查的方法，采用统一诊断标准，在特定时间内，收集疾病资料，并同时收集社会人口学、社会环境、自然环境资料，以描述疾病分布以及某因素或特征与某疾病之间的关联。这是社区精神病卫生工作最常用的流行病学研究方法之一。

2. 疾病监测（disease surveillance）　是在现况调查的基础上，对某疾病的流行病学特点及变动趋势进行长期动态观察，从而分析变动的原因，寻找与变动相关因素。

3. 随访研究（follow-up study）　是对某疾病进行长期的观察，从而了解疾病的临床过程、转归和结局，分析引起不同转归和结局的原因，在社区开展对精神疾病患者的随访具有优势。

4. 历史资料分析　是利用现成的记录或历年的疾病统计资料，通过分析查明某个地区某种疾病的基本流行趋势。

### （二）分析性研究

分析性研究（analytical study）是一种检验可疑因素与疾病之间是否有统计学关联的特殊研究方法。

1. 病例对照研究（case-controlled study）　以某疾病的患者为病例，以不患该病并具有可比性的个体为对照，通过询问和检查，收集可能的危险暴露史，比较患者与未患病者之间某种危险因素的百分比差异，推断可能的某疾病危险因素。

2. 队列研究（cohort study）　将特定的人群按是否暴露于某因素分为暴露组和非暴露组，追踪观察一段时间，比较两组发病率是否有统计学差异，从而分析该暴露与疾病是否存在关联。

### （三）实验性研究

又称实验流行病学（experimental epidemiology），是指以人群为研究对象，以医院、社区、工厂、学校等现场为"实验室"的实验性研究，主要包括临床试验和社区实验两类，后者又称社区干预研究（community intervention study）。其主要特征是研究对象分组的随机化和实验因素给予的人为化。

## 三、资料收集和常用指标

### （一）资料收集

1. 资料的来源　流行病学研究资料涉及范围较广，包括各种疾病资料、健康资料、死亡资料、自然环境资料、社会环境资料等。这些资料可分为两部分：一部分称为经常性资料，是指一些常规积累的各种记录和统计报表资料，如人口资料、疾病监测资料、各种统计报表、医疗记录及报表（卡）等；另外一部分称为一时性资料，是指通过专题调查、现场调查或实验研究来收集的资料。

2. 资料收集的要求

（1）资料的真实性：是指能反映疾病或所调查研究事件的真实度，即收集到的资料、得出的数据是否与实际情况相吻合，吻合的程度如何，要求要尽量减少偏倚。

（2）资料的可靠性：是指在相同条件下，重复调查可获得相同结果的稳定程度。为保证资料的可靠性，一般在收集资料、开展现场流行病学调查前，应制定质量控制方案，保证质量控制措施在调查研究全过程的每一环节都得到实施。

（3）资料的完整性：是使资料得以正确分析，达到预期研究目的的基本保证。在原始资料收集过程中，应特别予以强调，否则调查资料漏项、错填，会给最后资料数据的整理分析带来困难。加强质量控制，及时核对检查，及时纠正，是保证资料完整准确最有效的方法。

（4）资料的可比性：按照统一标准、统一方法、统一判断指标进行，以便研究对象的组间及不同地区、不同人群的比较。

（5）资料的时限性：要求按照规定时间完成调查登记和填报工作，不能随意拖延时间。

（二）常用指标

1. 发病指标　包括发病率、患病率等。

（1）发病率（incidence rate）：表示在一定时间内，一定人群中某病新病例出现的频率。

（2）患病率（prevalence rate）：表示某特定时间内总人口中某病新旧病例所占的比例。依观察时间的不同分时点患病率（≤1个月）和期间患病率（≥1个月）。

2. 死亡指标　包括死亡率、病死率、生存率等。

（1）死亡率（mortality rate）：表示在一定时期内，一定人群中死于某病的频率，是测量人群因病死亡危险最常用的指标。

（2）病死率（fatality rate）：表示在一定时期内（通常为1年），患某病的全部病人中因该病死亡者的比例。

（3）生存率（survival rate）：是指在接受某种治疗的病人或患某病的人中，经过若干年随访（1、3、5年）后，尚存活的病人数所占的比例。

3. 残疾失能指标　包括病残率、潜在减寿年数、伤残调整生命年、健康生命年等。

（1）病残率（invalidism rate）：指某一人群，在一定期间内实际存在的病残人数，通过询问调查或健康检查，确诊的病残人数与调查人数之比。病残率是人群健康状况的评价指标之一，可说明病残在人群中发生的频率。

（2）潜在减寿年数（potential years of life lost，PYLL）：指某病某年龄组人群死亡者的期望寿命与实际死亡年龄之差的总和，即死亡造成的寿命损失。可用于衡量某种死因对一定年龄组人群的危害程度，也适用于防治措施效果评价和卫生政策分析。

（3）质量调整寿命年（quality adjusted life year，QALY）：是一种健康状态和生命质量的正向综合测量指标，反映在疾病状态下或干预后剩余的健康的寿命年数，可用于对一些慢性疾病或具有死亡威胁的疾病进行控制和干预时的评价。

（4）伤残调整寿命年（disability adjusted life year，DALY）：是指从发病到死亡所损失的全部健康寿命年，包括因早死所致的寿命损失年（years of life lost，YLL）和疾病所致伤残引起的健康寿命损失年（years lived with disability，YLD）两部分。伤残调整寿命年是一个定量地计算因各种疾病造成的早亡与残疾对健康寿命年损失的综合指标，是用于测量疾病负担的主要指标之一。应用伤残调整寿命年可了解一个地区疾病负担的动态变化及监测其健康状况在一定时期的变化情况；对已有的防治措施进行初步的评价及成本、效果分析；对不同地区、人群、病种进行伤残调整寿命年分布的分析，可以帮助确定危害严重的病种、重点人群和高发地区，为确定防治及研究重点提供依据。

（5）健康寿命年（health life year，HLY）：测量疾病负担的指标之一，将疾病的致死效果及致失能效果结合在一起，对宏观地认识和控制疾病十分有效。

## 四、常用工具的选择与应用

（一）标准化的诊断工具

现在人们越来越认识到，国际通用的诊断和分类系统，标准化精神现状检查工具，以及统一的精神病学词汇对于精神疾病的流行病学调查具有重要意义。当前，国际上常用的精神疾病诊断标准系统主要有世界卫生组织编制的"国际疾病分类第10版（ICD-10）"，美国精神医学会（American Psychiatric Association,APA)编制的《精神障碍的诊断与统计手册》(第5版)(DSM-5)"和中国精神疾病的分类与诊断标准(CCMD系统)。在我国,有中华医学会精神科分会编制的《中国精神障碍分类与诊断标准》(第3版)(CCMD-3)"。下面介绍的标准化诊断工具多系上述诊断标准编制而成的配套诊断量表,对资料采集和精神检查作出了一系列的规定。

1. 精神现状检查-第9版(Present State Examination,PSE-9) PSE-9是由英国精神病学家Wing Cooper和Sartorius等编制的一个半定式的标准化检查工具,由WHO主导在不同文化中试用并多次修订,曾作为我国1982年12地区精神疾病流行病学调查的工具。PSE项目详尽,内容涵盖了几乎所有精神症状,主要用于功能性精神疾病、成人神经症的临床和流行病学调查研究。通过定式提问,由检查者来判断各项症状的存在与否,必要时要做进一步的检查和提问,提供患者可靠而精确的临床资料。其不足有:①PSE是精神现状检查工具,不包括病史资料,评定时间仅为评定前一个月之内;②检查者应具备一定的精神病学知识和临床经验,得到相应培训;③PSE不适用于非合作患者。

2. 神经精神病学临床评定表(Schedules for Clinical Assessment in Neuropsychiatry,SCAN) SCAN是由Wing在PSE-9的基础上编制而成的半定式诊断量表,是目前WHO推荐供精神科医师适用与ICD-10配套使用的诊断量表,应用较广。国内已有北京大学第六医院翻译的中译本。SCAN由非精神病性症状的评定、精神病性症状的评定、项目组清单和病史资料、SCAN的症状定义等四部分组成。评定时,根据现场询问情况、住院观察、病历及知情人提供的资料,分别对主要评定期和次要评定期的情况进行评定。主要评定期包括现状(PS)与本次发作(PE);次要评定期则包括过去的代表性发作(RE)和首次发病到本次发作前(LB)。症状严重程度按照0~3分三级评分,症状评定频度或持续时间采用0~3分四级评分。评定者由经过训练的精神科医师担任,一次评定约需1.5~2小时。

SCAN也像其他诊断量表一样,涉及诊断较多,项目较多,费时长,需经过专门培训后才能使用,故较少作为临床常规使用,多用于科学研究。

3. 复合性国际诊断交谈检查量表(Composite International Diagnostic Interview-core Version,CIDI) CIDI由诊断检查提纲(DIS)发展而来,是为适应ICD-10和DSM-Ⅲ-R诊断要求而推出的又一标准化精神检查工具,主要用于精神疾病流行病学研究,也能用于临床研究。CIDI有多个版本,其中CIDI核心本(CIDI-C)应用最广,具有比较满意的可接受性和适用性,包括一系列工具,如CIDI-C检查者用表、研究者用表、使用者用表、训练手册、模拟手册及计算机诊断手册等。受WHO委托,许又新、舒良等已将上述文件翻译成中文。

CIDI-C是一个全定式的交谈诊断问卷,评分项目多数通过直接向被试提问的方式评分,即确定症状是否存在及其性质的1、2、3、4、5编码,以及确定其严重程度(1或2评分)。CIDI-C的提问问题、顺序、方式及评分应严格按照工具提供的追问流程进行。评分编码不需要检查者判断。CIDI-C的优点是:容易掌握,非专业人员接受培训后均能方便使用,尤其适用于大规模的流行性学调查研究,省时省力;评分信度和诊断效度均较满意,可适用于不同文化背景的国家和地区。其缺点是询问流程图复杂,询问程序刻板,评定时间长,对不合作患者根本不适用。

4. DSM-Ⅳ轴I障碍定式临床检查(Structured Clinical Interview DSM-Ⅳ axis I Disorders,SCID-I) SCID-I又称临床诊断用检查量表,系由美国纽约州立精神病学研究所生物测量研究室First等为DSM-Ⅳ-TR轴I障碍配套而设计的半定式临床诊断量表,包括使用指南和执行手册两部分,并附有记录单,供记录患者情况和症状评分用,具有良好的信度和效度。SCID-Ⅰ/P逐项评定被试者的精神状态,既可在临床中使用,也能在精神卫生流调中使用。经过多年发展,已有SCID科研版、SCID临床版两个版本,前者又包括可用于检查患者的SCID-Ⅰ/P、用于筛查患者的SCID-Ⅰ/P删节版,以及用于检查患者的SCID-Ⅰ/NP 3种。SCID-Ⅰ/P于2001年由四川大学华西医院张波等翻译成中文版,2009年北京回龙观医院的费立鹏等进行了修订,在原SCID-Ⅰ/P的基础上增加精神发育迟滞、痴呆及与冲动性相关的其他DSM-Ⅳ轴I诊断的调查内容,并增加了相应的指南说明,适用范围是成年人,但不适用于儿童、严重认知损害、兴奋激越等患者。

SCID- I/P 项目内容涵盖了 DSM- IV轴 I 各种障碍诊断所需的症状评定,其评定流程是在开始检查是否符合某种 DSM- IV 诊断前,SCID- I/P 先对被试现有疾病和过去精神症状进行整体回顾,收集一些治疗、社会和职业功能、精神症状发展的前后关系等相关信息。SCID- I/P 设计的提问,便于临床医生进行鉴别诊断,评定者检查的过程就是一个不断验证诊断假说的过程。SCID- I/P 评估结果包括 DSM- IV轴 I 障碍的现患诊断和既往诊断,以及过去一月的总体社会功能状况。一般而言,评定需要 1 小时。

5. 简明国际神经精神障碍访谈检查表(Mini International Neuropsychiatric Interview,MINI) 是由 Sheehan 和 Lecrubier 依据 DSM- IV 和 ICD-10 中精神疾病的诊断而设计的一个简短结构式诊断交谈问卷,适用于多中心临床试验和流行病学研究进行简短而准确的结构式精神检查,主要用于筛查 DSM- IV 和 ICD-10中 16 种轴 I 精神疾病和一种人格障碍,共含 130 个问题。问卷根据诊断分类分成若干个模块,每种模块为一题组,第一个问题为排除诊断的筛查问题。该问卷条目非常明确具体,均用是/否作答。完成一份普通 MINI 问卷约需 15 分钟,临床和科研应用愈加广泛。已经有研究比较了 MINI 与 SCID-P 和 CIDI 之间的信度和效度,结果显示 MINI 有可接受的信度和效度,访谈过程简短,问题简洁,平均耗时 10～15 分钟,更易于在临床实践中推广。DSM-5 颁布后,MINI 作者 Sheehan 进行了相应的更新(MINI 7.0 版),目前仅 MINI 5.0 版有中文版。

(二) 调查常用筛查量表

1. 精神病筛查表(Psychosis Screening Schedule,PSS) 由北京大学第六医院张维熙等在以往社区精神障碍线索调查经验基础上设计而成,主要用于各种功能性、器质性精神障碍、中重度精神发育迟滞、人格障碍、性心理障碍和酒精、药物依赖等可疑者的筛查,可作为精神疾病流行病学调查的筛选工具。表中附有使用说明,提问方法和评分标准。筛查时,按各节顺序提问,对被调查户籍的每一个成员进行筛查评分,用时 10～15 分钟。该表易于掌握,耗时少。

2. 神经症筛查表(Neurosis Screening Schedule,NSS-12) 神经症筛查表是由 WHO 推荐,Cooper 教授从精神现状调查表(PSE)的神经症症状项目中概括出 10 个问题用于社区筛查神经症患者的一个测量工具,属于他评量表。为了适应我国神经症常见症状,1981 年我国学者将此修订为 12 个条目,具有较好的信度和效度。表中附有评分标准,每题按照 0(无)、1(轻)、2(重)评分,用时约 5 分钟。

3. 饮酒情况筛查表(Drinking Screening Schedule,DSS) 饮酒情况筛查表在参考美国诊断交谈表(Diagnostic Interview Schedule,DIS)的基础上,结合我国实际情况由中南大学精神卫生研究所郝伟修订而成,亦为定式自评量表,共 11 个条目,曾在我国 5 个地区进行普通人群饮酒和健康状况流行病学调查。内容包括一般饮酒方式及最大饮酒量、饮酒的自我控制、对饮酒相关问题的自我认识和他人评价、社会功能损害等诸方面。每一条目必须作答,有"是"或"否"两个备选答案。凡回答超过两个"是"(其中一个必须为第 1 或第 2 项)者,即为筛查结果阳性,此受试则被称之问题饮酒者。

## 五、精神疾病在社区中的流行状况

我国的精神疾病流行病学调查始自 20 世纪 50～70 年代,部分省市采用线索调查和逐户调查相结合的方法进行了精神疾病的普查,但由于调查方法和诊断标准的不明确,结果可比性较差。80 年代,随着国际交流的频繁,引进了国际先进的调查技术,制定了一套适合于当时我国国情的精神疾病流行病学调查方法和工具,达到了满意的一致性要求。在原卫生部的领导下,先后于 1982 年和 1993 年在全国 12 地区和 7 地区开展了两次全国性精神疾病流行病学调查。此后,山东、福建、四川等十几个省市参照该方法进行了各自的区域性流行病学调查,积累了我国精神疾病流行病学的基础数据,为制定我国长期精神卫生规划和疾病寻因提供了很大帮助。21 世纪后,我国部分省市采用国际通用的精神疾病诊断标准[《国际疾病分类》(第 10 版)、《精神与行为障碍分类》(ICD-10)和《美国精神障碍诊断与统计手册》(第 4 版)(DSM-4)]和标准化的精神状况检查工具[复合型国际诊断交谈检查(CIDI)和《美国精神障碍诊断和统计手册》(第 4 版)、轴 I 障碍定式临床检查(SCID)],应用多阶段分层整群随机抽样的方法进行了大样本人群的精神疾病流行病学调查,获得了相应数据资料,结果可比性好。

（一）总患病率

20世纪50年代后期,一些地区的某些精神疾病的普查数据显示,当时精神疾病的总患病率为1.27‰~2.82‰。70年代开展的大规模人群调查中城市精神疾病患病率为6.70‰~15.60‰,高于农村的3.20‰~16.90‰,其中精神分裂症患病率为1.56‰~4.60‰,精神发育迟滞为1.08‰~5.00‰。1982年我国第一次全国精神卫生流行病学12个地区的协作调查显示,15岁以上人群精神障碍时点患病率为10.54‰,终生患病率为12.63‰。1993年采用相同方法和诊断标准,在其中7个地区的调查显示,全人群时点患病率为11.18‰,终生患病率为13.47‰,时点患病率和终生患病率均高于1982年。此外,其他地区采用相同的方法进行的调查总时点患病率和总终生患病率均在10‰~30‰之间。21世纪后,各地区开展的精神疾病流行病学调查把部分行为问题纳入精神障碍的诊断中,标准更加广泛,精神障碍患病率也随之提高。如以SCID为调查工具的浙江省、河北省、青海省、山东省等地的数据显示,人群时点患病率在1.03%~21.96%之间;以CIDI为调查工具的昆明市、广州市、辽宁省的精神障碍流行病学研究结果显示,总时点患病率为2.16%~8.09%,总终生患病率为2.54%~15.27%。

（二）疾病谱系变化

有文献显示,鸦片成瘾、梅毒和各种寄生虫、传染病及营养不良所致精神障碍在20世纪中半叶是我国主要的精神健康问题。1982年的全国12个地区协作调查组的资料显示,精神分裂症(0.76‰)、精神发育迟滞(0.68‰)、情感障碍(0.76‰)、反应性精神病(0.68‰)和脑血管疾病所致精神障碍(0.50‰)的终生患病率位列前五位;在1993年调查中,前三位排序未变,但酒依赖(0.68‰)和药物依赖(0.52‰)已上升到第四、第五位。同期的区域性调查亦有相似结果,提示,20世纪80年代、90年代我国精神疾病谱系基本一致,但情感性精神障碍的终生患病率明显低于西方国家水平。21世纪以来,重性抑郁、酒精使用障碍和心境恶劣障碍已成为最突出的精神问题,焦虑障碍也成为部分地区突出的精神卫生问题,说明我国精神疾病的疾病谱系发生了重大改变。

（三）主要精神障碍的患病率

1. 精神分裂症　一般来说,精神分裂症的终生患病率不到1%,但存在着较大的地域差异。国外几项大型流行病学研究显示精神分裂症终生患病率在2.7‰~8.31‰之间,时点患病率、时期患病率和终生患病率的中位数分别为4.6‰、3.3‰和4.0‰。1992年WHO公布的资料显示,精神分裂症的平均发病率为0.07‰~0.14‰,患病率约为1.4‰~4.6‰。20世纪70年代中期,中国精神分裂症发病率为0.09‰~0.35‰。1982年全国12个地区15岁或以上人群中精神分裂症的终生患病率为5.69‰,时点患病率为4.75‰;1993年7个地区的调查是终生患病率为6.55‰,时点患病率为5.31‰。两次调查均显示城市患病率(7.11‰,8.18‰)高于农村(4.26‰,5.18‰)。进入21世纪后,随着调查工具和方法的标准化,浙江、河北、山东、青海、江西、广西等省市的报告显示,精神分裂症患病率相差较大,终生患病率为3.3‰~9.9‰,时点患病率为0.61‰~8.3‰。

众多调查显示,精神疾病终生患病率和发病率在性别分布和不同时代上没有差异。不论城乡,精神分裂症的患病率均与家庭经济状况呈负相关,低收入群体患病率高于中高收入群体,发达国家的患病率高于非发达国家(3.3‰:2.6‰)。不同纬度间存在明显差别,高纬度地区的患病率高于中、低纬度地区(7.5‰:3.2‰:3.3‰)。就年龄而言,精神分裂症的发病年龄多在15~45岁,跨度达30岁,但也有调查表明精神分裂症男性平均发病年龄早于女性5年。新近研究证据表明城市化也是精神分裂症的环境风险因素之一。自1990年起,中国的精神分裂症患病率逐渐升高。截至2010年,中国精神分裂症患者人数上升至716万,增加了132%。

2. 双相情感障碍　由于双相障碍的概念内涵、诊断标准不一,流行病学调查方法和调查工具的不同,以及不同国度或地区的差异,双相障碍的流行病学数据差异很大。20世纪70~80年代,西方发达国家的流行病学调查显示,双相障碍的终生患病率为3.0%~3.4%,到了90年代,则上升至5.5%~

7.8%。最近,美国一项流行病学研究显示,双相障碍Ⅰ型、Ⅱ型和阈下双相障碍的终生患病率依次是1.0%、1.1%和2.4%,12个月患病率分别为0.6%、0.8%和1.4%。然而,据估计双相障碍患者首次就诊时得到正确诊断的比例只有30%,因而其患病率和发病率常被低估。随着双相谱系障碍概念的深入,阈值下双相障碍被纳入双相谱系障碍,则双相障碍的患病率高达6%左右。我国1982年进行的首次全国性调查显示,我国双相障碍的患病率仅为0.042 5%,1993年再次调查为0.062 4%,远低于西方国家。近年,我国个别地区开展的精神障碍的流行病学调查显示,河北省双相障碍Ⅰ型、Ⅱ型的终生患病率分别为0.197%和0.130%;深圳市和江西省双相障碍的终生患病率分别为1.46%和1.198%;上海市双相障碍Ⅰ型的月患病率和终生患病率分别为0.02%、0.2%,Ⅱ型分别为0.05%、0.2%,阈下分别为0.08%、0.8%。这些结果与之前全国的资料相比有大幅度提高,但与西方国家的差距依然不小。

3. 精神发育迟滞 中国各省市对精神疾病的流行病学调查发现,精神发育迟滞患病率继精神分裂症、情感性障碍后排第3位,其致残率高,危害性较大。1982年和1993年两次全国协作调查中,精神发育迟滞的调查样本是7岁或以上的人群,其中,重度精神发育迟滞患病率分别为3.33‰、2.84‰,农村(1982年4.30‰,1993年4.11‰)显著高于城市(1982年2.25‰,1993年1.31‰)。

4. 酒精所致精神障碍 酒精相关问题是当今世界严重的社会问题和医学问题。1982年中国12地区精神疾病的流行病学调查显示酒依赖的患病率为0.16%,10年后则增加了三倍,达到0.68%。21世纪初,中国5个地区(四川、湖南、安徽、山东和吉林)的调查发现,15岁以上普通人群的酒依赖时点患病率为3.25%,其中男性6.63%,女性0.10%。近年,浙江省精神疾病流行病学调查的酒精使用障碍率为3.9%,保定市酒精依赖性与滥用性障碍终生患病率为3.9%,时点患病率为2.0%。资料显示,我国20世纪后酒精所致精神障碍患者的住院人数在精神病院住院患者中的比例急剧增加,南京某医院的增幅达10倍之多(住院构成比由0.2%上升到2.2%)。中南大学20世纪90年代曾调查国内17家精神病院内与酒有关的精神障碍住院病人情况。1980年酒精所致精神障碍的住院人数为64人,占整个住院病人人数的0.54%,1984年升至157人,占1.72%,1993年为427人,占2.26%。山东省某精神病防治院在1985—1990年间共收治慢性酒精中毒性精神障碍患者63例,占同期首次住院病人的0.93%,而在1991年至1996年因慢性酒精中毒性精神障碍住院治疗者213例,占同期首次住院病人的2.62%。近8年共收治酒精所致精神障碍患者973例,占精神病总住院患者人数的2.04%(973/47 730)。提示酒精所致精神障碍住院患者人数虽逐年增加,但趋势分析表明各年度间在全部精神障碍住院患者的构成比没有显著差异,说明我国酒精所致精神障碍患者的剧增于20世纪后20年间,近10年趋于稳定。人口学特征方面,酒精所致精神障碍住院患者以男性、中青年、体力劳动者为主,文化程度相对较低,初高中者较多。

### (四) 精神分裂症的预后和结局

1. 预后 长期随访研究发现,精神分裂症的起病形式差异较大,一半患者为急性发作,一半患者在急性发作前即已存在长期的前驱症状。尽管在过去50年间,精神分裂症的治疗取得了长足进展,但很多患者的转归仍不甚理想。一般而言,绝大部分精神分裂症初发患者的精神病性症状可在治疗1年内缓解;然而从长期来看,每7名患者中仅有1人可满足康复标准。短期转归尚好,而长期转归却不甚理想。未接受治疗、治疗效果不佳及维持治疗依从性较低是其主要原因,而物质滥用、共病精神障碍、认知损害等则进一步限制了患者获得良好转归的机会。按照传统观点,女性患者病前功能更佳,病程良性程度更高,残疾程度更低,与社区的融合程度更高,迁延为慢性病程的比例更低。然而近有研究表明,疾病严重程度才是真正唯一的预后不利因素。症状缓解虽然与较好的功能有关,但并不能完全防止社会能力的恶化。其原因是:第一,症状缓解并不一定会伴随功能改善,因症状与社会功能并不是平行方向的;第二,首发时的功能性水平是患病多年后功能性结局的主要预测因子;第三,首发时的阴性症状连同较差的社会功能,对社会功能的减退有累积效应。当然,起病状况、有无诱因、病前性格、家族遗传史、社会应激、家庭和社会支持程度亦是决定治疗结局的相关因素。

2. 结局　在英国和其他高收入国家,精神分裂症患者的预期寿命比普通人要低20%。在美国,精神分裂症患者的平均寿命是 61 岁,男性精神分裂症患者比未病者平均早死 20 年。尽管精神分裂症患者的自杀和暴力死亡率要高于其他群体,但更多的死因是心脑血管疾病和其他躯体疾病。研究证实,精神分裂症患者的心脑血管疾病发病率高,心血管疾病是精神科患者死亡的主要原因。其可能的原因有:失业、吸烟、饮酒、肥胖、缺乏锻炼、抗精神病药物引起的代谢异常以及接受的医疗服务质量等。

(苏中华　马连华)

 复习思考题

1. 请简述社区精神病学评估的原则。

2. 请阐述精神疾病康复评估中被试自我报告、知情者报告、访谈、观察和实景操作等方法的优缺点。

3. 请简述精神康复疗效评估的主要内容。

4. 请简述精神康复评估的注意事项。

5. 请简述我国社区精神卫生服务群体效果评估的主要指标及其含义。

6. 请简述我国重性精神疾病管理治疗工作规范中进行危险性评估的分级标准。

# 第三章

# 精神残疾与精神障碍的三级预防

在精神障碍患者中,一部分会出现精神残疾,精神残疾是我国受法律保护的 6 类主要残疾中的一类。目前,精神残疾的致残原因尚不明确,因此,预防精神障碍的发生,早期识别、治疗和防止复发,及对患病者实施康复训练,是避免和减少精神残疾最有效的工作。从这个意义上讲,精神障碍的三级预防也可看作精神残疾的三级预防。

## 第一节 精神障碍和残疾

### 一、精神残疾的相关概念

残疾与精神残疾

残疾(disability)是指由于疾病、意外伤害等各种原因所致的人体结构、生理功能的异常或丧失,从而导致部分或全部丧失正常的生活、工作和学习能力,无法履行日常生活和社会功能。

残疾代表了一种社会现象,即患者的社会功能明显丧失或受损。《中华人民共和国残疾人保障法》规定:"残疾人包括视力残疾、听力残疾、言语残疾、肢体残疾、智力残疾、精神残疾、多重残疾和其他残疾人。"残疾阻止和限制一个人担当与其年龄、性别、社会与文化因素相适应的正常角色。

根据第六次全国人口普查及第二次全国残疾人抽样调查,2010 年末我国残疾人总人数 8502 万人。各类残疾人的人数分别为:视力残疾 1263 万人;听力残疾 2054 万人;言语残疾 130 万人;肢体残疾 2472 万人;智力残疾 568 万人;精神残疾 629 万人;多重残疾 1386 万人。各残疾等级人数分别为:重度残疾 2518 万人;中度和轻度残疾人 5984 万人。

精神残疾(psychic disability)是指精神障碍病情持续 1 年以上未治愈,存在认知、情感和行为障碍,从而影响其社交能力和在家庭、社会应尽职能上出现不同程度的紊乱和障碍。

精神残疾的概念要注意以下几点:

(1)这里是指精神障碍的病情,而不是病程。

(2)不论治疗与否,只要符合上述条件,均应判定为精神残疾。

(3)必须有社会功能的缺陷。

(4)慢性精神分裂症中有相当一部分就是精神残疾者,但不等于精神残疾就指的是慢性精神分裂症。

(5)尽管精神分裂症是导致精神残疾的主要疾病,但情感障碍、脑器质性精神障碍、精神活性物质所致精神障碍等也可以导致精神残疾。

(6)严格来说,精神残疾应称为精神病性残疾,因为智力残疾本事也是精神残疾,但智力残疾现在已经单独列为一类。

常见的导致精神残疾的精神障碍有:精神分裂症;情感障碍;反应性精神障碍;脑器质性与躯体疾

病所致精神障碍；精神活性物质所致精神障碍；儿童、少年期精神障碍；以及其他精神障碍。由于各种精神障碍在精神病理学上的差异，不同的精神障碍所导致的精神残疾也有不同的特点，如精神分裂症所致的精神残疾是以思维贫乏、情感淡漠、意志减退为主；而精神活性物质所致的精神障碍的精神残疾则表现为痴呆、妄想、情绪障碍及人格改变等。

精神残疾可导致个体的社会功能障碍或丧失，表现在个人生活、家庭、社会交往和职业能力等几个方面不同程度的下降。1987 年，我国第一次全国残疾人抽样调查时发现精神残疾仅为 194 万人；2006 年，我国第二次全国残疾人抽样调查结果显示，精神残疾 614 万人；2010 年，根据第六次全国人口普查我国总人口数，及第二次全国残疾人抽样调查我国残疾人占全国总人口的比例和各类残疾人占残疾人总人数的比例，精神残疾为 629 万人。精神残疾以及相关的精神卫生问题已逐渐成为我国重大的社会问题之一。

## 二、精神残疾的致残原因

随着社会经济和科学技术的发展、分子生物学的巨大成就及新技术的应用，使神经生理、神经生化、神经免疫、精神药理等有了飞速的发展。明确了部分精神障碍的病因，如躯体疾病所致的精神障碍，精神活性物质所致的精神障碍等。但大部分功能性精神障碍的病因至今尚不明确，生物、心理、社会等因素可能参与了精神障碍的发生和发展过程。由于精神障碍的病因不明确，精神残疾的病因也就很难讲清楚。我们从以下几个方面探索精神残疾的致残原因：

### (一) 精神障碍的自身特点

某些精神障碍本身即是致残性疾病，一旦发生就不可逆转。如阿尔茨海默病是一种中枢神经系统原发性退行性变性疾病，一旦发生，无论何种治疗都无法根本改善。尽管目前研制了很多抗痴呆的药物，至多也仅是延缓痴呆的进程。有些精神障碍虽不是致残性疾病，但致残率很高。如精神分裂症是精神残疾中最主要的病种。研究表明，精神分裂症患者中仅 1/3 经过治疗后得到彻底的缓解，另外 1/3 患者经过治疗症状仅得到部分控制，社会功能受到部分损害，还有 1/3 患者最终将走向衰退和精神残疾。据 1987 年全国残疾人抽样调查分析显示：精神分裂症致残的最多，占 65.86%，癫痫占 7.96%，情感性精神病占 6.37%。

### (二) 精神障碍整体患病率增加

随着中国社会经济、卫生保健的快速发展，总人口数不断增长，人均寿命延长，竞争压力加大，精神障碍发病率、患病率逐年提高。

例如，1982 年，我国参照《国际疾病分类》(第 9 版)(ICD-Ⅸ)和《美国精神障碍诊断统计手册》(第 3 版)(DSM-3)制定的诊断标准，对 12 个地区精神障碍患病率的调查结果显示，心境障碍人群终身患病率 0.076%，时点患病率 0.037%。1992 年，对调查过的 12 个地区中的 7 个进行了复查，心境障碍终生患病率 0.083%，时点患病率 0.052%。2002—2003 年涉及 28 个国家的世界精神卫生调查显示，心境障碍的年患病率为 2.2%。参与调查的北京、上海的心境障碍年患病率分别为 2.3% 和 1.7%。2001—2005 年费立鹏等对中国四省市进行的精神疾病流行病学调查结果显示：心境障碍的月患病率为 6.1%。以上的数字说明随着社会发展，心境障碍的患病率逐年提高。

### (三) 精神障碍患者维持治疗困难

大部分初发的精神障碍患者经过系统的精神科药物治疗，疗效还是相当好的。但病愈后或出院后的患者往往自行减药或停药，不能有效地接受维持治疗，这会导致病情的反复发作，使精神障碍的治疗越来越困难，成为难治性精神障碍，最终发生精神残疾。大量的临床实践和研究报告认为，抗精神病药物的维持治疗对预防复发非常重要。如 1991 年 Leff 等类似的研究结果表明，能坚持维持治疗者复发率为 33%，不能接受维持治疗者复发率高达 83%。Davis 对相关文献进行了综述，结果表明能接受维持治疗的患者复发率明显低于不能接受维持治疗者，其复发率分别为 33% 和 65%。

（四）社会对精神病患者的歧视

社区中相当一部分人精神卫生知识匮乏，对精神障碍缺乏正确的认识，即使自己的亲人出现明显精神异常，也不知道这是一种疾病。更愿意用"压力大""受刺激"等为其开脱。还有些人，明明知道是精神异常，也不愿意去精神病院检查，更不愿意服用药物。排斥精神疾病，认为得了精神疾病是一种耻辱的事情。

尽管这些年来精神疾病患者得到了国家和社会的关心和扶助，精神卫生工作者更是做了大量卓有成效的工作。但是，精神障碍患者受到冷落、歧视的现象还是经常发生。因此，许多精神障碍患者本人或家属不愿意让外人知道，不愿意参加各种康复训练，不愿参与各种社会活动，甚至一些亲属不愿意让家中的精神障碍患者办理残疾证。即使恢复得很好，精神障碍患者也很难找到工作，在婚姻恋爱中遇到的挫折和困难就更多了。社会的歧视导致精神障碍患者远离人群、社会，更容易造成精神残疾。

### 三、精神残疾的评定

（一）精神残疾评定的目的

精神残疾受《中华人民共和国残疾人保障法》的保护。该法律规定，残疾人在政治、经济、文化、社会和家庭生活等方面享有同其他公民平等的权利，残疾人的公民权利和人格尊严受法律保护，禁止歧视、侮辱、侵害残疾人。《中国残疾人事业"十二五"发展纲要》强调保障残疾人的合法权益，要求进一步加强精神障碍防治康复工作，对重症精神障碍患者开展社会化、综合性、开放式精神疾病防治康复工作，为贫困患者提供医疗救助等。

精神残疾评定的主要目的主要有：

（1）确定患者社会功能的缺损状况及残存的精神症状。

（2）根据患者的主要问题及环境状况，确定康复方案和康复程序。

（3）作为资源配置、人员配置的依据。

（4）实施康复干预后的效果评价，并据此做出下一步的康复措施。

（二）精神残疾评定的原则

精神残疾的评定直接体现社会的关爱与公正，不仅是严肃的学术性工作，还是一项政策性很强的政府行为。被评残的精神残疾者可以获得相应的救助与福利和（或）被减免某些责任，获得特殊的照顾。

精神残疾评定时需要注意下述原则：

（1）全面收集患者的背景资料，包括精神疾病和躯体疾病的各种有关信息。

（2）确定患者目前的社会功能情况及最近1年社会功能最佳状态，确定可能影响其社会角色表现的环境因素。

（3）评定时应使用临床观察、询问、量表等多种方法进行。

（4）要使用一种以上的、标准化的、有信度和效度测定的、易于掌握和管理的量表进行评定；此外，还要在不同环境下对同一患者进行重复测试。

（5）不同方面的精神残疾应由不同的人员进行评定。精神科医生全面评定残余精神症状及精神缺损状态；精神科护士主要评定生活自理能力、异常行为对日常的影响和依从治疗情况；心理工作者主要评定人格改变和认知缺损程度、应激处理能力及防御方式；社会工作者主要评定人际资源、社会资源利用及开发的可能；职业治疗室主要判定职业功能现状及可开发潜力等。可能情况下，精神残疾者本人及照料者也要参与评定。

（三）精神残疾评定方法

精神残疾的评定要求在一个私密、安静的环境中进行。所有问题都应该按照实事求是的原则进行提问，并尊重被调查者的隐私。精神残疾的评定人员要具有县级及以上医院精神科医师，具有5年及以上相关临床工作经验,有量表评定基础;参加省级精神残疾评定人员培训且考核合格。

1. 诊断工具

(1)ICD-10-AM 精神障碍症状检查表:ICD-10-AM 精神障碍症状检查表是一个半定式的工具,用于 18 岁及以上人群精神残疾的诊断。此检查表是由 WHO ICD-10-AM 精神障碍症状检查表 1.1 版改编而成。

工具包括首页、筛查表和以下模块:

F00-F19 模块:器质性精神障碍和使用精神活性物质所致的障碍;

F20-F39 模块:精神病性障碍和情感性障碍;

F40-F59 模块:神经症性障碍和行为综合征;

F60-F69 模块:人格障碍。

每个模块包括一个症状列表,附有说明,帮助使用者考虑其他可能的综合征,进而采用检查表中的其他模块。

(2)世界卫生组织残疾评定量表(WHO Disability Assessment Schedule,WHO-DAS Ⅱ):世界卫生组织残疾评定量表是一个总体健康状况测量工具,它基于国际功能、残疾和健康分类(international classification of functioning,disability,and health,ICF)提供的健康和残疾评定的基本概念和理论模式,与国际分类系统相联系,认为健康不仅是诊断和死亡原因方面的事情,而且也是功能和残疾方面的事情,明确地将健康信息与其他信息区别开来,提供了一种共同语言和一致性的概念基础及一种整体性的健康评定方法。这种评定方法具有跨文化适用性,而且完全满足评定工具的标准心理测量特性。WHO-DAS Ⅱ 现已吸引了大量各种各样用途的使用者。

WHO-DAS Ⅱ 的评定,是依据临床医生从病人、家庭成员、病历记录或其他书面记录以及对病人观察等获取的资料进行判断。WHO-DAS Ⅱ 适用于 18 岁及以上人群的精神残疾评级。评定时限为最近 30 天,包括理解与交流、四处走动、自我照料、与他人相处、生活活动和社会参与 6 个维度,共 36 个条目。所有条目都直接根据 ICF 的"活动和参与分类"进行描述。量表为五级评分:①无残疾;②轻度残疾;③中度残疾;④重度残疾;⑤严重残疾。一般原则是"就低不就高"。

2. 精神残疾评定方法 0~2 岁儿童的精神障碍具有症状多变、可塑性强、早期干预效果较好的特点,残疾评定存在一定的困难。为避免可能出现的争议,对于两岁以下的儿童不进行精神残疾评定。对于 2~17 岁疑似者,评定人员使用精神残疾相应等级的适应行为进行分级评定;对于 18 岁及以上疑似者,评定人员使用 WHO 残疾评定量表进行残疾评定。

3. 精神障碍的诊断 确定为残疾并予以定级后,可进入精神残疾诊断阶段,用诊断工具进行归因。精神障碍的诊断,依靠可靠、全面的病史,系统的神经系统和精神状态的检查,必要的实验室辅助检查。

精神障碍患者对自己的精神症状没有正确的认识,否认自己有病,或夸大自己的症状。因此,采集精神科患者的病史,除了与患者面谈之外,还应向患者家属及周围人了解患者的整体情况。但是,由于病史提供人的主观性和局限性,其提供的病史可能不完整或不准确。因此,在采集病史时,医生除记录外,还应观察病史提供者的心理状态,善于引导,才可取得较为客观、全面的材料。采集病史的项目包括一般资料、现病史、既往史、个人史和家族史。

精神检查是提供诊断依据的重要步骤之一。精神检查反映了检查者对精神障碍临床表现的掌握程度,和对病人内心体验的理解程度。精神科医生可以根据病史中提供的异常现象和可能的病因作为线索,有重点地进行检查。检查时应注意从认知、情感和意志行为活动等方面了解患者的精神状态。

4. 操作流程 对于 2~17 岁的疑似者:①采用 WHO 精神残疾相应等级的文字表述进行评残定级;②根据 ICD-10 诊断标准并结合儿童精神病学的临床经验,对精神残疾进行归因诊断。

对于 18 岁及以上的疑似者:①采用 WHO-DAS Ⅱ 残疾评定量表进行评残定级;②采用 ICD-10-

AM 检查表,对精神残疾进行归因诊断。

## 四、精神残疾的分级与鉴定

### (一) 精神残疾的分级

1. 根据 WHO 提供的 SDSS 评定的精神残疾的等级如下:

(1)一级精神残疾(极重度):有 3 个或 3 个以上问题被评为 2 分者。

(2)二级精神残疾(重度):至少有两个问题被评为 2 分者。

(3)三级精神残疾(中度):只有一个问题被评为 2 分者。

(4)四级精神残疾(轻度):有两个或两个以上问题被评为 1 分者。

无精神残疾:只有一个问题被评为 1 分或各题均为 0 分者。

2. 根据我国《精神残疾分级的操作性评估标准》将精神残疾分成如下 3 级:

(1)重度(一级):5 项评分中有 3 项或多于 3 项评分为 2 分。

(2)中度(二级):5 项评分中有 1 项或两项评为 2 分。

(3)轻度(三级):5 项评分中有两项或多于两项评为 1 分。

注:无精神疾病,5 项总分为 0 分或 1 分。

3. 我国现行的残疾评定标准为 WHO-DAS Ⅱ,它也是我国第二次全国残疾人抽样调查时所使用的精神残疾分级标准。18 岁以上(含)的精神障碍患者根据 WHO-DAS Ⅱ分数和下述的适应行为表现,18 岁以下者根据下述的适应行为的表现,把精神残疾划分为 4 级。

(1)精神残疾一级:WHO-DAS Ⅱ值 ≥ 116 分,适应行为严重障碍。生活行为严重障碍。生活完全不能自理,忽视自己的生理、心理的基本要求;不与人交往,无法从事工作,不能学习新事物;需要环境提供全面,广泛的支持,生活长期、全部需他人监护。

(2)精神残疾二级:WHO-DAS Ⅱ值在 106 ~ 115 分之间,适应行为重度障碍。生活大部分不能自理,基本不与人交往,只与照顾者简单交往,能理解照顾者的简单指令,有一定学习能力;监护下能从事简单劳动。能表达自己的基本需求,偶尔被动参与社交活动;需要环境提供广泛的支持,大部分生活仍需他人照料。

(3)精神残疾三级:WHO-DAS Ⅱ值在 96 ~ 105 分之间,适应行为中度障碍。生活上不能完全自理,可以与人进行简单交流,能表达自己的情感;能独立从事简单劳动,能学习新事物,但学习能力明显比一般人差;被动参与社交活动,偶尔能主动参与社交活动;需要环境提供部分的支持,即所需要的支持服务是经常性的、短时间的需求,部分生活需由他人照料。

(4)精神残疾四级:WHO-DAS Ⅱ值在 52 ~ 95 分之间,适应行为轻度障碍。生活上基本自理,但自理能力比一般人差,有时忽略个人卫生;能与人交往,能表达自己的情感,体会他人情感的能力较差,能从事一般的工作,学习新事物的能力比一般人稍差;偶尔需要环境提供支持,一般情况下生活不需要由他人照料。

### (二) 精神残疾的鉴定

精神残疾鉴定是《精神残疾证》发放管理工作中最基础性的工作,残疾鉴定的准确性与否,直接关系到残疾人的切身利益。《中华人民共和国残疾人证》自 1995 年统一制发以来,对保障残疾人合法权益发挥了积极的作用。残疾人的鉴定均由指定医院按照中国残疾人联合会文件(2008 年 10 号)要求的《第二次全国残疾人抽样调查残疾标准》进行鉴定。

1. 凡需鉴定者,根据申领自愿、属地管理的原则,符合鉴定条件者到户口所在地的残联领取残疾鉴定申请表,按要求填写后,经街道(乡、镇)及残联盖章后,到指定医院进行鉴定。准备近期二寸彩照四张。

2. 需病人家属(知晓患者病情的监护人)或单位了解情况的有关人员,陪同来做鉴定,同时带上病历等既往诊疗记录。鉴定预约时间,以相应残联通知为准。

3. 鉴定医师应严格按照《精神残疾评定标准》,进行精神残疾的鉴定,规范书写鉴定结果,写明残疾类别和残疾等级,等级必须用罗马字母书写,写明残疾原因和致残时间。对不符合残疾人条件者写明结果,并注"不符合残疾人标准"字样。字迹要清楚,不得潦草和涂改。

4. 鉴定结果由医院直接送到相应残联。

5. 由相应残联通知病人家属领取残疾证。患者及家属可以在中国残疾人联合会网站上查看残疾证办理的进度。

## 第二节　精神障碍患者的需求

根据第二次抽样调查对精神残疾人主要需求与获得扶助情况的调查,发现当前精神障碍患者需求最大的是对医疗服务与救助的需求(约占调查人数的91%);其次是对贫困残疾人救助与扶持的需求(约占调查人数76%);第三是康复训练与服务的需求(约占调查人数的27%);第四是对于生活服务的需求(约占调查人数的25%);第五是就业安置与扶持的需求(约占调查人数的8.5%)。此外,精神残疾患者还有对法律援助与服务、文化服务、辅助器具、教育费用补助与减免、职业教育与培训、信息无障碍、无障碍设施等方面的需求。

### 一、医疗服务与救助的需求

精神病患者是一个特殊的群体,部分病人患病后丧失了劳动能力,没有经济收入和医疗保证。一部分精神病患者得不到及时的救治,被关锁家中或者任其流散在社会上,既耽误了疾病的治疗,又给社会造成严重危害,伤人毁物事件时有发生。精神病是一种"高消费"病症,病情迁延不愈,反复住院,多数需长期甚至终身服药,治疗费用十分巨大。每个精神病患者牵涉到一个家庭,他们分别给各自的家庭带来了经济上和心理上难以承受的压力,一旦需要支付较高的医药费,他们就会面临是吃饭还是吃药的两难选择。特别对于一些需长年住院的患者来说,虽然医保承担了大部分医疗费用,但每年个人需承担的部分也是一个沉重的负担。目前,大部分地区建立了统筹结合的职工基本医疗保险制度,逐步形成了职工基本医疗保险与医疗救助、补充医疗保险及职工互助保险相结合相补充的机制;在农村实施了新型农村合作医疗保险制度等一系列政策解决了一部分精神病患者的医疗服务问题。

但就目前的医疗服务与救助来讲,还存在一些问题:①救助对象有限:医疗救助对象主要是城市低保对象及少量特困民政对象,现行的城市医疗救助还难以从根本上解决无业、下岗、老年精神病患者的医疗问题。在农村地区,精神病患者有病无钱医治的情况更为严重。②救助资金额度较低:目前实行的医疗保险政策对于精神病患者住院采取固定报销额度,不论住院时间长短,报销的金额是固定的,如果精神病患者是长期住院,医疗费用将远远超过报销金额。③救助时限滞后:现有医疗救助方式大多是需要患者先支付医疗经费,然后申请救助,即医后救助。困难居民本身就没有钱,也没有能力预先支付医药费。这样的救助方式就限制了医疗救助作用的发挥。"就医难"没有从根本上得到解决。④救助资金来源单一:目前主要依靠市财政经费,来自社会各界的慈善医疗救助缺乏,社会公益宣传不够,未充分发动社会的力量来关心支持精神病患者。

综合以上存在的问题,可以采取以下措施对精神病患者提供医疗服务与救助:

1. 政策上给予支持　在制定医疗服务与救助相关政策时,要考虑到精神病患者的特殊性,政策上予以倾斜。

2. 完善医疗救助制度　要准确定位,合理确定救助标准;结合本地实际,在实践中不断进行调整和完善救助的范围、救助的对象、救助的程度、救助的时间等。

3. 推行多样化的救助形式　将重症精神病纳入特种病的范畴,取消精神病患者住院的"门槛费"。减少精神病患者住院个人承担部分。推行门诊救助、住院前、住院中、住院后救助和临时性救助等多种形式的救助。

4. 适当调整医疗救助标准　要根据精神病患者的患病程度、医疗形式和患病费用的多少等情况，合理确定救助比例和封顶线，提高精神病患者住院医保支付标准。对于免费收治的"三无"及流浪精神病患者，要适当地增加资金的投入、救治费用。

5. 对部分特困精神病患者实行免费医疗　对其中的"三无"精神病患者，或虽有直系亲属，但属低保、特困人员，或一家多人患精神病的精神病患者可实行免费医疗救助。住院费用在患者享受各种医疗救助后，先剔除其报销部分，后执行分级负担办法。

6. 加强宣传，规范管理　在实施医疗救助工作中，可以通过网络、电视台、报纸、宣传栏及发传单等方式宣传医疗救助政策和制度，使贫困群众多方面了解救助方面的知识；同时要健全医疗救助的各项管理制度，以避免操作上的暗箱和随意性，确保从内到外的阳光操作。

## 二、贫困残疾人救助与扶持的需求

大多数的精神疾病具有易复发，易致残的特点，其治疗成本较高，而我国医疗保障水平相对较低。精神残疾人由于生理缺陷，他们在日常生活、社会生活及社会地位等各方面极易受到社会排斥，他们处于社会底层，靠自身的力量无法摆脱经济、生活上的贫困，因贫困无力支付治疗费用，从而导致不能享受医疗服务的现象普遍存在。由于贫困，精神病患者不仅失去了治疗的机会，同时也失去了做人的尊严。精神残疾人不仅承受着病痛和社会歧视的双重痛苦，其家庭还背负着沉重的经济与精神负担。因此，贫困精神残疾人救助与扶持迫在眉睫。随着我国精神卫生事业的发展，精神病防治康复工作越来越引起全社会的广泛关注，对贫困精神残疾人进行医疗救助，可以解决一部分精神病患者就医难的问题。

目前，对贫困残疾人救助与扶持面临的困难主要有：①缺乏治疗费用支付能力：调查显示，特困严重精神病患者约占精神病人总数的40%，精神病患者家庭，大多数经济困难，难以独立承担相关治疗费用。②对国家相关救助保障政策缺乏了解：精神病患者自身缺乏认知能力，其家属熟悉了解国家相关社会保障救助政策的也寥寥无几。即使少数患者及家属对国家相关政策有所了解，但也不知道如何申请办理救助手续。

贫困精神病患者的治疗关系到国家稳定、社会和谐。随着我国经济实力的增长，政府部门出台了很多对贫困精神病患者医疗救助的政策。《中华人民共和国精神卫生法》对贫困精神病患者治疗费用救助问题作了法律规定。精神病专科医院在具体实施过程中，可采取以下方法对贫困精神病人进行救助与扶持：

1. "医中救助"模式　采用直接减免式的医疗费用结算方式。先由医院垫付医疗费用，一切报销程序由医院为患者义务代办，避免了贫困精神病患者住院时须先垫付大笔费用的高门槛，为他们住院治疗创造了条件，同时对特困患者实行补助，确保他们"病有所医"。

2. 设置专门机构，负责"医中救助"具体事宜　机构人员要学习和掌握国家社保、新农合等政策，以及医疗救助、慈善救助等有关民政救助政策，熟悉低保户申请、医疗救助申请、报销住院费等流程，并负责与城镇职工基本医疗保险、城镇居民基本医疗保险、新农合经办管理机构联系。

## 三、康复训练与服务的需求

就当代医学模式的认识而言，康复主要是指躯体功能、心理功能和社会生活能力的恢复。精神康复的总任务是帮助精神残疾者适宜地重返社区和保持精神残疾者原有的能力，以便能继续在社区中起作用。慢性严重的精神疾病常造成患者多方面的功能受损，症状经常复发，缺乏生活、学习和工作等社会技能，以及反社会行为和怪异、不恰当的言行等，以致患者无法适应社区生活，使精神疾病患者长期滞留在医院中。探讨和研究精神疾病患者哪些不恰当的言行是妨碍回归家庭和社会的，明确其需要强化或消减的行为，及早进行干预和矫正，对提高他们适应社会生活的能力有积极的作用。

精神残疾的康复工作需结合不用精神残疾等级对环境支持的需求开展：①医院治疗：一般病情在急性期时采取医院治疗，属于机构康复。②延伸服务（上门服务）：一般病情在缓解期时采用。延伸服务是指由康复机构派专业人员到实地，为康复对象提供专业性康复服务。③社区康复：一般病情在恢复期时采用社区康复。对于轻度和中度精神残疾人则可根据具体情况，实行有条件的监护，对于重度精神残疾人提供长期和广泛的支持、监护。④职业训练：对于一级精神残疾人进行康复训练。对于二级精神残疾人可结合其行为和智力特点，在照顾人的陪同下从事简单操作性工作。对于三级精神残疾人可安排简单操作性工作；对于四级精神残疾人可安排一般性的工作，实现集中性的庇护就业。

以社区康复为例，康复工作可按以下步骤进行：

1. 评估　精神病患者在精神专科确诊、治疗，急性期症状已经被控制，目前处于较稳定状态。一般患者在家属陪同下就诊，患者信息可以由陪同者或本人提供。评估内容包括：检查危险体征、进行症状和自知力的检查、紧急转诊、询问患者的躯体疾病、社会功能状况及各项检查结果。

2. 分类　根据社区卫生服务的实际情况，把精神残疾人的精神症状分为三种情况：症状明显；好转；稳定。

3. 处理方案　对精神残疾人的康复处理主要包括药物治疗、非药物治疗和心理治疗等。社区医生需根据上级医院的治疗方案对患者进行药物治疗，定期询问患者是否存在药物副作用或躯体疾病出现或变化。如精神病患者出现明显的药物副作用或躯体疾病，需转诊到上级医院，两周内随访。根据病情，定期随访精神病患者，发现病人有复发的征兆时，要及时采取有效的措施：督促精神病患者坚持服药治疗；提供心理疏导和干预，帮助患者解决具体的困难；监管精神病患者，指导康复；对给出转诊建议的患者，社区医生要督促患者及时到上级医院就诊。

4. 进行康复指导　指导家属配合精神病患者的治疗，帮助患者服药，对精神病患者进行日常的生活护理，进行家庭康复训练，保证患者的安全。

## 四、生活服务的需求

精神病患者即使在思维、情感和意志行为等处于紊乱状态时，人类的需求仍然存在。保持良好的医患关系，不断满足患者日益增长的生活需求对促进患者回归社会是非常重要的，同时，也是我们每一个医疗卫生工作者的目标和责任。

1. 改善患者住院条件　以尊重患者的人格，顾及患者的隐私、安全、舒适、家庭化为原则，已是精神科病房设置的新趋势。建筑园林化、管理开放化、生活家庭化、治疗综合化为主要特色的新型精神科病房不断在取代旧式的精神科病房。病区宜男女患者混合收治，病室的大小以 2~3 床为宜，病室的设置尽量家庭化为大多数患者所需求，患者及工作人员按照自己喜爱选择服饰也深受住院精神病患者欢迎。这样可以为满足患者的隐私与社会性的需求，减轻或避免患者的心理压力和戒备心理，也能给患者创造温馨和谐的住院氛围，改善和融洽患者与医务人员之间的关系。住院患者对环境的绿化、病室的适当装饰、病室配齐生活必需品（镜子、时钟等）的需求比较迫切。因此，精神科护理管理者应打破传统观念的束缚，为住院精神病患者营造温馨和谐的住院环境。

2. 改善患者的伙食问题，增加患者营养摄入　封闭病区的患者都是由医院的餐厅统一配餐，现在精神疾病住院患者数多，再加上物价上涨等的原因，导致精神病患者的伙食质量下降。与餐厅积极协调，增加肉、蛋的供应次数，改善饭菜的质量，以增加患者的营养，满足患者对饮食的需求。

3. 提供全面的护理　精神障碍患者的护理需求包括心理护理、生活护理、安全护理、服药护理、注意观察病情变化等。

心理护理的目的是化解患者的心理冲突，培养患者的自理能力。护理时应给予支持、鼓励、安慰，为某些病症作出解释和说明。如患者受幻听困扰，医护人员应向患者解释幻听的特点，设法分散患者的注意力，也可以指导患者尝试接受幻听的存在；如出现自杀念头，医护人员应随时陪伴在患者身边，关心体贴患者，诱导患者倾吐内心的隐秘和痛苦，了解患者最关心、最需要和最担心的是什么，并尽量给予帮助。劝导患者面对现实,顺其自然,增强自信心和战胜疾病的决心。老年精神病患者住院后,由于环境和生活习惯改变,往往感到陌生、恐惧、孤独,怀疑被家人抛弃而产生心理障碍。医护人员应主动介绍自己,以和蔼态度热情接待患者,由浅入深循循善诱、动之以情、晓之以理、以诚相待,使老年人消除心中的不良情绪,正确认识人到老年应当怎样生活,以提高其主观幸福感为目的。

针对生活不能自理、不注意卫生、不知饥饱、不认识亲人或找不到自己病室的患者需要医护人员提供生活护理:①早晚督促患者刷牙漱口,卧床不起者予以口腔护理,定期督促、协助洗澡更衣、理发、剪指(趾)甲、刮胡须等;②注意患者排泄,保持大小便畅通。对于随地大小便者要督促并训练其排泄习惯,如定时给便盆、带往厕所;③注意患者的饮食,对不知道饥饱或抢食、拒食、随地捡食者要个别护理,防止过饥、过饱或噎食。食物以清淡、易消化、碎烂为主。

老年精神病患者可能发生跌伤、自杀、伤人、玩火、噎食等意外,需要医护人员提供安全护理。医护人员应加强巡视、细心观察;还应具有独立观察病情的能力,当患者发生突然病变时,护理人员须给予急症处理。老年人对精神药物的耐受性差,药物的毒性作用相应增加,尤其是患脑器质性疾患的患者,一般多缺乏主诉,需要医护人员的服药护理。医护人员应密切观察早期出现的药物副作用,通过必要的医护沟通,给予相应的药物治疗。医护人员应注意观察患者的病情变化,根据病情的变化,及时调整治疗和护理方案。此外,还要积极组织患者进行康复训练,恢复患者的社会功能,早日回归社会。

了解并满足住院精神病患者的日常生活需求,有针对性的做好心理护理,为患者创造一个良好的康复环境,会改善并促进护患关系和谐发展,增加患者主观能动性,增强患者战胜疾病的信心,帮助她们尽早回归社会。

<h2 style="text-align:center">五、就业安置与扶持</h2>

恢复精神残疾者原有的职业能力和掌握新的谋生技能,使他们能达到自食其力,做到残而不废,最终能够重返社会是精神残疾康复的主要目的。就业安置与扶持是指以目的明确地从事某种职业训练为基础,旨在恢复动机、信心和特殊技能,用以治疗躯体或心理缺陷的方法。就业安置与扶持的宗旨在于使残疾者最充分地发挥潜能,实现人的价值和尊严,取得独立的经济能力并贡献于社会。

但目前有很多因素导致精神残疾者在就业安置中遭受他人的歧视和排斥:①受传统观念及对精神疾病的误解,大多数人认为精神病患者缺乏工作能力和积极性,不能从事一些技术性工作;②雇主从企业效益的角度考虑,以及现有的管理制度,多数会拒绝患有精神疾病的求职者;③精神病患者在工作中会受到同事们的歧视和排斥,研究显示约60%的被访员工不愿与精神疾病患者一起工作。

精神病患者在就业中受到歧视、排斥的现象具有严重的社会危害性,如导致失业人口增加,造成社会流浪人口的增加和违法犯罪案件的增多等。对精神病患者进行就业安置主要有传统职业康复和支持性就业两种途径。传统职业康复采取"培训-就业"的思路,先给予精神病患者足够的培训,然后再帮助其逐步就业,最终达到完全独立的工作状态。主要包括日间治疗、庇护性就业、俱乐部形式、过渡性就业等方法。支持性就业在帮助患者获取工作方面具有明显的优势,与不同的心理社会治疗方法结合起来形成综合性的支持性就业模式。同时,在立法、企业管理制度等方面,都要不断地进行完善和改进:

1. 完善有关的法律法规 目前,对于因精神病而引发的歧视是否违法,我国劳动法没有明确的规定,同时,对精神病患者的就业权也无专门的规定。因此,为使精神病患者在就业中能够受到公平对待,我国相关的法律法规应对精神病患者的就业权做出特别立法规定,对就业中歧视精神疾病的行为予以明文禁止。

2. 改进企业管理制度 企业内部应设立精神健康咨询机构,鼓励员工在出现精神问题时前去咨询;定期开展精神卫生教育活动,普及精神卫生知识。消除员工对精神病患者所存有的紧张、恐惧心理,使他们正确认识精神疾病,对患者能够有效沟通,对其失控行为也可及时加以防范。

## 第三节 精神障碍的疾病负担

### 一、精神障碍的疾病负担

随着社会经济的发展与医学科学的进步,人类健康水平显著改善,人口平均预期寿命逐年提高,疾病谱发生了明显的变化,已从"传染病时代""躯体疾病时代"转变为"精神疾病时代";精神疾病已成为 21 世纪影响人类健康的最主要疾病之一。不仅仅是我国,全球的疾病和疾病负担谱都已发生了这样的变化,在全世界范围内精神障碍都是常见病,也是公共卫生中最复杂的问题。我国的疾病谱和疾病负担谱也在向高收入国家靠拢。疾病负担的调查报告,让我们清楚地知道精神障碍公共卫生服务的重要性和艰巨性。人们通常用"伤残调整生命年"来评估"疾病负担",这也是评估某疾病在当地人群健康水平中相对重要性的最佳指标,同时也是比较不同类型干预措施的成本效益的最科学的指标。计算某一地区某种疾病造成的 DALY 的损失时结合以下两个方面:①因为疾病早死而导致的期望寿命减少的年数;②因疾病所导致的劳动能力和生命质量受损的年数。全世界估计有 4.5 亿人患有精神障碍,包括酒和药物滥用。精神障碍占了全球疾病负担的 14%。全球有 1.54 亿抑郁症患者,2500 万精神分裂症患者,9100 万酒滥用患者,1500 万药物滥用患者。有一半的精神障碍在 14 岁之前可能就有某些精神或者心理障碍。精神障碍患者也是传染性、非传染性疾病和外伤的危险人群。精神障碍同样是我国主要疾病负担源,近 1/5 的疾病负担源自精神障碍及相关问题。

我国成人精神障碍总患病率为 17.5%。精神健康问题严重影响了我国劳动力和劳动效率,也是事故发生的主要原因。除了"纯"精神障碍的诊断和治疗,躯体疾病患者是精神障碍或心理障碍发生的高危险人群。冠心病、糖尿病、恶性肿瘤等疾病患者,抑郁症发生率高达 20%~50%。抑郁症的同时存在,影响躯体疾病的疗效、预后,加重了疾病负担。这也提示在减轻疾病负担方面需要精神科和非精神科工作人员的合作。

与大多数国家一样,在中国,女性的精神障碍所引起的疾病负担比男性严重;到 2020 年,精神障碍和自杀造成的疾病负担将占女性疾病总负担的 1/4。尚没有严重到足以诊断为精神障碍心理和行为问题也是中国严重的精神健康问题。精神障碍和不良的行为所导致的疾病负担差不多占全国疾病负担的 50%。至今为止,公众和卫生机构虽然意识到毒品和酒精滥用等不健康行为有关的巨大卫生和社会负担,但是应该如何改变这些不健康的生活方式以及减少诱发和加重精神障碍的社会压力是当前面临的巨大挑战和需要解决的重要问题。

从中国不同精神障碍的负担分析来看,中国危害最严重的精神障碍分别是抑郁症、双相障碍、精神分裂症、强迫症、酒精滥用和痴呆。1998 年,抑郁症的疾病负担在中国排第二,到 2020 年可能排第三。1990 年抑郁症和自杀所导致的疾病负担占疾病总负担的 13.1%,到 2020 年可能会上升到 17.6%。随着生活水平的提高、人均寿命的延长,精神障碍患者的寿命也会延长,另外我国人口老龄化的趋势,与老年人有关的精神障碍也增多,如痴呆。这些因素都提示精神障碍的负担在未来还将继续增加。以精神分裂症为例,在全球范围内,精神分裂症的患病率约为 1% 左右。但是每年精神分裂症的新患者的发病率约为 0.03%,也就是说以湖南省为例每年精神分裂症新增加的患者约 21 000 名左右,其中可能仅仅 20% 的患者能够被发现,这也可以看到精神障碍患者早期诊断难、没有及时的治疗可能又会进一步加重精神障碍对社会造成的负担。

### 二、精神障碍的经济负担

经济负担是疾病负担的主要组成部分,精神障碍造成的经济花费十分惊人。WHO 强调精神障碍在全球公共卫生领域的重要性:全球每四个人中就有一个人会受到精神障碍的影响。近年来我国精神卫生服务的开支也是明显增加。从精神卫生服务开支的增加可以理解精神障碍对个人和社会造成的巨大负担。1986 年，美国精神卫生服务的费用为 420 亿美元。2003 年增加到 1210 亿美元，2014 年增加到 2390 亿美元。2001 年 WHO 发布的数据显示精神障碍占中国全部疾病负担的 20% 左右，而总的卫生预算中只有 2.35% 用于精神卫生服务。

精神障碍属于慢性非传染性疾病，不像急性传染性疾病所造成的经济花费那么直接和明显，其所造成的疾病负担以间接负担为主，往往不被人们所重视。慢性病程也是精神障碍造成严重经济花费的主要原因之一。多个国家对多种神经精神疾病的经济花费进行研究，结果显示，神经精神疾病的经济花费占疾病总花费的 35%，其中抑郁症和精神分裂症为主要的疾病负担源。

精神障碍多为慢性疾病，病程长，症状的产生与基因和环境的相互作用有关，治疗较为困难，对患者、照料者、整个家庭和社会均造成严重的健康和经济负担。不少国家和地区对精神疾病的经济负担进行研究，尽管结果悬殊较大，却一致地发现其经济负担的严重性。单从经济的角度也可以发现，精神障碍疾病负担的严重性，对个人、家庭和国家经济造成极大的不良影响。

### 三、精神障碍的家庭负担

精神障碍的家庭负担主要是指患者因患病给家庭造成的问题、困难和不良影响，是疾病负担的重要组成部分。家庭负担是普遍的、复杂的、多维的，任何疾病对于患者个人及其家庭都是负性生活事件，都可能对家庭的各个层面产生不良影响。精神障碍作为一类特殊疾病，特别是社会的歧视，精神障碍造成的家庭负担往往更重，超过了高血压、冠心病、糖尿病等慢性疾病。家庭负担主要表现为：对疾病的负性情感反应、对患者紊乱行为的应激反应、被打乱的家庭日常活动、面对病耻感、社会活动的限制、经济困难等。研究发现，家庭负担重要的指标是患者对家庭造成的情感上的悲伤和精神障碍急性期家庭成员关系的变化。除此之外，对家庭的威胁、家庭成员的时间花费和对社会、休闲活动的限制、对家庭日常活动的影响、对家庭关系的影响、对家庭成员生理健康的影响和对家庭成员心理健康的影响等等，也是家庭负担的重要方面。

研究发现直接照料抑郁症的家属其健康状况、社会功能、情感反应都明显受到抑郁症患者的影响，说明抑郁症造成严重的家庭负担，对家庭成员的生活质量和心理健康造成严重影响。精神分裂症造成的家庭负担更为严重。焦虑症、强迫症等轻性精神障碍，尽管某一位患者造成的负担不十分严重，但是这类患者患病率高，群体庞大，整体上仍造成较严重的疾病负担。对于精神障碍患者特殊的表现，如可能出现自杀观念和行为，还有的因出现幻觉、妄想等精神病性症状，而表现为行为冲动、伤人等，都会给家庭成员造成恐惧、担心、焦虑等心理问题。社会对精神病人的偏见，其家属往往也会产生自卑心理，或者自杀观念和行为，这些都是精神障碍对家庭造成的疾病负担。精神障碍患者的患病也可能与家庭关系有关，如家庭心理治疗正是针对家庭中存在的问题，通过改善家庭关系来治疗精神障碍患者。说明精神障碍的发病不仅与家庭有关，反过来又会加重家庭的负担，甚至进一步恶化家庭成员之间的关系。此外，严重精神障碍患者不仅结婚率低于普通人群，维持正常婚姻关系也要明显难于普通人群，这些都给患者本人，以及家属和社会造成严重的负担。

精神障碍造成的病耻感和法律问题也是家庭疾病负担的重要原因。虽然近年来对精神障碍患者的态度已有明显好转，但社会上对严重精神障碍的消极态度是普遍现象，他们被视为危险的和不可预料的，人们对他们有较严重地恐惧心理，事实上更多潜在的危险主要针对患者自己和其近亲属。患者家属的病耻感的形成与社会偏见和歧视密切相关并形成恶性循环，抛开精神障碍本身的功能受损不算外，仅病耻感就足以导致患者被社会隔离、失业、药物滥用、长时间被收容或无家可归，所有这些因素导致精神障碍患者康复和回归社会更加困难。过去 10 年，对精神障碍的病耻感进行研究，发展了一些对抗病耻感的策略，如世界精神病协会在全球范围内开展了反对病耻感项目"打开门"，希望通过更好的认识精神障碍患者以及精神障碍患者更多的与社会接触，从而减少公众对精神障碍患者的歧视。许多国家在这种观念的影响下，制定了特定的干预措施，如去住院化运动、加强社区精神卫生的康复并取得了一定的成效，推广这些干预措施对降低精神障碍的家庭负担定有裨益。

## 第四节　精神障碍的病耻感和歧视

### 一、大众对精神障碍的了解和认识

戈夫曼(Goffman)于 1963 年首先提出了羞耻感(stigma)的概念,"stigma"源于希腊语,本意是烙印,表示人身体上的某一个特征,而这个特征代表了这个人某些不良的道德特点,即"极大的玷污某人名誉的特征"。Goffman 形容这是一种耻辱的象征,这种象征将一个完整的、正常的人变为了一个被玷污得打了折扣的人。此后病耻感的概念被广泛应用于各个医学领域,如艾滋病、精神障碍等。

20 世纪 90 年代开始,西方不同领域的学者开始了对精神障碍病耻感现象的广泛的研究,对精神障碍病耻感的认识以及正确对待也得到进一步的改善。有些学者从认知心理学的角度对病耻感概念展开研究,认为作为精神障碍病耻感的核心表现,其认知和行为特征包括三个方面:社会刻板印象、偏见以及歧视。社会刻板印象是指整个社会对精神障碍的一种固化的错误认知,而偏见则是社会刻板印象在认知和情感上表现出的片面的结果,歧视则是偏见在行为上表现出的不良结果。有些学者则从社会学的角度去描述精神障碍的病耻感,"当被贴上标签,刻板的负面印象、孤立、地位丧失和歧视这些过程发生时,羞耻感就出现了"。

目前全国有严重精神障碍患者约 1600 万人,许多严重精神障碍患者都面临着双重挑战,即精神残疾和病耻感。病耻感,即疾病耻辱感,包括两个方面:公众的耻辱感是指大众对精神病患者产生的保守、固定、负性的反应,即社会的歧视和偏见;自我耻辱感是精神障碍患者不满于自身所处的疾病状态的一种偏见,自己感到耻辱、自我评价过低、见不得人。由于社会上存在着对精神障碍患者的歧视和偏见,尽管近年来通过精神卫生知识宣教,情况有所好转,但多数精神障碍患者得不到应有的理解和同情,受歧视现象仍很普遍。一旦患精神障碍后,担心受人歧视,很多家属不能正视现实,不能面对患者患病的事实,找出各种原因和证据,否认、拖延或掩饰病情,甚至有的明知患有精神障碍,却避重就轻,不及时治疗,缺乏科学态度,错过了最佳诊疗机会,增加了治疗难度,影响患者治疗效果。

如何消除精神障碍患者及家属的病耻感呢? 首先,对患者做好健康宣教和科普宣传,让患者知道其实精神分裂症和心脏病、胃病一样,都有其生理基础。只要正规科学系统的治疗,同样可以得到有效控制甚至痊愈,至少多数患者是可以争取重返社会的。其次,做好宣传工作,使精神障碍患者的家属意识到培养现实的、积极的态度是一个好的开始,掌握照料精神障碍患者的科学方法非常重要。普及精神卫生和心理健康知识,加大宣传力度,增强人们对精神疾病的认识,对患者多一些理解和同情,消除偏见与歧视,使精神疾病患者消除"病耻感"。提高重点人群如:医生、媒体从业人员、政府官员及社区工作者对精神疾病的知晓率,降低对精神病的歧视。建立和完善三级精神卫生服务网络,加强社区精神科医生培训,发挥精神病康复治疗的社区作用,提高精神病人就治率。摆脱病耻感,精神障碍患者才会有真正的心理健康。

精神医学不仅要服务于精神病院内,也要面向社区精神卫生服务,这也有利于减少大众对精神障碍的歧视。精神卫生问题无论是其本身还是作为躯体疾病的合并疾病都是严重影响全民健康的重要卫生问题。所有卫生专业人员都应该承担处理其病人心理问题的责任,不应该歧视精神病人。所有的临床医生要理解处理患者的心理问题是整个卫生系统的责任,而不仅仅是精神病专科的责任。

我国强调精神卫生服务体系,不单是指专科机构服务,还强调综合性医院中应设立精神科、发展社区精神卫生服务。综合性医院中设立精神科或者心理门诊在我国已明显增多,但有精神科病房者很少。综合医院设立精神科或者心理门诊的好处是可以让更多的精神障碍患者得到专科的帮助,因为患者更愿意到综合医院诊治这是全世界共同的情况;另外可以充分利用卫生资源,综合医院有各科医生,又有更多更好的仪器设备,能更好地体现以患者为中心的综合性服务。特别是目前存在精神卫生服务系统与其他医疗系统联系松散的问题,公共卫生与精神卫生服务的融合不够。因此,将公共卫生措施与精神卫生措施很好地融合起来,健全精神卫生服务体系的呼吁越来越强烈,特别是在精神障碍的预防和健康促进方面。这也是减少对精神障碍歧视的有效的措施。

事实上我国精神卫生服务在综合医院有了较大的发展,尽管有些冠名为"心理科""心理病房""心身科"等,同时精神障碍的评估和治疗可能发生在并不是认定的精神障碍服务的专门机构中,但毕竟提供的是精神卫生服务,在精神卫生法的规定范围内,应该继续提倡和推进其发展。美国的精神卫生服务系统也是如此,它是由许多不同的健康和精神卫生服务系统以及精神障碍患者自己能够找到的服务系统构成(如社会福利、司法和教育系统)。这也包括公共和私人的服务场所,每个服务场所可能有自己的管理机构、资金、服务和运作模式。它提供了紧急或长期的精神卫生服务,地点可能是在家庭、社区、精神卫生服务专门机构、综合/基层医疗服务单位,自愿服务机构。一个长久的话题是如何整合这个复杂的不同的精神卫生服务系统成为一个健全的体系,将社会作为一个整体来提高精神障碍患者的防治水平和生活质量。我国精神病医院有分别属于卫生、民政和公安管理的医院,如何将这些分属于不同系统的精神病医院很好地融合在一起也是做好精神障碍服务工作当中的一件非常重要的事情。这种综合性的服务对于提高服务质量,减少对精神障碍的歧视有重要意义。

精神卫生服务体系涉及多学科、多部门。工作能否顺利开展要依靠各级政府部门的支持和社会各界力量的参与。如精神障碍患者的诊断和治疗、康复、心理治疗需要精神卫生专业人员来负责;社会上无依靠、无家可归和生活上无经济来源的精神障碍患者需要民政部门负责;社会上有严重肇事肇祸的精神障碍患者需要公安部门来负责;残联部门负责协调社会各界力量参与对精神障碍患者的管理;劳动人事部门负责安排精神障碍患者的就业培训和指导。这些方法可能从实质上减少精神障碍的歧视。

## 二、大众对精神障碍患者的态度

由于历史文化和对精神障碍本质认识的原因,社会公众对精神障碍患者往往持排斥态度。有研究发现女性比男性、学历高者比学历低者更少认同精神障碍患者,病耻感更强烈。青少年者如果患有精神障碍,其病耻感体验同样会比较明显。国内调查研究发现,患者自身对精神障碍患者的社会价值持最积极的态度,家属对精神障碍患者的社会贡献并不乐观,而社区居民对精神障碍患者持最悲观和最消极的态度,精神科医护人员则对精神障碍患者的社会价值以及是否要限制精神障碍患者的社会活动等的看法上比患者和家属更加悲观,但较社区居民的看法更为开明。

精神科医护人员明白抗精神病药物的治疗可能仅仅可以抑制症状,并不能够消除精神症状。因此,精神障碍患者的康复还需要患者在精神症状控制后的将来提高自己的心理承受能力,更好地适应社会;也需要社会为精神障碍患者提供可能的就业和学习的机会,使其能够更好地融入到社会中来,而不是被社会隔离;此外,良好的社会家庭环境也是患者康复的前提和关键。对于首发的精神障碍患者,一定要积极科学系统的治疗,因为这些患者往往效果比较好,反复发作的患者可能就预后不良了。因此,医护人员、家庭和社会认清这些规律,对于纠正对精神障碍患者的态度非常关键。

## 三、如何减少病耻感和歧视

1. 提高公众对精神障碍及心理健康相关知识的知晓率　偏见、歧视产生的原因主要来自于对精神障碍的不了解,对精神障碍相关知识的不认知,同时目前人们对身体健康过度关注,公众越来越注重"养身",而对心理健康重视不够,很少有人会想到去关注自己心理是否健康。实际上世界卫生组织提出了健康的新标准:"健康是身体上、精神上和社会适应上的完好状态,而不仅仅是没有疾病和虚弱"。应该在大众中大力宣扬世界卫生组织的这种健康的新概念。

2. 消除精神障碍患者的"病耻感"需要建立完整的精神卫生服务体系　全社会应该理解关心精神障碍患者,消除对精神障碍患者的恐惧和歧视,绝对不能让患者自生自灭,脱离社会。因为精神医学也是医学的一个重要分支,精神障碍也是一种病,经过治疗,完全有可能正常生活和工作。另外,患者家属也要充分相信医生的职业道德和职业精神,不会将患者的隐私散播。我们国家十分重视精神卫生服务体系的建设,希望全社会都来为精神障碍患者营造一种支持和关爱的环境,如《我国 2015—2020 精神卫生工作规范》要求 70% 乡镇成立由卫生、民政、教育、综治、财政、残联、公安等部门组成的精神卫生工作小组,以达到通过全社会的力量来关心和帮助精神障碍患者康复的目标。

3. 改变对精神障碍的认知态度,要把精神障碍当成普通疾病,理解坚持治疗,恢复社会功能的重要性　对于精神障碍患者而言,他们首先是害怕,怕周围的人知道自己的病情受到歧视;而周围的人则怕患者伤害危及自己。周围的异样眼光,给患者造成了极大的无形的压力,阻碍了他们正常就医,回归社会以及恢复社会功能。实际上,精神障碍(包括失眠、抑郁和焦虑障碍)其实就是一大类疾病的总称,这些病就像高血压、胃肠炎一样普通。它的病因是来自于遗传与外界环境的相互作用。要从生物-心理-社会这一新的医学模式来理解和认识精神障碍,一方面不能完全认为精神障碍就是压力造成的,忽略了某些人群存在人脑易患精神障碍的易感性。要让患者安于正确面对精神障碍,正确求医看病,必须消除外界对精神障碍的不理解。既然是有病,就要按医学要求治疗。

4. 消除"误区",综合管理精神障碍患者　误区有:①有些患者肯来看病,却不肯服用抗精神病药,以为和医生聊两句就能好。其实有较多患者是需要长期服药的,特别是患者错误的认知观点没有改变之前或者是患者还不能够很好地适应社会之前。从精神卫生工作的专业角度来看,每个人都可能经历焦虑、抑郁、失眠,有些自己能调整过来,一般可能不会到医院来看病。如果自己不能调整,医生也可能通过专业的心理治疗让其精神障碍好转。只要患者的精神症状达到一定的医学临床诊断标准,就应该按医学程序治疗,如自杀患者就不能仅仅用心理治疗,还应尽早的使用抗抑郁药或者联合抗精神病药物来治疗,有些甚至还要首选电休克治疗以防止患者的自杀和自伤行为。然而,客观现实是患者不愿意吃药,或吃一段时间就停药,服用药物的依从性差,从而造成病情加重或反复,复发后用药达到治疗效果的时间不仅仅需要进一步延长,而且治疗效果可能达不到第一次治疗的效果了。这种情况非常普遍。以精神分裂症为例,治疗分为急性期、巩固期和维持期,分别需要 3 个月、6 个月和 24 个月以上的用药时间(维持期的长短需根据患者的具体特征及发作次数而定)。服药时间不能够少于 2 年,但是不少患者在症状控制后就自行停止服药,复发以后的治疗效果就比较差了。听从医嘱坚持治疗的,或许在最高剂量维持一年或一年半后就能慢慢减药。但若自行停药后再次发病,用药时间就得延长。②有的人服用抗精神药物,甚至只是安眠药,周围的人看了就会担心吃了会"变傻"。其实,要正确认识抗精神病药的副作用,因为不服用抗精神病药物患者的情况可能会更加不好。要想减少药物的副作用一方面需要坚持服药,另一方面需要配合心理治疗、精神康复。患者的心理承受能力提高了,适应社会的能力提高了,自然药物的剂量就会减少了,相应的药物副作用也就会减少了。因此,精神障碍的治疗强调综合治疗,不仅要消除简单地认为药物有副作用的误区,以及希望仅仅通过谈话就可以治疗所有精神障碍的误区,而应该根据患者的具体情况制定个体化的治疗方案,采用药物治疗、心理治疗、精神康复、健康教育等多种方法综合治疗精神障碍患者。

## 第五节　精神障碍的三级预防

### 一、三级预防的概念和主要内容

精神障碍(mental disorder)是指以感知觉、记忆、思维、情感、意志活动等精神活动异常为主要临床表现的一大类障碍。预防、治疗和康复是精神障碍全程治疗中 3 个不可分割的组成部分。由于多数精神障碍呈慢性或发作性病程,常导致某种程度的精神残疾,一旦发生了精神障碍,治疗效果往往不理想,因此,精神障碍的预防就显得更为重要。防治或减少精神残疾的发生,即精神障碍的三级预防是社区精神卫生工作的主要内容。

1964 年 Caplan 首先提出精神障碍的三级预防模式,对社区精神病学的实践产生了巨大的影响。

以后各国对于精神障碍的预防主要都从这 3 个层次展开,并结合各自不同的社会制度、文化特点、民族特色,对本国的预防模式大胆探索,取得了明显的进步。但是,迄今为止,精神障碍的预防工作仍处于初级阶段,这是因为要从根本上预防精神障碍的发生,首先要明确精神障碍发生的原因及发病机制,但大部分精神障碍的发病原因至今不明。

一级预防:主要是指增强预防精神障碍发生的保护因素,消除或者减少精神障碍致病因素,防止或者减少精神障碍的发生。如体育运动有助于提高心理承受能力,减少焦虑症、抑郁症的发生,因为良好的体质不仅有利于抵抗病菌,还有利于预防精神疾病的发生;避免近亲结婚,减少精神发育迟滞;加强社会支持系统,采取正确的应付方式应对各种生活事件,被认为是预防精神障碍的关键。二级预防:通过精神健康的筛查早期发现精神障碍、尽早诊断、及时治疗精神障碍。如研究发现缩短发病到治疗之间的时间有可能会提高精神障碍的疗效。三级预防:消除或者减少精神障碍所造成的残疾。如,强调发展整体的精神卫生服务体系。整体的精神卫生服务体系,一方面是强调全病程的治疗模式,另一方面是强调将社会作为一个整体来进行精神障碍的防治,因此就业指导也是精神障碍康复的一个重要内容。通过有循证依据的治疗康复的方案的宣传和实施,以及结合训练有素的工作人员将各种不同的精神卫生服务结合在一起,才有可能使患者康复产生根本性的转变。

目前我国精神障碍的预防工作也是在这一模式的指导下进行的。经过几十年的发展,尤其是近十几年来,在卫生计生委、综治办、公安部、民政部、教育部、残联的共同努力下,积极开展社会化、综合性、开放式的精神障碍防治工作,取得了显著的进步。现分述如下:

（一）一级预防

一级预防( primary prevention)即病因预防,是通过消除病因或致病因素,增强保护因素,从而达到防止或减少精神障碍发生的目的。一级预防属于最积极、最主动的预防措施。主要内容包括:

1. 消除病因、避免诱因　根据精神障碍病因明确与否,可采用不同的方式进行一级预防。对于病因已经明确的精神障碍,如精神活性物质所致精神障碍、应激相关障碍、躯体疾病所致精神障碍、部分脑器质性精神障碍等,可以直接通过消除病因,杜绝精神障碍的发生。对于病因未明的精神障碍,可以通过回避高危遗传因素,加强培养良好心理素质和身体素质,养成良好的生活习惯,采取正确的应付方式应对各种生活事件,减少应激造成的心理反应;利用社区资源,建立足够强大的社会支持网络;积极寻求医疗帮助,早期预防从而延缓或减少精神障碍的发生。

2. 加强遗传咨询,防止近亲结婚,做好围生期保健等　一些伴有明显智力障碍的遗传性疾病,如唐氏综合征、苯丙酮尿症、半乳糖血症、先天性睾丸发育不全、先天性甲状腺功能减退症等,和一些常见的、有明显的遗传倾向的精神障碍,如精神分裂症、抑郁障碍、双相情感障碍、老年期痴呆、癫痫所致精神障碍、注意缺陷多动障碍(ADHD)等,通过提倡优生优育,避免近亲结婚,做好婚前、产前检查,可能避免或减少精神障碍的发生。家族里如有精神分裂症或有其他严重疾病的患者,最好不要与也有精神障碍家族史的人通婚。如已结婚,劝阻最好不生育。比较轻的或间断性发作的精神疾病患者,在病情不稳定时、需要服药治疗时最好不要怀孕,以免增加遗传风险和出生缺陷。

3. 加强精神卫生知识的普及　通过各种途径对公众开展精神健康和保健工作,加强精神卫生知识的普及和宣传教育工作,使社会重视精神卫生,知晓健康的意义。避免不必要的人际冲突,保持积极、良好的心态,不歧视精神疾病患者和性格怪异者,并尽一切可能处理好各种应激性生活事件,减少精神障碍的发生。

4. 定期进行流行病学调查　定期进行精神障碍的流行病学调查,研究精神障碍在人群的发生率、发病规律、分布情况及影响精神障碍发病的生物、心理和社会因素,结合地区人口构成的变化,为相关部门制订规划、进行决策提供依据。

5. 针对个体发育不同阶段的特点,做好预防工作

（1）母孕期及婴幼儿期:个体的发育成长是从胎生期开始的,应重视孕妇保健工作。妇女在怀孕后应注意防止感染、中毒、外伤和营养不良。孕妇的情绪应保持稳定、愉快,还要注意营养,杜绝不良

嗜好。强调产前检查,防治地方性疾病,如地方性甲状腺肿、地方性呆小症的发生,主要措施是在流行地区,孕妇要在怀孕的前 3～4 个月中,每日坚持服用碘化钾 20～30mg,在妊娠第 12～16 周进行羊水穿刺,检验羊水细胞有否染色体突变,决定是否终止妊娠,以便减少精神发育迟缓患儿的出生率。健全助产工作,广泛培训接生员,采用新法接生,防止产伤。据研究报告,分娩时新生儿的产伤是一些精神发育不全、癫痫和神经功能障碍的常见原因之一。在哺育幼儿时期仍须注意喂养,防止各种婴幼儿的感染性疾患,并保持乐观稳定的良好情绪,对婴幼儿要注意情感的交流,满足婴幼儿的情感需要。父母的良好的心理防御机制,特别是母亲的,对孩子的精神健康特别重要。千万不能忽视孩子的情感和行为的表达。

(2)儿童青少年期:儿童青少年期是人生易感性和可变性最大的时期,对成年后人格的形成至关重要。在此期间没有很好的处理可能出现各种精神创伤,势必影响下一个阶段的精神健康,并可能继发其他精神障碍。

学龄期儿童要加强学习兴趣和能力的培养,特别是良好生活习惯的培养,注重儿童的生活环境,及早发现儿童的不良行为,如依赖性、自我为中心、懦弱、追求完美等,应及时给予纠正。

青少年期是自我意识不断发展和形成的时期,要加强青少年对自己的认识和评价的指导,正确对待学习动机、父母与子女代沟问题,处理好青少年在交友过程中出现的各种各样的问题。

进入青春期,随着生理的成熟,心理也发生了一系列的变化,由依赖的、被照顾的、按成年人规定的规范生活的童年,过渡成为独立、负责任的成年。青春期面临升学、就业和婚姻等重大生活事件,也是多种精神障碍的好发期,如焦虑症、抑郁症、双相障碍、精神分裂症等,所以要了解各种精神障碍早期表现的知识,以便及早转入二级预防。

(3)中年期:中年人处于社会的中坚,对客观世界的认识已趋于成熟,人格与情感发展已逐步稳定。因中年人承担着家庭、社会的双重压力,需要考虑赡养老人、抚育子女、发展事业、维系人际关系、保证健康与防治疾病等问题,往往会出现精神紧张、焦虑、抑郁、疑病、敏感多疑、自卑感增强等问题。因此,中年人要注重劳逸结合,能取能舍,保持平衡的心态和积极向上的乐观情绪。

更年期也是精神障碍的高发时期,尤其是女性。这可能是由于更年期时身体内分泌改变、自主神经系统功能紊乱以及大脑皮质兴奋和抑制的不平衡。有些人会出现明显的情绪和心理改变,从事脑力劳动的职业妇女症状更为严重。因此,处于更年期的人要认识到,这是由成年向衰老过渡的必然规律,有意识地进行心态调整,保持良好的家庭内、外人际关系,为进入老年期做好充分的心理准备。在出现明显焦虑、抑郁情绪、失眠等精神症状时,要采取正确的应对方式,或者尽早到心理门诊或精神科就医。

(4)老年期:随着年龄的增加,老年人各种生理功能逐渐衰退,如听力减退、记忆力减退、视力下降、生活能力下降等,躯体疾病逐渐增多,离开自己熟悉的工作岗位,逐渐脱离社会工作。很多人往往在这个时期又同时忍受着丧偶的痛苦,失落感、孤独感、情绪低落和情绪不稳定是这个时期最主要的特点,易于发生各种老年期精神障碍,如老年抑郁症、老年痴呆等。老年人也一直是自杀的高危人群之一,因此,要注意老年人精神健康的保健工作。老年人要主动注意角色转换,承认客观现实,安排好自己的晚年生活,做到有所为,有所不为。接受由于年龄增大带来的生理变化,建立新的人际交往圈,多参加社会活动,学习新知识,拓展兴趣爱好,从而避免老年精神卫生问题的发生。

(二)二级预防

二级预防(secondary prevention)的重点是早期发现、早期诊断、早期治疗,并争取完全缓解和良好的预后,防止病情的复发。对目前尚不能通过一级预防有效防治的精神障碍,应给予二级预防。早期发现患者并早期诊治对各种精神障碍的病程转归及预后都起到积极的作用,是精神疾病防治工作中极其重要的一环,尤其是逐渐起病而症状隐匿、不易被人发现的患者,如能早诊断、早治疗而不延误病情,对预防复发以及减少精神障碍的慢性化有很重要的意义。具体措施如下:

1. 精神障碍相关知识的宣传　二级预防的宣传侧重宣传精神障碍的相关知识,以利于提高人们对精神障碍的认识能力,消除偏见,克服"家丑不可外扬"的心态,这是精神障碍能够早发现、早治疗的关键。研究发现,从发病到开始接受系统治疗的这段时间的长短与病情的预后有密切关系,这段时间越长,预后越不理想。

精神障碍早期症状不明显、不恒定、不典型,起病较慢。一般表现为人格改变和行为异常,如对亲属、同事或同学的态度从热情变得冷淡,从勤快逐步变得疏懒,不注意个人卫生,不收拾房间,从过去的循规蹈矩逐步变得不遵守纪律,不拘小节;也可表现为不明原因的焦虑、抑郁,夜眠差,注意力集中困难,学习成绩明显下降等;还可以表现为作出一些常人无法理解的决定,如患者可以毫无原因地决定放弃一份很好的工作,突然决定退学,突然出现攻击亲属、同学或同事的行为等。此时出现的症状往往是断续的,患者对症状的解释也似乎是合情合理的,加上患者此时其他方面基本保持正常,所以很容易被忽略。尤其是患者家属,虽然能感到患者在某些方面的变化,但也多站在患者的角度去理解患者,加上社会对精神障碍的歧视,家属有时不敢和不愿面对现实,导致患者诊断和治疗的延误。

一旦怀疑自己有心理问题或发现家庭成员、邻居、同事、同学等周围人有明显的言语或行为异常,应及时去专业的医疗机构检查。在精神障碍的治疗方面,目前已有有效的治疗药物、心理治疗和康复训练方法等。治疗精神障碍原则上是要采取综合治疗的措施,以药物治疗为主,同时辅以心理治疗、康复训练等辅助治疗手段。全程不间断按时按量服药,是达到最好效果的第一要素。不愿意接受治疗、不正确治疗或不规律服药,都会导致病情延误、难以治愈或复发。恢复期的患者也要维持用药治疗,经验证明,停药后半年内复发率很高,复发的次数越多,治疗就越困难。维持治疗,预防复发,是医生、家属、包括患者自己一个非常重要和艰巨的任务,这对避免出现精神残疾意义重大。特别是针对首次发作的患者,维持治疗,预防复发特别重要。

2. 定期进行精神健康的筛查和检查 社区居民精神障碍普查工作始自1958年。各地在上级政府的指导下,开始有计划地培训基层医务人员,普及精神障碍的防治知识,逐渐完善社区精神障碍三级预防网络,积极开展精神障碍的筛查和复查工作,进行诊断和治疗,分类建卡,进行监管;有针对性地对患者及其家属进行精神障碍防治知识的宣传,改变传统仅仅依赖医院内治疗的模式,取得了明显的效果。

3. 定期随访 通过对出院精神障碍患者的定期随访,使患者能经常接受医疗指导,及时解决各种心理卫生方面的问题,及时发现病情变化,一旦反复及时得到治疗。

大部分精神障碍有复发倾向,而复发又是致残的主要因素。为防止复发,治愈后维持治疗十分关键,定期随访可以帮助患者做好维持治疗。影响患者难以维持治疗的因素可能有如下几点:①精神障碍本身的原因,如症状持续,自知力没有恢复。②药物的原因,如疗效不理想,没达到治愈水平;或者用药不方便,每天要吃大量的药物;再者,药物副作用较大,患者不愿意使用。某些药物过多的镇静作用使患者整日思睡,精神不振。③认为已痊愈,不需要再吃药了;或存在"吃药就是病人,不吃药才是健康的人"的错误认识。④经济问题,如无法承担医药费用。

4. 康复训练 在治疗精神障碍患者的同时,要创造条件帮助患者康复。患者的家庭对患者负有照料和监护责任,不仅不应该嫌弃、遗弃患者,还要积极帮助患者接受治疗、进行康复训练,担负起照料和监护责任。单位和学校应该理解、关心和接纳康复后的患者,为他们提供适当的工作和学习条件。各级各类康复机构要尽职尽责,利用专业技术帮助患者进行生活自理能力、社会适应能力和职业技能等方面的训练,以减少残疾和社会功能损害,促进康复,防止精神障碍复发。

5. 处理好心理社会因素对疾病的影响 心理社会因素可以直接引起精神障碍,可以间接诱发精神障碍,也可以导致精神障碍反复。心理社会因素归纳为:①求医问题,包括精神障碍和躯体疾病;②教育问题;③职业问题,包括个人经济问题;④家庭问题,包括生儿育女、家人生老病死、财产纠纷等;⑤社会问题,包括酒或药物滥用、名誉损失、被偷遭抢;⑥与法律有关的问题,如法律纠纷、被拘留、被判刑等。

处理好心理社会因素对延缓、减少精神障碍的发生或反复具有重要的作用。需做好家属和社会有关方面的工作,使患者能得到医疗监护和心理支持,消除易导致复发的不利因素,以巩固疗效。做好患者出院后的各种合理安排,避免不必要的精神刺激,尊重患者人格,适当满足患者合理要求。有计划地向广大群众宣传精神障碍防治知识,取得社会各方面的支持,改善社会及家庭对精神疾病患者的不正确看法,早发现,早诊断,早治疗,把精神障碍控制在萌芽或初发状态。

（三）三级预防

三级预防(tertiary prevention)的要点是防止疾病复发,做好精神残疾者的康复训练,最大限度地促进其社会功能的恢复,尽可能地减少精神残疾的发生,延缓疾病衰退的进程,提高患者的生活质量。其主要内容包括:

1. 精神障碍防治康复体系 精神障碍的防治涉及医学、心理学、流行病学、社会学等多个学科领域和多个政府行政部门。不仅需要医务人员的参与,需要精神疾病患者和其家属的参与,需要广大人民群众的参与,更需要政府领导下的各个部门的支持和协作,建立和健全三级社区精神障碍防治网。

我国三级社区精神病防治网络已得到各级政府的高度重视,在这方面已有较为成功的经验。通过各地卓有成效的工作,在降低重性精神障碍的复发率、住院率、肇事肇祸率,提高工作出勤率等方面都收到了良好的效果。特别是 20 世纪 50 年代开始创建、以后逐渐完善发展的社区精神障碍三级防治管理模式,在推动精神卫生机构建设、加强对精神障碍防治的具体指导、健全社会保障体系、促进精神疾病患者康复等方面起到了很大的作用。

2. 利用各种康复形式,做好康复管理工作 精神障碍的康复形式主要有精神障碍的医院内康复、精神障碍的医院外康复。

（1）精神障碍的医院康复:医院康复是目前我国精神疾病患者康复的最重要形式之一。由于治疗手段和科学发展的限制,患者很难都治愈。很多患者因治疗困难或多次病情的反复转为慢性,而家庭和单位不愿意让一个还残留着精神症状的患者住在家里或留在单位上班。所以,许多患者长期滞留在精神科专科医院里。为了尽量避免长期脱离家庭与社会,导致功能衰退和精神残疾,精神科专科医院大多设有康复科,配备各种康复设施和场所,如音乐舞蹈室、体疗室、手工室、棋牌室、阅览室、书画室、电脑室、康复农场、康复工厂等,由受过专门训练的康复治疗师根据患者的病情有针对性地进行。有条件的医院还实行相对开放式的病员管理制度和适度开放性的生活环境。医院康复主要手段有:①日常生活技能的训练;②文体娱乐活动训练;③社交技能的训练,如角色扮演、社交戏剧;④职业技能的训练,如种植养殖、工艺制作、售货购物等;⑤学习行为技能的训练,如阅读、电脑、书画等。通过医院康复,帮助患者学会处理、应付各种实际问题,为出院后能尽快适应环境、适应自己的社会角色打下基础。康复中要注意着力培养患者的自主与独立能力,定期对康复效果进行评估,修订进一步的康复计划。

（2）精神障碍医院外康复:精神障碍医院外康复,即社区精神障碍的康复,是社区精神医学的重要内容之一,是在一定区域社会人群中,应用精神医学、流行病学、临床心理学、康复医学及其他行为科学的理论和技术开展相应的精神障碍的康复治疗。与院内精神障碍的康复不同,它并不是简简单单的医院精神障碍康复的延伸,它同时也是社区卫生工作的重点之一,即在社区实施和开展精神障碍的预防、治疗和康复。这项工作要求做到"个性化、整体化、长期化",即这种形式的康复服务既要求社区要有康复规划,也要求对个人有具体实用的服务措施。

3. 加强巩固治疗,防止疾病恶化 巩固治疗对防止复发具有重要的意义,其具体措施包括:①坚持合理的药物治疗;②加强心理咨询,提高患者的心理承受能力,帮助患者正确应对各种应激性事件;③进行家庭教育,帮助家属增强精神卫生知识,科学地管理好精神障碍患者;④加强门诊咨询,帮助家属纠正患者的一些不良行为和生活习惯;⑤建立良好的家庭和社会支持系统;⑥设立专门机构,对患者进行具体的康复训练,促进其恢复社会功能和学习技能,能够较好的适应社会。

4. 开展多种形式的心理治疗和康复训练,预防精神残疾 精神疾病的康复是一个全面的康复,使患者在心理上、生理上和社会活动上实现全面的、整体的康复。因此应多方筹措资金,加强精神障碍康复机构建设,统筹规划,每县(市、区)扶持建立1所示范性精神病康复机构,通过工疗站、农疗基地、活动中心、托养中心、中途宿舍、职业技能培训中心等多种载体,为精神障碍患者康复创造条件,减少精神残疾的发生。

## 二、三级预防模式在精神障碍中应用的新观点

精神障碍的预防非常重要,精神障碍的预防性干预指精神卫生服务人员对精神障碍患者采取一系列干预策略或手段,以达到保持或促进其精神达到健康状态。20世纪90年代,美国医学研究所提出预防性干预是精神障碍干预序列的一个重要组成部分。他们将精神健康预防性干预定义为在精神障碍达到诊断标准之前所开展的广泛的预防干预工作,将预防分为一般性预防干预、选择性预防干预、指征性预防干预,这些新的概念对于现代精神障碍的预防起了非常重要的作用,现分述如下:

1. 一般性预防干预　是指预防的目标群体是未进行风险评估的公众或整个群体,对这些人群进行的精神障碍的预防被称为一般性预防干预。如目前做得比较好的学校对学生群体的整体适应、个性和能力发展进行的预防就是属于一般性预防。我们国家高度重视学生的精神健康工作,教育部针对学校精神健康工作连续颁布《关于加强普通高等学校大学生心理康教育工作的意见》《普通高校心理健康教育实施纲要》《关于进一步加强大学生心理健康教育工作的若干意见》《关于进一步加强和改进大学生心理健康教育的意见》。这一系列政策的出台促进了高校学生的精神健康。

2. 选择性预防干预　目标着眼于有生理、心理或社会风险因素的个体或亚群体。有些躯体疾病的患者有可能共病抑郁症,如糖尿病患者由于慢性非传染性疾病的原因,加上有心理易感性的个体情况,以及有可能社会支持不好,在这些因素综合影响下,也是抑郁症发病的危险人群。对这些群体的预防属于选择性预防干预。产后抑郁症的发病率约为10%以上,对产妇的抑郁症的排查以及心理社会的干预也属于选择性预防干预。

3. 指征性预防干预　指目标对象为高风险个体的预防,这些个体有明显症状或易导致精神障碍的生理标志,但目前未满足精神障碍诊断标准。精神分裂症的超高危人群的预防,有研究认为Omega3可以预防精神分裂症的超高危人群转换成严重精神障碍。也有研究提出用小剂量的抗精神病药物可以预防精神分裂症的超高危人群发展成为精神分裂症患者,虽然这种观念也有反对意见,但是都是属于指征性预防干预的内容。

## 三、不同精神障碍的预防特点

### (一) 神经症

要从儿童时期开始,如培养良好的性格和生活习惯、学会如何处理与同伴的关系及各种社会技能等。一旦表现出神经症的症状,即应考虑及时提供心理治疗、社会支持,结合药物治疗,促使病情好转,防止症状恶化。对于久治难愈的神经症患者,除仍然需要药物治疗外,应学习一些自我调试的心理治疗技术,注意鼓励自我接纳,转变认知,可以带着症状生活。

### (二) 精神分裂症、心境障碍

在精神分裂症和心境障碍的一级预防尚未有肯定措施以前,预防的重点是坚持体育锻炼、培养良好的心理承受能力。二级预防的重点是要早期发现、早期诊断,尽早使用抗精神病药、抗抑郁剂和情感稳定剂治疗,争取达到良好临床疗效。坚持系统合理的维持治疗,减少和预防复发。做好精神残疾者的康复,延缓疾病衰退的进程。因此在基层卫生人员中普及精神障碍的防治知识,建立社区精神障碍防治网络,使精神分裂症和心境障碍患者能及早被发现,及时得到治疗机会和有效的康复措施,十分重要。

遗传因素是精神分裂症和心境障碍的病因之一。处于生育年龄的患者,在精神症状明显时,不宜生育子女。如双方均患有这些精神障碍,则更要避免生育。调查资料表明,父母双方均为精神分裂症患者,共有子女罹患此病的概率高达20%～40%左右。

认识心境障碍发生的危险因素有助于早期识别以及预防,同时有助于制定有针对性的治疗措施。①性别:罹患抑郁症的成年女性比例高于男性,其患病率约为2倍,但双相障碍的患病率男女几乎相等;②年龄:双相障碍的发病年龄明显早于单相抑郁,首发年龄多为20岁左右;③气质特征:具有较为明显的精力旺盛、环性气质以及不稳定等特质的个体易发生双相障碍;④婚姻:一般认为离异或单身等缺乏亲密人际关系者患抑郁/双相较为常见,但孰因孰果尚不清楚,有人认为是果而非因;⑤躯体因素:双相障碍患者中多见因物质滥用/依赖等所致的躯体损害。

双相障碍属于复发性和终身性疾病,致残率非常高,因此预防复发是治疗关键。采取有效药物干预是长程治疗的核心,同时加强健康教育、及时识别和处理应激与复发先兆症状也是必要的。心理干预则是药物干预的有效补充。过去数十年间,双相障碍复发的预防并未引起国内外临床医生足够重视,然而越来越多的基于随机对照研究显示出药物预防复发的有效性,但这些药物对于预防躁狂或抑郁发作的有效程度存在差异,掌握这些信息对于实施个体化治疗非常重要。

（三）自杀

在一级预防方面,主要是普及心理健康知识,普及有关自杀的知识,减少自杀工具的可获得性,建立预防自杀的专门机构,培训相关医务人员和心理咨询工作者。在二、三级预防方面,医务人员、家属要明了自杀的危险因素、自杀的基本线索,早期发现有自杀企图者,进行危机干预。对于自杀未遂者,要提供心理社会支持,解决导致自杀的躯体、心理、社会因素,防止再次自杀。

（四）毒品滥用

对社区人群进行有关毒品知识的宣传,使人们,特别是吸毒的易感人群——儿童青少年了解毒品的种类、危害等,指导他们如何应付别人的诱惑,指导家长如何早期识别吸毒的表现,以期早期发现、早期治疗。对吸毒者进行自愿强制急性戒毒的同时,要进行社会心理康复训练,包括集体、家庭治疗,防止复吸、防止犯罪,提高社会功能等。

（五）精神发育迟滞

1. 加强孕期保健　母亲孕期中很多有害因素可损害胎儿脑发育而造成精神发育迟滞,因此孕期保健对预防本病非常重要。近年来国家非常重视孕期及围产期保健,明显降低了精神发育迟滞的发病率。具体来说,母体在妊娠期间要注意营养,尽可能避免接触有害的化学物品,戒烟戒酒,绝对禁止摄入毒品,避免服用能致畸药品;避免接触放射线;预防病毒及原虫感染,做好产前检查,预防妊娠并发症,避免病理分娩。

2. 做好儿童保健　婴幼儿及儿童早期的疾病及意外造成的脑损害,最容易引起严重的精神发育迟滞,故避免发生脑缺氧、预防传染病及中枢神经系统感染,防止中毒,避免脑外伤,慎重使用药物以避免损害视、听神经等都十分重要。应早期对婴幼儿及儿童进行言语及智力教育,重视儿童入学学习。

3. 及时诊治　可以治疗遗传性或内分泌障碍等疾病,避免引起智力发育障碍。

4. 开展遗传咨询及产前诊断　对于家庭中有精神发育迟滞患者或已有一个本病患者的子女的父母来说尤其重要。目前对一部分遗传性代谢病和染色体异常已可进行产前诊断,进行羊膜腔穿刺行羊膜细胞培养、绒毛膜细胞培养,可确诊胎儿是否异常,以决定是否需要终止妊娠,防止有病胎儿出生。分子生物学方法已开始应用于产前诊断,能更准确地判断出有病胚胎,以防止精神发育迟滞患者出生。

5. 宣传教育　广泛宣传导致精神发育迟滞的原因,禁止近亲结婚,适当晚婚晚育,避免高龄妊娠,这些对预防精神发育迟滞都是非常重要的。重视围产期的心理和生理保健,定期产前检查,防止围产期并发症,出生后定期预防接种,注意防止导致影响儿童中枢神经系统发育的有害因素。对于精神发育迟滞患儿,早期发现、尽力寻找和去除致病因素、早期予以教育和训练。

（王玉花　刘哲宁　欧阳萱）

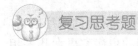 复习思考题

1. 什么是精神残疾？
2. 我国现行的精神残疾的评级标准是什么？
3. 精神障碍患者有哪些需求？

# 第四章

## 社区精神病学的服务体系与服务实践

社区精神卫生服务实践在一定的服务体系的基础上,并遵循一定的原则而开展。提供服务的人员是一支多学科的团队,同伴间的支持也是其中不可或缺的元素。这支团队也需要定期培训以提高服务能力。本章将从这些方面详细介绍。

### 第一节　社区精神卫生服务体系

根据 WHO 对"卫生体系"的定义,社区精神卫生服务体系的工作定义是由所有以改善社区精神卫生为基本目的的组织、机构和资源组成,是一个综合性体系,兼有管理、治疗、护理、康复、监督等多项功能。发展社区卫生服务是我国卫生体制改革的重大内容,是新世纪我国卫生服务的发展方向。自 1958 年第一次全国精神卫生工作会议(南京会议)以来,全国各地先后建立了精神疾病防治机构,并不断发展、健全,现已形成基本完善的城乡精神卫生服务体系。国内外实践证明,大力发展社区精神卫生服务,建立健全社区精神卫生服务体系是解决精神疾病诊疗、康复中存在的供求矛盾问题的最有效途径。

### 一、国（境）外社区精神卫生服务体系

不同国家的社区精神卫生服务体系不尽相同,WHO 在各国经验的基础上构建了理想的精神卫生服务框架的金字塔模型(图 4-1)。该模型清晰地反映了社区精神卫生服务在整个服务体系中的地位。该模型是一个五层金字塔结构:基础层级是自我照料,即鼓励每个个体独立地或在家人和朋友的帮助下解决自身的心理健康问题;第二个层级是非正式的社区精神服务;第三个层级是由初级保健医疗提供的精神卫生服务;第四个层级是综合医院精神科配合下的社区精神卫生服务;第五个层级是住院设施及专业服务。下面的两个层级属于非正规系统,上面的三个层级属于正规系统,该系统由下到上的各个层级在需求程度上是越来越低的,而在投入上却越来越高。由该模型可见:社区精神卫生服务在正规与非正规系统中均占有重要地位,另外,正规社区精神卫生服务是正规服务系统中的中坚力量。正规社区精神卫生服务是二级精神服务机构,它是在初级精神卫生服务(如家庭全科医生或社会工作者)的基础上更为专业化的精神卫生服务,在 WHO 的最佳综合服务模式中以社区为基础的服务和专科服务将最终取代提供长期监护医疗的传统精神病院。

在"去住院化"的社会运动浪潮下,20 世纪 50 年代开始,一些经济发达国家开始发展社区精神卫生服务。虽然各国的社区精神卫生服务的执行特征各不相同,但在梳理各国的成功经验中可发现以下共有特征:

#### （一）与其他机构和社会力量的充分协作

社区精神卫生服务是当前很多发达国家构建国家精神卫生体系的基础,成功的社区精神卫生服务除了需要高技术水平的专业人员以外,还需要充分利用其他一切社会力量,并强调与其他机构的协

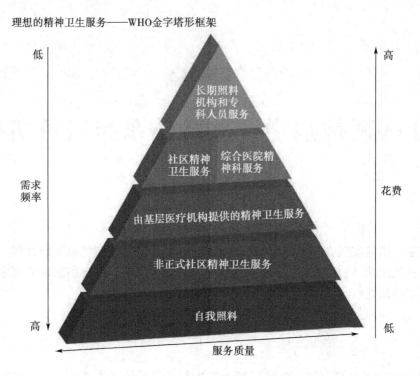

理想的精神卫生服务——WHO金字塔形框架

图4-1　精神卫生服务框架的金字塔模型

作。这种协作首先是精神卫生系统内部的合作,包括与初级卫生服务、综合医院和专业服务的合作。英国的一般社区精神卫生团队通过共同管理或对其不能满足需求的人们进行转诊来实现与初级卫生保健的紧密合作。英国的志愿者在社区精神卫生服务中发挥重要作用,其中独立的志愿性机构能够提供很大范围的社区服务、日间照顾和居住护理等。加拿大鼓励曾经接受精神卫生服务的人提供精神卫生服务,几乎占社区精神卫生服务从业人员的一半。同时,社区精神卫生服务也强调与卫生部门以外的机构协作,如与涉及住房、就业、社会福利、教育和司法等政府部门和非政府机构合作。

（二）综合性体系,具有显著的灵活性和实用性

当代社区精神医学的形成与发展主要源于美国。以美国为代表的社区精神卫生服务体系是一个综合性体系,兼有管理、治疗、护理、康复、监督等多项功能。美国精神疾患社区治疗队伍由临床精神科医生、临床心理学医生、躯体疾病治疗医生、社会工作者、精神科护士及其他辅助人员组成。社区治疗的显著特点是灵活性和实用性,除进行常规治疗外,还可能对病人开展有关工作技能、就业、社会交往能力方面的训练,甚至会对病人进行出门乘车、购物、洗衣和房间清理等日常生活方面的训练。在与病人接触过程中,观察其症状、生活能力和社会功能等全面情况,以决定下一步的治疗重点。

（三）坚实的立法和政策保障

多数国家的社区精神卫生服务都始于地方"去住院化"运动,随后进一步获得了政府的立法和政策变化的支持而得到发展。另外,在欧洲和拉丁美洲的一些国家也存在由政府的法律变化推动发展的情况。无论是以上哪种方式,社区精神卫生服务的发展都需要以国家的立法和政策保障为基础。美国被认为是社区精神医学形成与发展的重要源头,同时美国也是最早对社区精神卫生中心(community mental health center, CMHC)进行立法保障的国家。1963年美国总统肯尼迪签署了《社区精神卫生中心法案》。此后,密苏里州获得了第一份CMHC建设拨款。英国于1975年制定的"为精神病患者提供更好的服务"的政策文件,促使社区精神卫生团队迅速发展起来。随后,1981年的《社区保健》与1985年的《针对心理疾病和智障人群的社区保健》等政策的出台,促成了支援房屋、日间服务、社区精神卫生护士和社会工作者等以社区为基础的精神卫生服务的发展。中国台湾《精神卫生法》于1990年12月7日公布,其涵括范围有:建立精神卫生体系、精神复健机构及心理卫生辅导机构的设

立、加强位于精神医疗机构以外之机构或场所之患者照护等。除《医疗法》等,中国台湾还出台了《社工师法》《职能治疗师法》《护理人员法》等,在立法和政策上对社区精神卫生服务体系给予充分保障。

### (四) 针对不同人群多元化的社区精神卫生服务

社区精神卫生服务的对象涵盖了社区中大多数的人群。各国又有各国的特色。澳大利亚结合本国实际,近30年来,陆续制定及组织实施了一系列精神卫生服务的战略和项目,逐步建立和完善了独具特色、比较健全的精神卫生服务体系。在澳大利亚,政府直接管理234个社区精神卫生服务中心,98%的精神病患者在社区接受治疗。医院提供的精神卫生服务仅占精神卫生服务总费用的20%左右。精神疾病除急性发作期需要短期住院治疗外,大部分时间在社区和家庭疗养。社区精神卫生中心以精神健康评估队、社区精神保健服务队、连续保健与支持服务队形式工作,各司其职。英国社区精神卫生服务体系是由社区精神卫生中心、综合医院的精神病床、日间医院及日间中心和病人家庭支持共同构成。社区精神卫生中心是社区精神卫生服务的工作基地,它为精神病人及精神病家庭提供心理教育干预治疗和危机住院服务,中心有3~4张床位,将处于危机状态的病人收住几天,危机期度过后便出院。日本在60年代中期,出台了新的精神卫生法修订法案,强调社区精神卫生的一线机构是保健所,各都、道、府、县均设精神卫生中心,自此以医院为中心的精神病医疗体制逐步向社区服务转变。1995年颁布的精神保障福利法进一步促进了精神障碍患者回归社会,建立并充实精神病人回归社会的设施,包括生活训练设施、职业技术训练设施、福利院及福利工厂等。中国香港社区精神卫生服务系统由社会康复服务部、外展服务队、中途宿舍、庇护工场等组成。社会康复服务部隶属于香港几家大的精神病院护理部。其工作任务是将医院提供的护理及治疗延至病人家中,通过探访为病人提供适宜的护理及治疗。外展服务队是由精神科医生、护士及专业医疗人员组成的社区治疗小组,为社区内有需要的病人及家属提供诊治、转介和辅导。中途宿舍接受从精神病院出院后家庭无法给予照顾,且精神状况稳定、生活能自理的病人。庇护工场则专门向一些暂时或永久不能在社会上工作的精神病康复者及弱智人士提供工作机会。

总的来说,以美国为代表的西方发达国家社区精神卫生服务体系发展比较迅速,并相对完善。他们的成功经验为我国社区精神卫生服务体系的发展提供了很好的借鉴。结合我国实际情况,我们正在各地社区推进建立由精神科医生、社区医生、护士、街道、残联、公安、社会志愿者和病人家属多层次人员组成的社区服务队伍,我国的社区精神卫生服务体系会更加健康、稳定、高速的发展。

## 二、中国社区精神卫生服务体系

### (一) 基本构成

包括行政管理系统和技术指导系统。

1. 行政管理系统　成立各级精神疾病防治管理领导小组,由各级政府及其职能部门组成建立市、区、街道三级防治管理系统。

(1)省(自治区、直辖市)卫生行政部门:负责全省(自治区、直辖市)重性精神疾病管理治疗工作的组织领导与协调。主要职责:制订全省(自治区、直辖市)重性精神疾病管理治疗的工作计划,保障必要的工作经费;设立省级精神卫生防治技术管理和指导机构,承担全省(自治区、直辖市)重性精神疾病管理治疗的管理工作;组织开展地市级、县级重性精神疾病管理治疗人员的专业培训和管理培训;负责全省(自治区、直辖市)重性精神疾病管理治疗的质量控制,开展工作督导、绩效考核、评价;根据国家统一要求,建立本省(自治区、直辖市)重性精神疾病管理治疗信息系统,维持区域内重性精神疾病管理治疗信息系统的正常运转。

(2)地市级卫生行政部门:负责区域内重性精神疾病管理治疗工作的组织领导与协调。主要职责:制订本区域重性精神疾病管理治疗的实施计划,保障必要的工作经费;根据区域卫生规划和《医疗机构设置规划》,统筹安排、组建由区域内的地市级及以上精神卫生医疗机构(指精神专科医院和综合医院精神科,下同)与县级精神卫生医疗机构、街道和乡镇基层医疗机构组成的重性精神疾病管理治疗网络,开展重性精神疾病诊疗、双向转诊、社区/乡镇管理和康复工作;设立地市级精神卫生防治技术管理和指导机构(以下简称地市级精防机构),承担区域内重性精神疾病管理治疗的管理工作;组织开展社区卫生和乡村卫生等基层医疗机构相关人员专业和管理的师资培训;负责区域内重性精神疾病管理治疗的质量控制,开展工作督导、绩效考核、评价;维持区域内重性精神疾病管理治疗信息系统的正常运转。

(3)区县级卫生行政部门:负责区域内重性精神疾病管理治疗工作的组织领导与协调。主要职责:制订本区域重性精神疾病管理治疗的实施计划,保障必要的工作经费;负责与有关部门协调,促进建立区域内精神疾病社区康复机构和网络;设立区县级精神卫生防治技术管理和指导机构(以下简称区县级精防机构),承担区域内重性精神疾病管理治疗的管理工作;组织社区卫生和乡村卫生等基层医疗机构、街道和乡镇相关部门工作人员,开展重性精神疾病管理治疗的专业培训和管理培训;负责区域内重性精神疾病管理治疗的质量控制,开展工作督导、绩效考核、评价;维持区域内重性精神疾病管理治疗信息系统的正常运转。

2. 技术指导系统　由各级精神卫生机构组成。

(1)精神卫生医疗机构

1)地市级及以上精神卫生医疗机构主要承担:门诊诊疗和急诊住院治疗服务;对初诊严重患者、民政部门、公安机关、城建城管监察等部门转送的急诊患者、司法部门送诊患者、基层医疗机构转诊的急诊患者等提供诊疗服务;根据知情同意(有地方立法规定的除外)原则,向辖区内县级精防机构提供出院的重性精神疾病患者情况;按所在地市重性精神疾病管理治疗网络工作要求,建立至少由1名副主任医师以上职称人员参加的社区管理治疗组,对精神疾病防治责任区域内的社区卫生服务中心和乡镇卫生院上报的疑似患者进行诊断或复核诊断;定期派员到社区(乡镇)检查社区/乡镇管理患者状况和处理社区管理的疑难患者,调整药物治疗方案,指导基层医疗机构人员开展患者个案管理;组建应急医疗处置组,承担所在地市的患者应急医疗处置任务;设立应急医疗处置专用电话;派出专业人员协助精防机构工作。

2)区县级精神卫生医疗机构主要承担:门诊诊疗、患者应急状况处置和患者慢性住院治疗服务;对初诊普通患者、由上级精神卫生医疗机构转诊的患者、基层医疗机构转诊的慢性患者等提供诊疗服务;根据知情同意(有地方立法规定的除外)原则,向辖区内县级精防机构提供出院的重性精神疾病患者情况;按所在地市的重性精神疾病管理治疗网络工作要求,建立至少由1名主治医师以上职称人员参加的社区管理治疗组,对精神疾病防治责任区域内的社区卫生服务中心和乡镇卫生院上报的疑似患者进行诊断或诊断复核;定期派员到社区(乡镇)检查社区/乡镇管理患者状况和处理社区管理的疑难患者,调整药物治疗方案,指导基层医疗机构人员开展患者个案管理;派出专业人员协助精防机构工作。

(2)基层医疗机构

1)社区卫生服务中心主要职责:承担重性精神疾病患者信息收集与报告工作,开展重性精神疾病患者线索调查并登记、上报县级精防机构;登记已确诊的重性精神疾病患者并建立健康档案;在精神卫生医疗机构指导下,定期随访患者,指导患者服药,向患者家庭成员提供护理指导。有条件的地方,可开展社区患者危险行为评估,实施个案管理计划;协助精神卫生医疗机构开展重性精神疾病患者应急医疗处置;向精神卫生医疗机构转诊疾病复发患者;参与重性精神疾病防治知识健康教育工作。

2)乡镇卫生院主要职责:协助上级卫生行政部门及精神卫生医疗机构开展村医重性精神疾病防治知识培训,并对其工作进行绩效考核;承担重性精神疾病患者信息收集与报告工作,开展重性精神疾病患者线索调查并登记、上报县级精防机构;登记已确诊的重性精神疾病患者并建立健康档案;在精神卫生医疗机构指导下,定期随访患者,指导患者服药。有条件的地方,可开展社区患者危险行为评估,实施个案管理计划;向精神卫生医疗机构转诊疾病复发患者。

3)村卫生室主要职责:协助乡镇卫生院开展重性精神疾病患者的线索调查、登记、报告和患者家庭成员护理指导工作;协助精神卫生医疗机构开展重性精神疾病患者应急医疗处置;定期随访患者,指导监护人督促患者按时按量服药,督促患者按时复诊;参与重性精神疾病防治知识健康教育工作。

### 三、社区精神卫生服务体系发展的路径和特色

一直以来,国家和中央政府始终高度重视基层医疗服务和精神卫生防治工作。习近平总书记在视察江苏省世业镇卫生院时的重要指示,"没有全民健康,就没有全面小康。医疗卫生服务直接关系人民身体健康,要推动医疗卫生工作重心下移,医疗卫生资源下沉,推动城乡基本公共服务均等化,为群众提供安全有效、方便价廉的公共卫生和基本医疗服务"。对当前和今后一个时期医疗卫生事业发展具有重大而深远的指导意义,是我们推进医改工作的行动指南。关于精神卫生防治工作,近年来国家尤为重视,2001 年 10 月,原卫生部确定在每年的 10 月 10 日"世界精神卫生日"举行全国性的精神卫生宣传活动;2003 年,成立中国疾病预防控制中心——精神卫生中心;2006 年 5 月,原卫生部疾控局成立精神卫生处;2009 年,重性精神疾病纳入国家基本公共卫生服务;2013 年 5 月,第一部《精神卫生法》实施;2015 年,国务院办公厅印发《全国精神卫生工作规划(2015—2020 年)》(以下简称《规划》)。

《规划》明确指出,要健全完善与经济社会发展水平相适应的精神卫生预防、治疗、康复服务体系,基本满足人民群众的精神卫生服务需求。逐步建立健全精神障碍社区康复服务体系,大力推广社会化、综合性、开放式的精神障碍和精神残疾康复工作模式,建立完善医疗康复和社区康复相衔接的服务机制。将精神疾病社区管理、心理健康指导工作纳入社区卫生服务机构、农村医疗卫生机构的公共卫生服务内容,加强精神疾病和心理行为问题的社区预防、医疗康复和管理工作。

为切实落实《规划》提出的目标和任务,需要落实以下几条路径,进一步加强和改进社区精神卫生服务体系建设。

#### (一)多部门参与社区精神卫生服务体系

精神病患者的康复包括医学康复、心理康复、社会康复和职业康复,这几种康复形式并不是孤立的,而是相互联系、相辅相成的。药物治疗和功能康复应该是同时开始的。在构建社区精神康复服务模式的过程中,既要充分利用来自政府的正式资源,也要挖掘与整合来自社会与社区内各种机构、团体与个人的非正式资源。根据社区卫生服务的实际情况,整合卫生、民政、残联、公安及教育等各部门资源,建立工作协同联动机制。广泛吸纳志愿组织和机构加入到服务体系中,在患者康复训练和社会功能恢复环节发挥作用。注重对患者家属的教育和培训,尝试建立家庭病房,将家庭作为社区精神康复的一个基本单位和重要环节。

#### (二)坚持社区精神卫生服务体系纳入公共卫生管理体系

精神卫生问题与公共卫生问题是密不可分的,发展精神卫生事业离不开全社会的共同参与,将精神卫生纳入公共卫生体系,是社会文明、进步的标志。在政府主导下,将社区精神卫生更好地纳入公共卫生体系,在全社会的共同参与下,发挥精神卫生机构作用,努力为精神病患者防治康复、回归社会创造条件。期待在不久的将来可以就社区精神卫生服务体系是否改善了精神卫生服务的可及性、服务质量、患者的症状及各种健康结局的提升等方面进行研究,给予公共卫生意义上的评估,并向公众公布。

#### (三)建立政府投入为主,多渠道参与的经费保障体制

一是把以社区为基础的精神病人的日间照料、康复服务、心理咨询、职业训练及社会支持等项目纳入医疗保险和新农合报销范围,全部由政府买单,引导患者利用社区精神卫生服务,促进社区精神卫生服务机构的发展;二是精神卫生工作经费纳入各级政府全额预算,保证基础设施投入、基本运行经费和人员经费;三是鼓励商业健康险公司开发针对不同精神障碍患者的产品,满足多层次精神卫生服务需求。

（四）加强社区精神卫生服务及其体系建设的规章制度建设

随着《精神卫生法》的颁布,各地先后出台了相应的地方性精神卫生条例。但社区精神卫生及其体系建设的相关内容还不是很详细、具体。还需进一步通过规章制度来保证社区精神卫生服务体系的服务得到标准化、规范化、科学化管理,实现对社区内精神疾病患者进行实时监控和动态管理。比如:建立完善的转诊体系制度,在综合医院、社区卫生服务中心和精神卫生专科机构之间进行转诊,使每个患者尽可能得到综合、连续、衔接妥当的服务。

（五）推动建立社区精神卫生服务机构

在有条件的地区,建立社区精神卫生中心或者在社区卫生服务中心专门设立"精防科",并配备相应的人员、场地和设施。社区精神卫生服务机构的功能和作用应包括:继续指导中心内的患者进行药物治疗,病人服用的抗精神病药物可以随时进行适当调整;由心理医师进行心理治疗;由精神卫生医护人员组成社会服务队深入病人家庭指导治疗;定期对社区内病人家庭进行随访;对病人和家属进行精神病知识的教育;对基层的社区服务人员进行专业知识培训;引导病人开展游园、看报纸、音乐、书画、手工等各种娱乐活动;帮助病人进行出门乘车、购物、洗衣和房间清理等日常生活方面的训练;指导病人进行工作技能、就业方面的训练,培养其社交能力,完善其社会功能。对社区居民加强精神卫生知识的宣传,提高居民对精神卫生与心理保健知识的知晓度,消除病耻感等。

综上所述,我国正在借鉴国外的先进经验,结合目前精神卫生实际状况,从卫生行政立法、政策保障、服务模式转变、继续医学教育等方面,逐步改进我国社区精神卫生服务的现状,拓宽服务渠道和覆盖面,满足服务需求,提高服务质量,努力使精神卫生事业有质的飞跃。

# 第二节　社区精神卫生服务的原则

一个地区要发展精神卫生服务,一般要遵循以下基本原则。尽管这些原则之间有所重叠,但大部分还是有所区别的,并能广泛地应用于各种情况。

## 一、自　主　性

自主指遇事有主见,能对自己的行为负责。无论精神疾病患者症状或残疾程度如何,只有尊重、培养和相信他们的选择,才能帮助他们在复原的历程中找到自主性。有效治疗和照顾能提高自主性。社区精神卫生工作者在服务中也应该尽可能多地向患者提供信息,对其赋能和授权,让其参与治疗和决策。

## 二、连　续　性

长期遭受精神障碍困扰的患者都对治疗和社会支持方面的可靠资源有着持续的需求。服务连续性分为纵向和横向两个维度:

纵向连续性指在一段时期内为患者提供不间断的系列访视的服务能力。这意味着由同一工作团队提供连续性服务,或提供一些跨部门的连续性服务(如住院治疗和社区治疗之间),也包括确保有计划的服务转介(如当患者出院回家后仍可获得服务)。

横向连续性包含不同服务提供者之间的连续性,在具体实践中,指不同精神卫生团队或计划间的连续性,尤其强调间断服务间的连续性。横向连续性适用于临床团队,指团队成员之间在临床工作上的相互沟通程度。

连续性要求应努力建立一个"患者可以在各组成部分之间自由流动的服务体系",防止患者在多种服务项目中陷入无人照顾的裂缝中。比如,发病早期的患者可以门诊治疗,疾病严重时可住院或进行日间治疗;住院病人出院时,应有与社区服务交接的机制;当病人在社区症状加重时,也能够及时向专科医院转诊;病情缓解者可到社区工疗站进行职业康复,还可以受到居委会监护网的照顾。

强调连续性服务具有很多优势：可以更容易形成一致性的治疗和照顾方案，避免相互矛盾的干预，包括由患者行为所引发的团队内部分歧；可以有效避免重复干预，以免耗费人力、物力、财力；它还能使疾病复发和缓解的预测变得更加容易，以便及早介入。此外，它还能够促进工作人员与患者之间形成更牢固的信任关系，这本身就是双方期盼的，尤其在危机处理中具有不可估量的价值。工作人员向同一组患者提供连续性服务，当看到患者病情改善时，会增强他们的信心。即使有个别工作人员离开服务团队时，通过沟通仍能提供连续性服务。服务团队内部的连续交流还能促进团队与外界的沟通，包括与患者家属的沟通，使他们获得更为一致的信息。连续性原则还将带来一种更加整体化的方法以面对问题，包括患者躯体上的不适，鼓励他们看其他专科。最后，连续性还可能帮助患者解决实际问题，例如申请各种福利。

同时，过分强调连续性亦会带来不利影响，会导致服务模式刻板，让患者感到束缚。在实践中，连续性会减少患者、治疗师和转介者的选择，亦会使患者的周转率降低，进而使工作人员对那些病情恶化的、毫无改善的或者是提出过分要求的长期患者产生失望情绪。

从患者的角度看，如果个案管理员没有经过某种治疗手段的培训，那么，过分强调连续性的服务模式可能会限制这一干预措施的应用。换句话说，连续性与专科化之间需有所权衡，难以同时兼顾。例如，当患者在家出现危机时，家庭治疗（危机化解）团队提供的强化家庭支持，也许避免了患者住院，但必然会导致服务连续性有所中断，因为与患者接触的过程中会频繁地更换工作人员。

然而，最大的风险在于，强调连续性会导致患者对服务的依赖，这将会助长慢性病患者角色，阻碍其进一步康复。例如：传统精神病医院提供高度连续性服务的同时也伴随着患者对服务的高度依赖。因此，需要建立适当的平衡以提供可变的连续性服务。连续性照管的强度应当是可变化的，以便维持和扩展每个人的自主权。

## 三、可　及　性

可及性的中心思想是人们随时随地获得所需要的服务。可及性体现在人们从家里到精神卫生机构的距离或时间。因此，社区精神卫生服务机构应位于人口集居区或工作场所附近，接近公共交通，便于患者就近就医。晚上和周末也应提供服务（至少是急诊）。换句话说，可及性的原则是发展去中心、社区服务和流动队的主要理由之一。

可及性的另外一种含义是及时安排服务以便让那些需要接受评估和治疗的人们不必久等和受到官僚般的拖延。再者，可及性意味着，对于所有有需求的人而言，不管是那些在服务利用上存在特殊障碍的群体（如人格障碍患者），还是人群中的某些亚组（如少数民族），他们都应获得同等服务。此外，可及性还指在非工作时间如夜间和周末，服务向患者开放的程度；或是服务的公众可见度，在这一点上与之相反的是，以往的偏僻机构远离公众视野且与病耻感有关。

凡事有两面性，可及性过高也会带来一些不利影响。例如：如果太容易获得服务，患者就可能会为一点小事求助咨询，也很可能绕开当地存在的初级保健服务，有一点相对轻微的症状就期待得到专科医生的诊治。这样的可及性服务可能会占用更严重残疾患者的时间与资源。

## 四、广　泛　性

广泛性包括两个方面：一是水平广泛性，是指服务的范围扩展到所有的精神障碍且涵盖广泛的患者（包括不同性别、年龄、种族和诊断）。二是垂直广泛性，是指可以获得服务的基本内容（包括门诊和社区服务、日间照管、急诊入院、长期寄宿服务、与其他服务对接），且部分患者有优先使用权。

广泛性服务是以不同的强度提供形式多样的服务，从外展服务到门诊服务，从日间治疗到住院治疗，还包括心理治疗（个人、家庭和团体）、社会技能训练、职业康复计划等。社区应设立中途之家、辅助住房等居所服务。服务是有弹性的，应该满足不同年龄、性别和病种的服务对象的各种需求，如少年儿童行为指导、老年精神卫生保健、心理生理疾病的联络会诊、神经症和精神疾病诊治，指导慢性精神分裂症的康复、精神发育迟滞的特殊教育训练、情感障碍的危机干预等。

服务的广泛性程度会引出一个关键性的问题:向谁提供这样的服务? 每年大约有1/3的普通成人会有精神卫生问题,但即使在发达国家,精神卫生的服务能力通常也仅能覆盖约2%的成人,所以有必要将这些资源用于为总人群中的一小部分精神障碍患者服务。于是,这个问题演变成质量优先还是数量优先的问题。在选择性地优先治疗较严重的精神障碍患者的国家,如英国,对大部分精神障碍患者(多数为焦虑-抑郁共病)提供的服务并不理想;另外还有一些患者如果未被初级保健医生所识别,他们将始终无法获得治疗。

在一些国家,如意大利,患者从初级卫生保健机构向专科机构的转诊并不是强制性的。因此,在广泛性服务的名义下,有更多的服务途径可供选择,比如通过自我转诊的方式。这种服务体系的优点在于,通过将精神卫生服务变成常规服务,既能避免延迟就医,又可降低与精神卫生服务有关的病耻感。这种服务体系亦存在明显的缺点,因为服务的广泛性会受到服务能力的限制,有可能导致服务朝"错误的"方向发展。这意味着病情较轻的患者所获得的服务可能占用了较重患者的资源,导致病情更重的患者得不到治疗。

在后一种情况里,那些轻度残疾而不是很严重的患者获得了服务。这产生了以下问题:第一,虽然这些严重的患者可能没有寻求帮助,但他们可能需要一种包含定期家庭访视在内的服务模式;第二,精神障碍患者往往处于社会底层,无法维护自身的利益和需求,对政治和经济环境也影响甚微,相对于其他的患者而言,他们对服务的选择性很小;第三,过量提供服务能产生"诱导效应",导致患者习惯于接受多种类型的服务,但可能仅有一种特定类型的治疗是有理论依据的;第四,广泛性作为一种服务目标,如果其方法不够明确,便会导致临床实践与预期之间的差距,这将演变为工作者工作应激和倦怠的潜在来源。

## 五、公　平　性

公平性指资源公平配置和均等地供给。无论是社区精神卫生服务的结构、过程还是结果,都涉及人群的公平性。从结构上看,公平性强调根据需要获得服务,既包括水平的公平(所有的社区居民都有同样的机会获得服务),也包括垂直的公平(需要量高的居民可以获得更多的服务)。而提高水平公平的策略是保证每个社区居民都有资格利用社区精神卫生服务,不受年龄、性别、居住区域、文化程度、经济状况的限制,人人可以享有服务。这需要制度上的保障,并需要政府的有力干预。举例而言,户口不应该是利用社区精神卫生服务的制度性障碍,在城市的打工族也拥有社区精神卫生服务的机会。

公平并不意味着平均,市场机制存在失灵。因此,政府要关注社区精神卫生服务资源的配置效率,给予更多的资源。政府可以通过各种专题项目或定向投入,给需求量大的群体提供更多的服务。

社区精神卫生服务过程的公平性体现在每个居民都可以获得同样的第一接触(水平上),并可以按照需要得到服务,或及时转诊到专科医院治疗(垂直上)。比如,患者应该得到同样的服务态度和交流机会,不因性别、文化程度、职业和其他社会人口学背景而受到冷落;患者应该同样受到尊重和隐私保护。

社区精神卫生服务结果的公平性是政府和服务机构坚持不懈的努力方向,但同时要注意到结果的公平性并非结构和过程公平的必然结果,因为精神健康结果往往受到其他更宏观因素的影响。这一点在评价社区精神卫生服务的时候尤为重要,社区精神卫生服务不能保证"每个人都健康"。

因此,要实现社区精神卫生服务的公平性,需要保障每个人都有享受社区精神卫生服务的机会,在资源分配上要合理分配需求的先后次序,详细阐述资源配置的方法,财力的分配上也要遵循指定的、透明的标准,并能够被大众广泛接受。

## 六、协　调　性

为每个患者提供连贯的治疗计划。协调性包括横向协调性和纵向协调性。横向协调性是指在一次服务中信息与服务之间的协调性(包括服务内和不同服务之间)。纵向协调性是指在长期的治疗过程中工作人员之间和服务机构之间存在内在的联系,这些联系经常出现于多种服务中。

为确保适当的协调性,无论正式与否,沟通都很必要。相对传统医院而言,在去中心化的服务体系中(如社区精神卫生服务团队),工作人员之间较少见面,因此需要格外注意沟通的条理性。这意味着需要建立更为正式的沟通制度,例如通过每天的晨会交班告知所有工作人员相关工作进展。个案管理员的作用就是提供协调性,包括纵向协调性和横向协调性。事实上,个案管理员在意大利地方精神卫生部门的角色是协调者,在英格兰则为"服务协调人。"

## 七、效　　率

目前国际上公认的效率含义是指使用有限的资源实现系统产出的最大化,具体包括三层意义:一是不浪费资源,二是以最小成本进行生产,三是产出的类型和数量符合人们的需要。社区精神卫生服务效率是在有限的社区精神卫生资源下,实现社区精神卫生服务系统产出的最优化,是社区精神卫生服务各项目的成果同花费的人力、物力、财力及时间之间的比较分析,社区精神卫生服务相关制度与社区精神卫生服务运行各要素的适应程度。以最小化投入获得特定结局,或以特定投入获得最大化结局都是高效率的体现。

社区精神卫生服务应属于公共卫生服务范畴,由政府提供。为了使所有社区精神卫生服务系统有效,必须有来自精神卫生服务系统的支持,政府制订立法框架,以支持精神病人的需要和权利是非常必要的。此外一个稳定的政府政策和足够的资金投入,才能使社区精神卫生服务得以实施。没有这三方面政府的支持,如发生资金短缺,或其他的健康服务优先于精神卫生保健,这样就不能使社区精神卫生保健获得良好的保障。

社区精神卫生服务需要政府的支持,但是在卫生资源有限的情况下,也应尽量降低服务成本,争取效果最大化。

以上是社区精神卫生服务的原则,这些原则看起来像摘要一样,对真实实践没有直接的影响,但实际上是建立社区精神卫生服务实践的基础,只是这些基础通常是隐蔽的,而非外显的。比如说,在通常情况下,精神卫生服务75%的预算都花费在住院上,这并非偶然发生的,但可以反映一些事实:对于住在医院里相对少的患者需要制定决策提高照顾的连续性,需要考虑服务垂直的综合性,而不像在院外照顾中获益的患者那样考虑患者的自主性或评估和治疗的可及性。

# 第三节　社区服务中的多学科团队

## 一、社区设立多学科团队的重要性及工作目标

### 重要性

重性精神疾病属于慢性疾病,严重影响患者各种功能。可是,因为传统的精神卫生服务模式的种种缺陷,这些人并未得到适当的治疗,结果这些患者往往肇事、肇祸,或者不公正地被认为是难治性的或者回避治疗的个体。精神疾病患者除了医疗需求还会有很多社会需求。这些单纯依靠精神科医生或护士是难以达到的,需要一组卫生专业人员分工协作,共同完成。包括:精神科医生、心理治疗师、精神科护士、社会工作者、职业治疗师、康复者等成员组成,使各学科成员各展所长,从不同的视角对病人形成整体性的理解,并提供多层面的治疗和康复服务。

我国在2005年正式启动了中央补助地方重性精神病管理治疗项目,逐渐在全国范围内初步形成

了一套医院社区一体化的重性精神疾病患者管理治疗方法,建立了专科机构为主导,综合医院/CDC为辅助、社区为依托的连续的精神卫生服务网络。为了更好地实践精神卫生医疗服务模式转型,北京大学第六医院在 2009 年成立了全程干预中心,探索多学科服务团队如何为患者提供全程、全面的服务,以便在社区推广。

多学科团队的工作目标:2003 年,世界卫生组织具体地提出,好的精神卫生服务( optimal mental health services)应具备六大元素:便捷、全面、连续、有效、平等和尊重人权。

相比较而言,我国的精神卫生服务明显落后于世界发展的趋势,具体表现在:①仍然以医院服务为主体,社区服务机构匮乏,人员短缺,服务质量严重不足;②医护人员坐等病人上门,社区与医院联系脱钩,信息不能共享,病人难以得到便捷和连续的照料;③门诊和住院是主要的服务形式,内容仅限于医疗服务,缺少社会服务,无法满足患者、家庭和社会的需要;④在服务理念上,精神疾病患者长期被视为社会的不稳定因素,保证病人不"闹事"是管理精神病人的头等大事,而他们的生存状况和情感需要往往得不到足够的理解和帮助。

多学科团队的工作目标是希望为患者提供全程、全面的服务。服务场所不仅仅局限在医院内部,还向社区扩展;服务的对象不仅仅面对患者,还包括家属;治疗的措施不仅仅包括药物的治疗,还关注患者社会功能的恢复。患者从医院到社区都有专人负责联系,并且提供相应的服务,让患者在社区康复的时间更长,病情更稳定。

## 二、团队成员

### (一)精神科医生

**1. 资质**

(1)具有医学本科以上的学历,取得了执业医师的资格。精神科专科医师必须是经过了精神科的系统培训,取得了精神科专业职称者方可承担此项工作。有些全科医师经过精神科的培训后也可以承担专科医师在社区的防治工作。

(2)热爱精神科工作,对待精神病人具有同情心和爱心。

(3)有较好的沟通能力,能和其他学科专业人员协同工作。

**2. 工作内容**

(1)负责本辖区精神分裂症病人的病历,定期记录各种病情变化和用药情况。

(2)对所辖的精神分裂症病人进行分类管理,定期进行随访和病情评估。病情稳定病人,每 3 个月访视一次;基本稳定病人,每个月访视一次;不稳定病人,每 2 周访视一次。

(3)对于病情不稳定病人,要做好双向转诊工作。即病情复发时转上一级专科医院住院治疗,病情好转后转回社区继续治疗管理。

(4)对团队中的其他专业人员进行工作督导。

(5)对辖区的全科医生,保健医生进行精神科培训。

### (二)精神科护士

**1. 资质** 精神科护理工作者从护理专业角度,协助病人开展日常生活中其他的社会活动,和其他专业的人员一道,为促进病人的生活质量,最终回归社会提供专业服务。

(1)具有护理学的大专以上学历,有临床护理工作经验,取得了护士执照的人员方可承担此项工作。精神科护理工作者常常是经过护理学教育后,再经过精神专科的培训,有精神科病房护理工作的经历后,再从事社区的精神科护理工作。根据我国目前的现状,社区卫生服务中心的护士在经过培训后可以胜任在社区中对患者的管理和护理。在我国香港,把专科医院中专门从事社区康复的护士称为"社康护士"。

(2)精神科知识比较全面,能观察病情,有独立工作能力。

(3)协调和沟通能力强,能和团队中其他专业人员协调工作。

(4)热爱本职工作,有热心、诚心、耐心、积极。

2. 工作内容

(1)协助药物管理:保证药物治疗顺利进行,通过恰当的护理使治疗效果达到最佳。监督药物的服用情况,保证药物服用的依从性和安全性,帮助和指导病人按时按量服药。

(2)安全护理:由于疾病的影响,异常的情绪、行为会对病人个人生活造成不利,对邻居造成搅扰,甚至对社会有一定危害。定期进行安全评估,消除不安全因素。

(3)个案管理:日常生活的指导和协助,定期评估病人的生活能力水平,逐步提高其生活自理能力。心理护理,采取支持和鼓励的方法,增强病人的自信心,使其逐渐步入正常生活。

### (三)社会工作者

1. 资质　社会工作者是指遵循助人自助的价值理念,综合运用社会工作专业知识和方法,为有需要的个人、机构、家庭、社区提供专业社会服务,帮助其发挥自身潜能、协调社会关系、解决和预防社会问题、促进社会公正为主要职业活动的专业人员。

医疗社工是指运用社会工作的专业方法协助病人解决与疾病相关的社会经济、家庭、职业、心理等问题,配合医生进行疾病防治和伤残康复等服务的一种专业社会工作。

从业人员要有社会工作、社会学大学以上的教育背景。从事精神卫生社会工作后接受继续教育和岗位培训,经过医院的实习和接受一定案例的督导,最终成为一名有执业执照的精神科社会工作者。在大学阶段,学习了社会工作的理论和方法;继续教育阶段,要学习精神疾病有关知识以及精神卫生医疗单位的工作方法和运行模式。要了解精神分裂症的临床表现、药物治疗、疾病的转归规律等。了解精神分裂症的急性期住院治疗、社区治疗阶段、居家康复阶段的特点和需求,从而明确作为社会工作者的工作内容。在我国现阶段,从事护理、心理、教育等背景的专业人员,经过医疗社会工作的系统培训,也可以担任此项工作。

职业态度上,要求精神科社会工作者要有为精神病人服务的热情,真诚助人的态度,对工作一丝不苟、认真负责的精神。

2. 工作内容

(1)提供社会福利支持。为其办理社会福利救济、免费医疗服务等。

(2)协调医院、社区康复机构、家庭之间的链接,使其得到连续性的治疗和康复。

(3)个案管理:为有一定能力的精神疾病康复者寻找职业康复场所,安排辅助性的就业场所或职业介绍服务。为有经济困难、住房困难的精神分裂症患者提供解决方案和社区资源。帮助解决患者在职业场所、家庭婚姻、亲子关系等方面出现的问题咨询。

### (四)心理工作者

1. 资质

(1)具有心理学和社会学的大学本科以上学历,毕业后从事精神科心理工作,要接受系统的继续教育培训,在精神科临床有实习经历,了解精神疾病的特点,了解精神科的工作模式。心理咨询工作人员须取得心理咨询师2、3级证书者才可以担任此项工作。社区团队中的心理工作者,不一定是心理治疗师,因为后者需要得到更专业和更长时间的培训方可得到认证。

(2)在社区工作团队的心理工作者,更要了解社区精神分裂症病人的特点和社区团队中其他专业人员的工作内容。

(3)心理工作者要有热心、爱心来从事这项工作,具有人际沟通能力,掌握基本的心理治疗方法,如心理支持、心理疏导等,能做心理咨询工作。

2. 工作内容

(1)采集辖区病人资料,定期进行心理检查。从中发现应该重点关注的病人及一般关注的病人。

(2)通过心理检查及必要的心理测查,发现和确立个案中的重点问题。

(3)个案治疗中制订治疗计划,定期进行治疗,定期评估治疗效果。

(4)对辖区群体性的心理问题,实施集体心理治疗。

（五）职业治疗师

职业治疗师是一类采用物理的、专业的治疗的手段,对患者的功能损害加以纠正和康复的专业人员。在精神科,由于精神疾病导致的生活能力、自我料理能力、职业能力等诸多方面的能力常常受损,导致其生活质量的下降,在精神科工作的职业治疗师常常会结合心理行为治疗来改善患者的职业功能,有时候又称为职业康复治疗。

职业康复最好是在社区精神卫生机构中开展。规范的职业康复应包括职业康复的组织管理和具体的职业技能训练两个部分。职业康复须在精神科医护人员参与下,由职业康复师和熟悉某种职业的非精神卫生工作者一起来施行。其中,职业治疗师起主导作用。

1. 资质

（1）接受了职业康复相关专业的学习和培训,取得大专以上学历,或取得了国家职业康复师的执业证书者方可承担此项工作。

（2）了解各种精神疾病的疾病特点,具有一定的精神科知识和心理学知识。了解精神科的工作模式。

（3）有较强的语言表达能力和沟通能力。

（4）有亲和力,强烈的责任感和敬业精神,良好的职业道德和职业素养,能正确处理好医患关系。

2. 工作内容

（1）对辖区精神分裂症病人进行职业康复水平评估。根据病人能力不同,制定不同的康复治疗方案,帮助病人进行功能恢复等相关治疗。

（2）个案管理:注意观察病情、治疗效果及反应,如有病情的变化,要及时联系医疗方面的专业人员进行妥善处理。

（3）负责制定、组织实施各项康复项目的开发及对相关人员的培训工作。

（4）提供病人本人及家庭的康复咨询服务。

（六）康复患者和家属

"患者-家属专家"（user and family member expert, UFE）是患者和家属用自身经历和经验参与治疗的一种理念和方法。它是来源于意大利精神卫生服务领域的一种精神疾病康复模式。患者以及陪伴的家属在长期的治疗、康复中能掌握大量知识,同时他们自身的心理转变过程也会对其他患者和家属有很好的借鉴和指引作用。

1. 资质

（1）患者

1）精神疾病稳定,无明显的精神病性症状,如:冲动、自伤、自杀等倾向。

2）身体健康,无重大生理疾病。体力充沛,能够承担4个小时中等强度的工作任务。

3）有为其他患者服务的意愿,并具备一定的沟通能力。

4）经过医生及个案管理员的全面评估并获得认可。

5）患者及家属均同意患者加入精神卫生服务并能够承担此项工作中的风险,签署知情同意书。

（2）家属

1）身体健康,无重大生理疾病。

2）有为其他患者服务的意愿,并具备较好的沟通能力。

3）自愿加入精神卫生服务并签署知情同意书。

2. 工作内容

（1）参与多学科团队讨论,用自己的康复经验和心得为患者提供帮助。

（2）参与团体治疗助教工作,辅助治疗师开展团体活动,同时起到榜样的作用。

（3）辅助社区工作人员开展患者康复文体活动。

（4）参与社区健康宣教和家属联谊活动。

## 三、工 作 机 制

### （一）一对一的个案管理服务

个案管理员对患者的情况进行全面评估，包括精神状况、躯体状况、日常生活、社会交往、工作/学习、经济、居住、家庭八个方面。发现患者的优势和需要改善之处，针对需要改善的地方与患者和家属协商制订康复计划，并定期沟通，陪伴患者实施计划。

### （二）医生督导制度

每位个案管理员均有医生作为督导。督导对个案管理员的干预策略及干预方向及时进行指导，以帮助个案管理员不断提高个案管理的技能。分为日常督导即对个案管理员的个案记录进行书面督导，及周期复评即在开案及工作开展后每3个月和个案管理员一起与个案进行访谈，评估个案工作开展情况。

### （三）多学科团队讨论

1. 重点讨论　多学科团队每周对个案管理工作中的重点和难点进行会诊。会诊可让团队中不同专业背景的工作人员在充分了解患者的生活史、患病体验、以往治疗方法和有效性的基础上，充分发挥各自的专业所长，集思广益，从生物、心理、社会的不同层面，帮助患者和家庭制定"最优化"的治疗计划，以弥补医院里传统的医疗或护理查房时，学科单一、思路局限的弊端，真正实现"以患者的需要为中心"的治疗理念。同时也是个案管理员提高个案管理技术的很好学习机会。

2. 全面回顾　每周有一次多学科团队共同参加的医疗工作会，个案管理员汇报所有在案个案情况，团队提出康复建议。保证每位个案管理员的康复指导工作在多学科团队的督导下完成。

## 四、团 队 建 设

多学科团队成员的职业背景不同，在不同职业背景的团队中建立平等、互相尊重、共同协作的团队气氛是非常重要的。我们要让团队中的每一位成员都感受到我是重要的，我在团队中可以展现我的特长，可以为团队的发展贡献自己的力量。当然只是倡导这样的信念是不够的，我们需要具体的实施方法，让团队有凝聚力。

1. 邮件交流　不仅是互通信息，布置任务的平台，更是大家畅所欲言，表达自己思想、想法的平台。针对一个问题，团队中每一位成员都会发表自己的意见和见解，建立平等交流的气氛。每个人的想法都会受到团队的重视。

2. 养成读书的习惯　是我们终身受益的。科室经常共同学习一本和科室工作相关的书籍，大家轮流介绍不同的章节。不仅学习了业务知识，也练习了演讲能力，教学能力。

3. 业务学习　多学科团队不仅是业务交流的基地，也是人文教育互动的土壤。

## 五、我国社区精神卫生服务团队展望

精神疾病患者社区服务离开精神卫生系统和社会保障系统是不可行的，应该积极提升人员素质、促进多部门协同合作、加强康复研究、完善社会支持系统，为推广精神疾病社区服务做好条件准备。

开展地方服务的上策是与许多利益相关方密切合作，这些利益相关方包括：精神卫生专业执业医师和护士、社区精神卫生防治医务人员（含全科医务人员、防保医务人员）、残疾人康复协管员、居（村）民委员会成员、患者、患者家属、维权团体、卫生保健工作者；其他公共服务机构，如公安局、民政、NGO组织、慈善机构；还包括政策制定者：行政官员、行政顾问。

# 第四节　社区服务中的同伴支持

## 一、同伴支持的定义

同伴支持是建立在尊重、分担责任和共同协议哪些内容是有益的这些关键原则基础之上，建立在有相同经历的人通过互相分享能够提供情感、信息支持和希望的基础之上,给予和接受帮助的一个系统。

## 二、同伴支持的历史背景及现状

精神病患者同伴支持服务模式,在美国早就十分盛行。19世纪20年代,Harry Stack Sullivan在病房招聘康复期男性精神分裂症患者,为住院的年轻男性精神分裂症患者服务。Sullivan的创新就是通过付给那些不再需要治疗性环境的康复患者以薪水,让他们重新回到病房,以扩展治疗环境。Jones(1953)和Edelson(1964)提到了治疗社区(therapeutic community)的概念,同伴支持也作为其中必不可少的要素。在轰轰烈烈的去机构化运动中,19世纪70年代掀起的精神卫生消费者运动,互助小组和患者运营的服务作为正式的精神卫生系统的补充,康复患者也逐渐在临床和康复机构中受雇。

同伴支持服务在美国、欧洲、澳大利亚等发达国家已经开展了几十年。WHO认定其为有效、可推广使用的服务措施。美国由患者和(或)家属运营的为精神疾病患者提供服务的机构数量是由专业人员经营的精神卫生机构的两倍多(Goldstrom,2006)。中国在艾滋病、糖尿病已开展了同伴支持相关服务,而重性精神疾病的同伴支持服务较少。

## 三、同伴支持的内容与服务形式

同伴支持服务因患者个体情况不同而形式各异,服务的时限可长可短,服务的地点可以在社区也可在医院,服务内容有所不同,通常包括疾病健康教育、社交和生活技能交流、工作技能学习等。总体来说,同伴是自愿参与,由专业人员挑选,通常需要有较好的表达沟通能力,对疾病有一定的认识,有责任心、同情心等。研究显示,选择与患者具有相同疾病、相同风俗习惯、文化背景和价值观的同伴为其提供服务,能收到更好的疗效。在同伴提供服务之前,需要对其进行疾病知识和组织能力等方面的培训。在同伴提供服务的过程中,需要有专业人员或其他同伴进行监督和督导。戴维森(Davidson)等将重性精神疾病同伴支持服务归纳为三大类:非正式的自发互助小组、患者或同伴组织的活动团体以及雇佣同伴在传统服务机构中为患者提供支持服务的形式。自发的互助小组参与率低、脱落率高;有同伴参与的活动团体经营更为有序,但对服务对象有所限制,而且缺少专业人员的技术支持;而有医疗、康复等服务机构引导的同伴支持,由于具有良好的专业指导,固定活动场所和服务流程,是目前应用最为广泛的一种同伴支持服务形式。

## 四、同伴支持的作用

（一）对同伴的作用

1. 自我效能感的提升　同伴在提供服务时有被尊重的感觉,从而增强了自信心和自尊心。"服务提供者"的社会角色大大提升了他们的自我效能感,使其感到成就感和自身价值,有益其康复。研究显示,同伴在自尊和能力感方面较其他患者恢复得更快,因为从事这份工作使其实现了由患者向服务提供者的转变,成为了有价值、有贡献、有社会意义的人。

2. 持续的康复　提供服务的过程可以促进与他人的沟通、交流,提升情感和语言表达,改善社会功能,获得生活经验和自我康复的技能,这些均有助于病情的持续恢复。

（二）对患者的作用

1. 提高疗效,降低复发　研究表明,同伴支持能够提高精神疾病患者的依从性和自知力,减少复发率和住院率。同时在患者的社会功能、社会兴趣、个人卫生、激越控制退缩和抑郁状态改善方面起到了积极作用。

2. 情感上的支持　同伴支持的影响是通过同情和接纳传递给患者的,患者真正体会到不讨厌,真的有人从他们的角度考虑。这些同伴在传授支持经验的同时也和他们建立了牢固的友谊。同伴比传统的医务工作者更能理解患者,患者也更喜欢接受同伴支持的服务。

3. 社会功能的恢复 有调查显示,社会隔离感是精神疾病患者最大的苦恼。同伴支持服务能够帮助患者参与建立一种新的社交关系,在这个关系中他们的身份不是患者与治疗者,而是平等互助的朋友。研究指出,接受同伴服务的患者社会功能恢复好于接受传统精神卫生机构提供服务的患者。其中一个原因就是同伴支持服务给予患者更多的交流机会,使其接收到不同的观点,分享成功者解决处理问题的方法,从而帮助其提升社会功能。

（三）对医务工作者/服务体系的作用

1. 节约资源 目前我国精神卫生专业人员数量严重不足,远低于社会经济发展中等水平国家。而且,我国精神卫生专业人员单一,除医生、护士外,发达国家精神卫生团队中常规设有的心理治疗师、社会工作者等都极为缺乏。引入同伴支持服务方法,可以一定程度上完善精神卫生服务团队,缓解专业人员的工作压力。研究发现,同伴支持不仅减轻了医务人员的工作量,还拓展了精神卫生服务的内容,在同伴的协助下患者学会了照顾儿童、乘坐交通工具和一些生活必需的技能。此外,雇佣同伴比雇佣精神卫生专业人员更为节约开支。

2. 协助开展疾病教育 疾病教育对精神疾病的预后有重要作用,疾病教育做得越好,康复效果越明显。加强疾病教育,使患者了解精神疾病的病因、症状、治疗、复发先兆、康复过程和预后,可以降低住院率、提高患者生活质量。而且,由同伴开展的疾病教育效果好于医务工作者,因为同伴支持具有示范的力量,能够给予患者持续的关注,并且患者可以更加及时的获得反馈。

3. 建立医患桥梁 作为服务提供者,同伴可以在医务工作者和患者之间起到桥梁的作用,很好地向患者解释医生的医嘱,把患者的意图和想法转达给医生,增进医患之间的相互了解,提高患者的依从性,从而提高疗效。在对医护人员、患者和同伴的访谈中了解到,三方均认为同伴的间接双向沟通效果好于患者和医生的直接交流。同伴支持服务被机构管理者、患者和同伴普遍认可,认为不仅是医务人员和患者之间的沟通桥梁,更是精神卫生系统和广大服务使用者及其家属之间沟通的桥梁。

（四）对社会公众的作用

长久以来,社会上对精神疾病患者存在歧视,公众对精神疾病的知晓率很低。通过同伴支持可以让康复患者为他人提供服务,参与精神疾病知识普及工作,从社会角色的角度肯定其可以自食其力,是对社会有贡献、有价值的人。使社会公众能平等待他们,了解到精神疾病可以被临床治愈,加强了公众对重性精神疾病的认识,从而消除对精神疾病患者的恐惧,淡化歧视,也降低了精神疾病患者的病耻感。反过来,社会对精神疾病患者的接纳也可以对他们的康复产生积极影响,更有利于精神疾病患者回归社会。

## 五、同伴支持服务故事

下面介绍同伴支持服务中的同伴小齐的故事,他只是许许多多同伴的缩影。通过故事,我们可以看到同伴支持服务的意义所在。

---

### 同伴的基本信息

我叫小齐,十七岁上高二时患上偏执型精神分裂症。这些年来我有过因对疾病的无知,私自减药甚至停药的经历,也有过病情的波动与反复,经历过"血的教训",才深知用药物维持治疗的重要性。由于服药的依从性良好,总的来说病情基本稳定,只住过一次医院,并通过高等教育自学考试,取得了大学本科学历。

---

## 同伴支持活动介绍

目前我在一家精神专科医院从事同伴支持工作,主要从事两方面的工作:一是日间陪护;二是"康复之友"互助会。日间陪护主要是在住院患者活动的工娱室里陪伴患者打球、下棋、聊天等。"康复之友"互助会是与住院病友一起就精神疾病、药物的作用、压力管理、如何制定日常生活计划等进行小组讨论,介绍我们自己的康复经验供病友借鉴。

## 日间陪护工作的感受

我在日间陪护时,曾遇到这样一个患者。她总是不停地问"五年内到底能不能研发出特效药?"尽管医生给她做了详尽的解释,但依然不能打消她的疑虑。于是我就上前搭讪道:"我是小齐,曾经也是一名精神病患者,也曾有过跟你一样的疑虑。现在我觉得特效药对我来说已不再重要,我每天用8片药维持,能正点起床,做一些力所能及的事情,整天忙忙碌碌的,觉得跟正常人没什么两样。有特效药固然好,没有也无所谓。你说对吗?"她连连点头。我又说:"现在科学发展了,科学家们也在不停的研制这方面药物,但在特效药问世以前,我们能做些什么?是坐以待毙,还是积极地行动起来。我想任何一个人都愿选择后者。那你首先要用药物控制住自己的病情,用自己的毅力跟病魔、跟药物的副反应作斗争,最后继续学业,参加工作,融入社会。也许那时候你也会觉得特效药真的无关紧要……"这时她脸上终于露出了会心的微笑。我不由想起一位老大夫的话:"有些话从你们同伴口中讲出,要比从我们大夫口中讲出,对病人更有说服力。"

## "康复之友互助会"工作的感受

我有听不进他人意见、总觉得自己完全正确的坏毛病。喜欢单独完成一件事情,不知道如何与他人协作。来到互助会后,有一件事深深触动了我。有一次互助会中我回答了一个患者的提问之后,总觉得自己的发言欠缺点什么,但一时又想不出来。这时另外一位同伴支持服务中的同事张姐接过了我的发言,她说:"刚才小齐说的都不错,我再补充一点……"她补充的正是我所欠缺的。她补充发言后,与会患者频频点头,受到了很好的启发。由此我觉得两个人协作的最大优势在于能够互相配合,互相补充,取长补短。从此我便意识到了要认真聆听别人发言,特别是我的搭档张姐的发言,在她的发言基础上再来组织自己的语言,使互助会更好地进行。我想:我们在同伴支持服务中不仅帮助了患者,而且提高了我们自己参与社会、服务社会的能力。这就是开展同伴支持服务最大意义所在。

## 第五节　社区服务能力培训

### 一、社区精神卫生服务的参与者

在社区精神卫生服务工作过程中,参与到为精神障碍患者的服务中的人群主要包括两类:一是社区精神卫生工作者,另外一类人群是由患者及患者家属组成的"社区志愿者"。社区精神卫生工作者在此过程中,为辖区内精神障碍患者的诊疗提供转介服务、用药指导、发放免费药物、康复训练、随访评估、资源获取、应急处置等多项服务,工作繁重。另一类参与社区精神卫生服务的人群是——社区志愿者。他们由精神障碍患者家属及病情稳定的精神障碍患者组成。他们因为自己或家人患病,与精神疾病"结缘",能够更加深刻理解精神疾病给患者及家庭带来的痛苦。在他们康复之后,更加愿意去帮助那些饱受疾病困扰的患者及家庭。社区志愿者群体的出现,大大缓解了社区精神卫生服务人力资源不足的困难;同时也使这些参与志愿服务的患者体现出自我的价值,促进其本身的进一步康复。针对这两个群体定期开展的培训及指导,是促进和提高社区精神卫生服务水平的重要措施。

## 二、开展培训服务的重要性

### (一)对社区精神卫生工作者开展培训的重要性

1. 社区精神卫生专业人员稀缺　目前,国内的社区医院中,能够提供精神卫生服务的城市不多。虽然各个社区的基础医疗服务中包含精神卫生服务的内容,但是多数社区医院医护人员紧缺,腾不出人力来开展精神卫生服务。即使有一些社区开展了精神卫生服务,也是由其他部门的医护人员兼职管理精神卫生,工作形式粗浅。从全国范围来讲,除北、上、广、深等一些一线城市以外,几乎没有哪座城市的社区医院可以配备专人从事精神卫生服务工作。一些社区医护人员即使被安排从事精神卫生服务工作,因为没有接受过任何精神卫生知识的培训,也不知从何做起。因此,培养出具备精神卫生专业能力的社区医护人员,是开展社区精神卫生服务的前提条件。

2. 社区精防工作人员的流动性大　由于人们对于精神疾病的不理解,导致很多人不愿从事精神卫生工作。部分社区医护人员对精神卫生工作心存恐惧和反感。一些社区精神卫生工作者,经过了培训和实践,已经具备了一定的知识储备,具备了一定的工作能力,却经常被调离精神卫生工作岗位。原因是一些领导认为有更重要的工作需要他们去做;另一原因是这些精神卫生工作者也不想长期从事精神卫生工作,不喜欢和精神病人长期接触,他们会寻找机会调离精神卫生工作岗位。因此,社区从事精神卫生工作的医护人员经常流动,针对新加入人群的培训工作需不断重复进行。

3. 社区精神卫生服务人员容易产生职业倦怠,需要定期的培训及心理疏导　"与其他医学领域相比,精神卫生服务工作的开展几乎完全依靠人力资源的投入来完成。长此以往地对精神障碍患者及家庭的支持和陪伴,会慢慢耗竭社区精神卫生工作者的工作热情和对患者的爱心,会产生这类人群的职业倦怠"。因此,定期的培训及心理疏导,是保证社区精神卫生工作者持久而愉快工作下去的重要保障。

### (二)患者及家属组成的志愿者团队的建设及培训

1. 患者及家属志愿者团队的组建　社区志愿者团队是由精神障碍患者及家属构成。他们在多年的与精神疾病抗争过程中,深刻地理解精神疾病的痛苦,并积累了一定的经验,愿意和其他共患此病的患者及家庭一同分享。他们组织在一起,在社区中去帮助那些需要帮助的患者。患者和家属组成的志愿者团队在社区精神卫生服务体系中,同样承担重要的任务。

2. 对志愿者团队进行培训的必要性　患者及家属愿意为他人提供服务的热情毋庸置疑,但不是具有满腔热情就可以帮助别人的。他们虽然患病多年,可谓"久病成医",但想成为一名可以为他人提供专业服务的志愿者,仍需要系统地学习和培训。他们需要在精神医学基础知识、沟通技巧、自我照料、心理调节等方面接受系统的培训,并在社区医护人员或者经验丰富的志愿者的带领下,经过工作实践,才能够真正走上志愿者的岗位,充分发挥自身的价值。

同时,通过系统的培训,志愿者本身也能够学习到更多的精神医学知识,能够更好地学会自我照料,促进了志愿者自身的进一步康复。

## 三、培训的内容与方法

### (一)针对社区医务人员的培训

1. 理论知识　社区精神卫生工作,是一项在社区范围内开展的、以精神疾病的预防,治疗,康复为主要内容的医疗服务,服务的主要对象是精神障碍患者及家庭。同时,精神疾病和精神障碍患者又具备其特殊性和复杂性,不同于其他的临床疾病。社区精神卫生工作可能涉及的学科包括:精神病学、心理学、社会学、人类学、法律法规、教育学、临床医学等多门学科。针对社区的精神卫生工作者开展的培训是多方位的。

2. 培训的方式方法

(1)理论讲解:组织辖区内的社区精神卫生工作者,定期开展理论学习。此类学习定期举行,例如每月一次,在每年的年初制定出全年的学习计划。通过连续不断地学习,社区精神卫生工作者可以系统、全面地掌握理论知识,尤其有利于新加入精神卫生服务中的工作人员的培养。培训的组织者一般由区(县)一级精防机构承担,负责安排培训的课程设置、授课专家的邀请、社区精防人员的召集等。授课专家邀请的是精神专科医院的经验丰富的医生、护士、心理治疗师、社工师等担当,授课专家除了具备丰富的精神医学知识和临床经验以外,同时要具备社区精神卫生服务的经验和服务理念。每次理论培训过程包括:理论知识讲解、学员现场互动、经验分享、疑难问题讨论及解答等环节。

通过系统的理论培训,使得社区精神卫生工作者能够掌握基本的理论知识、开展社区精神卫生服务工作的技术要点、懂得现行的法律法规政策等。为社区精神卫生工作者提供良好的理论支持。

(2)参观实践:在理论知识学习的同时,实践学习同样重要。社区精神卫生工作者所在的社区环境没有机会全面地了解精神疾病,尤其是重性精神疾病的诊断及治疗,需要到精神专科医院去体会、见习;精神专科医院针对精神障碍患者开展的各项康复治疗,是药物治疗以外另一项非常重要的治疗措施,许多康复治疗项目同样适合在社区医院开展。社区精神卫工作者对此的学习有利于社区精神卫生工作的开展。一般情况下,由区一级精防机构组织协调,安排社区精神卫生工作者定期到市级精神专科医院见习。

见习内容包括:

1)跟随专家出门诊,学习识别精神疾病的常见症状、各类精神科常见疾病的诊断及治疗、精神科常用药物的使用及药物调整方法。

2)进入精神专科医院住院病房见习,了解精神专科病房的医疗、护理流程。

3)学习并参与康复治疗团体,掌握各项康复团体开展的技术要领及实施方法。

4)参与疑难个案查房,学习如何在社区范围内开展社区精神障碍患者的个案管理工作。

通过精神专科医院的实践学习,社区精神卫生工作者能够掌握更多的精神医学临床知识及治疗措施;通过在康复部门的实践学习,掌握适合在社区开展的康复治疗措施。通过精神专科医院的实践学习,使理论知识与临床工作相结合,是理论学习的有利补充,促进了社区精神卫生工作者社区精神卫生服务能力的提高。

(3)专家现场督导:在理论学习加见习之后,还需邀请专家到社区工作现场进行督导。邀请的专家包括:精神专科医生——指导社区精神医疗工作;精神科护士——指导如何开展社区及家庭护理、照料;邀请精神科社工——指导开展社区团体治疗、社区精神障碍患者的个案管理;邀请心理治疗师——指导社区精神卫生工作者的沟通技巧、心理咨询及治疗、帮助社区精神卫生工作者心理减压等。同时,可以邀请资深专家协助解决社区精神卫生工作中遇到的疑难问题,促进社区精神卫生工作的顺利开展。

通过专家的现场督导,能够更加有针对性地提高社区精神卫生工作者的社区工作能力;专家协助解决了社区精神卫生工作疑难问题,提高了社区精神卫生工作者处理疑难问题的能力;专家的心理支持与疏导,缓解了社区精神卫生工作者的心理压力,并获得足够的心理能量,继续满怀热情地工作下去。

(二)针对社区志愿者成员的培训

1. 理论学习及实践　针对社区志愿者的培训,也包括理论学习及实践两个方面。对于社区志愿者来说,需要掌握的理论知识相对而言,要简单许多。因为作为志愿者的患者和家属,年龄、教育背景、学习能力等差距很大,他们学习和理解理论知识的能力有限,只要所掌握的理论知识能够满足日常志愿者工作服务需求就可以。如果志愿者在工作中遇到了比较复杂的问题,可以将此问题转介给社区精神卫生工作者帮助解决。

2. 操作方法 理论学习的培训方法类似于社区精神卫生工作人员的培训方式,定期集中志愿者到某个培训中心,聘请专家进行理论讲解、技术指导等。

针对社区志愿者的实践培养,包括见习、实习、工作三个步骤。

(1)见习阶段:由社区工作人员帮助新加入志愿者团队的成员安排一定时长的见习。此阶段,在其他社区志愿者工作时,见习期志愿者旁观学习。此过程见习志愿者不参与任何工作,一般此过程需要1~2周时间。

(2)实习阶段:见习期结束后,在有经验的社区志愿者或者社区精神卫生工作者的监督和指导下,参与社区志愿者服务工作。此期间,实习期志愿者尚不能独立承担工作,此过程一般需要6~8周。

(3)初期工作:此期间能够真正承担起志愿者工作,但是在初期工作阶段,建议和有经验的志愿者搭档工作,以备在遇到困难时无法独立解决。

通过三个阶段的实践学习,志愿者能够从患者逐渐成长为一名能够主动去帮助其他患者的工作者。通过系统的培训及实践,志愿者的沟通能力、对精神疾病的领悟和理解、对精神疾病的康复理念等都有不同程度的提高。

## 四、社区培训工作建议

为了便于大家理解理论知识,下面是一份拟定的社区精防工作人员的培训计划(表4-1),供大家参考学习。

表4-1 社区医生培训课程情况

| 培训名称 | 课程内容 |
| --- | --- |
| 社区康复专业技能训练(理论) | 各个量表评估方法的培训 |
| | 熟悉量表评估——现场查病人 |
| | 社区生活技能的提高与训练 |
| | 居家生活中的自我照料 |
| | 如何培养患者药品自我管理能力 |
| | 程式化药品自我管理训练 |
| 重性精神疾病管理诊疗培训(理论) | 社区精神障碍患者的风险评估及防范 |
| | 应急处置流程与技巧 |
| | 高风险患者的社区管理 |
| | 社区高风险患者处置的探讨 |

(一)社区康复专业技能培训

1. 培训形式 以集中培训、理论授课的形式开展。将针对社区卫生服务中心精防专、兼职学员进行系统化的康复专业技能理论知识的培训。

2. 培训内容 康复量表评估、生活技能训练、药物自我管理技能等。

(二)重性精神疾病诊疗培训

1. 培训形式 以集中培训、理论授课、实操现场督导的形式开展,旨在针对各社区及高校社区卫生服务中心精神卫生专、兼职医务人员进行系统化的培训。

2. 培训内容　社区精神障碍的应急处置、高风险患者社区管理、个案管理的开展、社区可利用的优势资源等内容。

（三）社区精神康复实践

1. 培训目的　提高社区医生的康复训练操作能力。针对社区精神康复站的精防医务人员，以区域为单位，以康复技能训练实操现场督导的形式开展。

2. 培训内容　生活技能训练及药物自我管理技能。

（四）社区诊疗技术指导

安排精神专科医院的专家定期到一家社区中心出门诊，协助解决社区患者医疗疑难问题的同时，对社区精神卫生工作者的精神疾病诊疗技术进行指导。

（姚贵忠）

 **复习思考题**

1. 中国社区精神卫生服务体系有哪些部分组成？每一部分的职责是什么？

2. 社区精神卫生服务的原则是什么？

3. 选择一个社区为考察对象，了解这个社区的精神卫生服务的开展状况：有哪些人在提供服务？服务人员接受了哪些方面的培训？多学科团队中的哪些人尚没有纳入？有什么困难？

# 第五章

# 社区精神病学的服务内容

根据社区精神医学理论和社区精神卫生服务的基本原则、特征、内容和方法等,当今国际国内开展和实施的社区精神卫生服务项目主要有以下内容:社区康复、精神科急诊服务、社区医疗服务、健康教育及专业技术培训。另外,本章还详细介绍个案管理和主动式社区服务。

## 第一节　社区康复

随着康复与康复医学的兴起和发展,精神疾病的康复也日益受到广泛的重视。著名学者安东尼(Anthony)(1978)认为,精神疾病康复的任务是帮助精神残疾者适宜地重返社区和(或)保持精神残疾者原有能力以便继续在社区中起作用。可见,社区是精神疾病康复的主要场所,精神疾病社区康复主要是以药物为主体,多种康复措施综合运用,最终使精神残疾者达到全面康复。

### 一、社区精神康复的基本概念

#### (一)康复

在现代医学的概念中,康复(rehabilitation)是指躯体功能、心理功能和职业能力的恢复。世界卫生组织于1969年提出:"康复是指综合性与协调性地应用医学的、教育的、社会的、职业的和其他一切可能的措施,对残疾者进行反复的训练,减轻致残因素造成的后果,使伤者、病者和残疾人尽快和最大限度地恢复与改善其已经丧失或削弱的各方面功能,以尽量提高其活动能力,改善生活自理能力,促使其重新参加社会活动并提高生活质量。"躯体康复主要包括两个方面的内容:一是治疗患者的躯体残疾症状,如药物和生理治疗;二是采用长期策略以使患者适应周围环境,如无障碍通道或轮椅等(Bennett,1983)。

#### (二)精神康复

精神康复(psychiatric rehabilitation)就是精神疾病的康复,Anthony(1993)认为,精神疾病的康复与躯体疾病的康复一样在原则上包含两项基本干预,即发展技能和发展环境支持;指出精神残疾者的技能与康复训练后果显著相关。

美国精神康复协会(U. S. Psychiatric Rehabilitation Association, USPRA)(2007)将精神康复定义为:精神康复是促进被确诊患有严重影响功能的任何精神健康状况的个体复原、融入社会和提高生活质量。精神康复服务是协作的、以人为导向的和个性化的,是人类服务的重要元素,并且应当以证据为基础。精神康复专注于个体发展技能和需要的资源,以提高他们成功和满意地生活、工作、学习和选择的社会环境的能力。

精神康复也称为心理社会康复,着眼于个人的心理和社会需要,而不仅仅是关注疾病的表现,精神康复采用的是整体的康复策略。精神康复的最新发展融入了"复元"的概念。

（三）复元

1. 复元（recovery）的概念　"recovery"也有人翻译为"复原"或"恢复"。1993年，Anthony给出了关于复元理念的一种应用最为广泛的定义，他认为复元理念是"一种与个体密切相关的、独特的过程，在这个过程中个体的态度、价值观、情绪、目标、能力和角色等发生变化；是一种生活方式，这种方式下个体虽受疾病限制但仍感到满足和充满希望，并能作出贡献；复元理念包含了超脱精神疾病的灾难性后果而不断成长并在生命中找寻新的意义和目标"。

2. 复元的涵义　美国药物滥用和精神健康服务管理局（The Substance Abuse and Mental Health Services Administration，SAMHSA）提出复元理念的基本内容有10项：①自主自决：强调精神疾病患者是自己生命的享有者和决策者，相信他们能够行使他们的选择权，决定自己的康复历程，同时能承担选择的结果。②个体化服务：认为每位精神疾病患者的需求都是不同的，复元理念的开展应该以个体的特点为基础。③赋权：精神疾病患者拥有权利，可以自主选择适合自己的康复服务，可以参与有关其康复的所有决定，可以和其他人一起生活，表达他们的愿望。④整体性：复元理念强调整体，认为精神疾病只是个体生命中的一小部分，不是全部。复元不聚焦于消除症状或稳定病情，而是着重于个体全方面参与，注重覆盖生活的不同层面，强调个体作为整体的重要性及个体的各个部分相互依存。⑤起伏中成长：个体的康复不是一步一步逐渐上升的过程，而是有起伏的。在这个过程中，精神疾病者可能遭遇挫折或病情复发，但这些困难都是个体成长所必需的。⑥重视个体优势：强调建立和发展个人的资源、个人内在所具有的多种优势和能力；通过建立优势，重拾自信，使个体能够以新角色重新参与生活。⑦同伴支持：精神疾病患者相互之间不但可以分享自己的康复经验和生活技能，同伴的成功经验更可成为榜样，同伴支持鼓励精神疾病患者之间互相效仿互相学习并勇于作出尝试。⑧尊重：尊重每一位精神疾病患者的价值，尊重每一位精神疾病患者的独特性，不因其患有精神疾病而歧视。⑨个人责任感：精神疾病患者有照顾自己、参与自己精神康复的责任，他们需要在康复过程中体验和明晰自己，并将复元理念中学到的经验赋予意义。⑩希望：复元理念提供美好的愿景，相信精神疾病患者可以跨越困难和障碍。希望是复元的推动力，可以帮助启动整个复元过程，并使其延续。

（四）精神康复医学

精神康复医学是康复医学的一个学科分支，是指运用一切可采取的手段，尽量纠正精神障碍的病态表现，最大限度地使患者恢复适应社会生活的精神功能。精神康复医学服务的主要对象包括各类精神疾病患者和精神残疾者，其中大部分是重性精神疾病患者，且主要是慢性精神疾病患者。

1983年，贝内特（Bennett）描述了精神康复医学的演变与发展过程，并提出其形成的6个不同阶段：①试图改变患者的精神残疾状态，然后增强患者其他方面的能力来代偿其残疾，并将他们安排在能够发挥其能力的环境中；②帮助精神残疾者解决工作问题；③尽量使精神残疾者能够恢复到病前状况，甚至优于病前，尤其是指帮助他们摆脱长期住院状况；④通过训练患者的技能来帮助他们重返家庭、学校、工作和社区；⑤增强残疾者的生活技能及社会适应功能，其重点是强调改善功能而不是指望治愈；⑥帮助精神残疾者最大限度地利用其所残存的能力，以一种相适应的功能状态尽可能地生存于正常的社会环境中。

（五）社区精神康复

精神疾病患者和精神残疾者的康复主要在社区进行，这种以社区为基础的康复，简称社区精神康复（community psychiatric rehabilitation）。主要指：①让精神疾病患者和精神残疾者在所在社区得到服务，克服因为精神疾病所产生的功能缺陷、人际关系困扰和与环境的冲突等，从而达到躯体功能、心理功能、社会功能、职业能力的恢复；②综合协调应用医学、教育、社会、职业和其他一切可能的措施，对精神疾病患者或精神残疾者进行反复训练，减轻致残因素造成的后果；③使精神疾病患者或精神残疾者尽快地、最大限度地恢复与改善其已经丧失或削弱的各方面功能，尽量提高其活动能力，改善生活自理能力，使其能够重返社会成为可能；④促使其重新参加社会活动并提高生活质量，进而获得以平等的权利参加社会生活，充分完成与其年龄、性别和社会文化相适应的正常角色，履行应尽的社会职责。

上述社区精神康复概念的每一发展阶段,都会受到当时所使用的康复模式的影响,或影响社区康复模式的演变。

## 二、社区精神康复的实施

### (一) 社区精神康复实施过程

1. 康复诊断　精神康复过程始于诊断,精神康复诊断与精神病学诊断不同。精神病学诊断指的是疾病分类诊断,对康复治疗帮助不大,康复诊断应指明关于目前患者技能的状态以及患者康复后回到所生活的环境,对其生活技能的要求,或者患者对自己应具备的技能的愿望。这种描述性的诊断,有助于康复治疗师与患者共同努力。使患者向着所希望的目标前进。精神康复诊断包括功能性评估和资源评估:①功能性评估是评估患者在特定环境下拥有或者缺少的技巧,Charles Rapp 和他的同事(1997)强调,精神康复师把注意力聚焦在患者的长处上比聚焦在缺陷上更重要;②资源评估指一些能够帮助者达到目标的资源,譬如:交通工具、特殊训练等。对于一些患者,直到他们确定一个有意义的目标,并致力于实现这一目标的工作,康复诊断才能成立。

2. 康复计划　康复计划的制订,必须个体化。应按患者的康复诊断作出康复计划,有步骤地达到预期目的,其内容包括患者选择的生活环境、功能评估和资源评估以及患者达到康复目标的最佳途径。因此,康复计划要做到:①循序渐进,先学比较容易的技能,而且患者愿意学,以取得患者的合作。第一个学习计划必须按期完成,患者能够学会,这样才能使病人更加合作,而且增强信心。②详细交代每个学习的步骤,并在计划中详细列出。③康复治疗师分工要明确,每个治疗师负责一个训练内容。④有评价计划,对不同的训练内容,制订出不同的评价间隔。康复计划也应该列出一些在功能和康复评估中发现的关键技术和资源的缺陷,以确保康复过程从诊断阶段到计划阶段保持连续性。

3. 康复干预措施　精神疾病康复过程的第三个阶段是介入阶段,康复干预措施是指获得所需技巧、行为、资源的策略,撰写的康复方法、方式需具体、客观、可以测量,并包含时间描述。其中康复对象和精神康复提供者共同确定和采用特定的干预策略,以支持实现确定的康复计划目标,这个信息也要记录在患者的康复计划中。康复干预的主要类别是技能发展和支持或资源的开发,在患者住院阶段,实施康复计划时,应邀请家属或其他照料者参加,让患者家属或其他照料者学会在家中继续进行技能训练。精神康复过程中的一些干预方法将在下面的内容中进行描述。

### (二) 社区精神康复实施中的注意事项

1. 精神康复从急性期开始贯彻整个疾病过程　各类精神疾病的急性和慢性患者原则上都是康复对象,都存在不同程度和形式的功能障碍;从急性期演变到慢性期则是一个功能障碍的发展过程,因此,改善功能障碍的措施尽可能从疾病的急性期起始,才能收到更好的康复效果。将精神康复作为临床治疗的最后一站的观点,贻误了患者的最好康复时机是不可取的。

2. 精神康复由康复对象主导　精神疾病患者作为康复对象,是康复服务的消费者,应积极参与到精神康复过程的每一个环节,包括康复目标选择、康复计划和实施、促进目标实现等。康复治疗师设定的目标,如果没有真正从患者的角度来考虑,即使最好的意图,也不可能激励他们完成康复计划。所以,康复治疗师与患者应该拥有一个共同的康复目标。Cohen 和 Mynks(1993)认为,精神康复服务不是"给"(to)患者,而是要"跟"(with)他们一起做。

3. 环境的选择是精神康复计划的一个方面　精神康复关注怎样使康复对象在他选择的特定环境中过着使他感到成功和满意的生活、工作、学习、社会交往。针对特定环境,康复任务更相关和更易于管理,在所选择的环境中只有必要的技能和资源得到成功的发展,症状或消极行为在所选择的环境中就不会成为突出问题。

4. 康复对象要承担有价值的社会角色　这个观念是把康复重点从康复对象的一生的角度考虑,康复治疗师除了注重康复对象在选择的生活、学习、工作和社会环境中帮助他们承担一定的角色,还要承担在社区环境中有价值的特定角色。精神康复服务旨在帮助康复对象在成功的承担他们有价值的角色。

5. 精神康复过程的特点　①康复不是静止的而是动态的、连续的过程,这个过程的目标是防止病人功能的丧失和心理瓦解的发生,在于帮助病人获得对于他本身和其他人最大可能的自主性。②康复过程的另一个重要特点是它的时间同化性。照料者常渴望获得既快又好的结果,可这往往不符合康复的实际情况。

## 三、常用社区精神康复措施与方法

### (一) 教育患者及其家庭成员正确认识并处理精神疾病

1. 心理教育(psycho-education)　人们对精神疾病患者多持负性态度,认为患者具有危险性、不可预料性和暴力倾向。这种认识不仅加重了患者的病情,也影响了患者的心理健康,使其产生自卑、退缩、病耻感等心理问题。这种影响不仅限于患者本人,还波及其家属,有研究显示,精神疾病患者家属中抑郁、焦虑的发生率显著升高。患者症状减轻后,一般主要是在社区和家里接受治疗,但是,患者及家属对精神疾病的认识是有限的,比如常常会问:"应当如何治疗护理? 复发的征兆是什么?"这些都是精神疾病患者家属应当了解的,因此,医护人员需要将疾病康复方面有用的信息传递给患者家属,让他们了解相关知识。由于人们对精神疾病存在偏见和误解,多数精神疾病患者和家属虽然迫切地需要有关精神疾病的知识,却不愿主动地寻求帮助,因此,对其进行教育特别是心理教育是必要的。心理教育是由精神卫生工作者向精神疾病患者和家属传授有关疾病的系统化和结构化的信息,以协助其更有效地应对疾病,其内容不仅包括疾病的病因、诊断、症状、治疗和预后等,还涉及家庭支持、危机干预等方面的知识。心理教育的核心是通过教育增加患者和家属有关精神疾病的知识,帮助其正确认识疾病,维护和增强患者及家属的心理健康。

研究表明家庭心理教育可以让患者的病情恶化或住院推迟6~9个月,家庭心理教育包括家人支持、教育,在危机时刻寻求帮助、训练一些解决问题的技能,这些都可以减少精神疾病的复发,同时也减轻了家庭的负担。心理教育项目使患者2年内的再住院率从58%降至41%,住院时间从78天降至39天。其他研究着重研究那些没有病情恶化的患者个人,发现家庭心理教育可以提高精神疾病患者的社交及职业成果,减少压力,加强家庭成员对于患者能提供的专业支持及社会支持。短于6个月的家庭心理教育也对患者有积极作用,包含治疗依从性的提高,对于家庭成员,家庭心理教育增长了他们的精神分裂症的知识,改善了家庭关系。心理教育可以在医院、社区或患者家中进行,可以仅家属参与,也可以患者和家属共同参与。

2. 家庭干预(family intervention)　家庭是精神疾病患者一生中最坚实的支柱。大约60%的出院患者要返回到家庭中生活。家庭关系与家庭支持的好坏是影响精神疾病康复结局的重要因素。测量家庭态度的指标是情感表达,处在高情感表达环境(对患者经常批评、责骂、显示激动或敌意)和缺乏关爱的家庭,患者复发率较高,患者在这种环境中生活的时间越短,复发的危险性就越小。家庭干预把治疗的重点放在改变家庭成员的人际关系上,治疗的过程是去发现与个体心理障碍发生、发展有关的家庭内部因素。家庭干预主要包括:提高家庭对疾病的认识;支持、关心家庭中的照顾者;促进家庭中其他成员的成长;教会家庭一些具体的应对措施;促进家庭内部的交流;提高服药的依从性;减少指责和过度保护;建立对未来的自信心;鼓励家庭建立家庭以外的支持网;帮助家庭减低对疾病完全恢复的期望值。通过家庭干预治疗,可改变患者原来不适应的家庭关系,有利于患者有一个良好的居住环境。另外,对患者及家庭成员进行相关知识的健康教育,积极开展家庭治疗,能唤起良好的家庭支持与家庭互动,提高家庭的监护质量,从而提高患者服药依从性,对巩固疗效,预防复发非常重要。良好的家庭干预治疗,还能给医生及时提供患者在院外的信息,以便及时调整治疗方案,并保证药物维持治疗的有效完成。有效家庭干预至少需要6个月,长期的家庭干预(大于9个月)可显示出持久的疗效,持续2年或更长。

归纳起来目前家庭干预有以下几个模式:①心理教育性家庭治疗:传授有关精神疾病的性质、发展过程和治疗等方面的基本知识。②危机取向家庭干预:主要是为了解决精神疾病急性期的问题而发展的,帮助家庭成员有效地识别当前存在的和将来可能发生的紧张因素或有潜在破坏倾向的事情,并提供可行的应付手段。③行为模式的家庭治疗:应用行为或解决问题的方法,更注重于训练整个家庭成员解决内部问题和相互交往的技能。包括关于精神分裂症的教育内容;相互交流训练,如角色扮演练习、模仿、强化。④问题解决训练:指导家庭成员进行结构性解决问题方法的训练。⑤降低情感表达的治疗:其内容包括:精神疾病的病因、症状、病程以及管理这类疾病的教育;高低情感表达两种家属在内的小组治疗过程,降低高情感表达的患者家属对患者的指责性评价、敌意和过分介入等,从低情感表达的家属中学习经验;包括患者及家属在内的个别家庭治疗过程,在治疗师的帮助下学会在家庭中实际处理各种问题。

家庭干预逐渐发展为一种综合的家庭干预,干预对象得到了扩展,不仅限于患者本人,也开始包括其家庭照顾者。干预方式也发生了转变,从以专业人员提供为主过渡为在专业人员(如社区精神卫生护士)指导下的患者家庭之间的互帮互助及同伴为主导的互助,与单个家庭干预相比这种集体家庭干预形式取得了积极的效果。

（二）聚焦患者的优势,提高精神疾病患者的各项技能

1. 独立生活和社交技能训练(independent living and social skill training)　精神疾病的患者常常表现出多种技能缺陷,如:生活技能、社交技能和工作技能等。这些技能可能由于疾病的原因从来没有良好地发展,或由于长时间的不使用而衰退。技能的缺乏阻碍了患者完成一些必要的任务,比如协调社会关系、疾病的自我管理、参加娱乐活动、理财及基本的自我照顾。技能训练涉及的内容较广,包括生活技能训练、社交技能训练、学习技能训练、职业技能训练等。

目前,有两种较为成熟的社会和独立生活技能训练模式:①Liberman R. P. 的社会独立生活技能训练程式,该项训练程式包括基本交谈技巧、娱乐休闲、药物自我管理、症状自我管理、回归社会技能等模块。每一模块都设计了训练者手册、患者练习簿和示范录像带,专门教授一种技能。例如,在药物自我管理模块中,重点教会患者如何礼貌地向医生询问自己所服药物的种类、剂量和益处。这个程式已被翻译成23种语言,超过30个国家使用。②Bellack 将精神分裂症患者社交技能缺陷的表现概括为:不会主动发起谈话、难以表达自身情感和解决现实问题的能力差等多个方面。社交技能模式(social skills model)将社交技能总结为以下三方面:接受技能、处理技能和表达技能。接受技能指准确判读社交信息的能力,包括对表情、声调、姿势和谈话内容、上下文关系等的察觉判断;处理技能包括对社交信息的分析,以及对当前信息和历史信息(包括对方以前的社交行为方式和自己的社交经验)的整合;表达技能是指合理的语言表述,恰当的姿势、表情、动作等。精神分裂症患者缺乏流畅地配合使用以上三方面技能的能力,因而他们在建立和维持社会关系,以及独立生活和就业方面就受到了影响,并严重影响了他们的生活质量和社会功能。

2. 作业治疗(occupational therapy, OT)　在精神疾病患者的康复过程中,作业疗法是一项重要而有效的医疗措施,目的旨在通过让患者参加一些适合其病情需要的生产劳动,来改变患者的精神状态,消除病态表现,促进患者的康复。生活中往往有这样的体会,当一个人因为某件不顺心的事而心烦意乱时,如果能听上一段自己喜欢的优美乐曲或者看一场精彩的电影,或者去侍弄平素精心栽培的花草,很快就会驱散原来的烦恼。当然,精神疾病患者与健康人有所不同,但是,相宜的生产劳动同样会刺激患者的大脑皮质,把他的思维和行为引导到所从事的活动中,以减轻精神疾病的症状。而且生产劳动中也为患者建立了一个良好的社会环境,可使患者精神振奋,获得精神上的愉悦感。因此,在力所能及的劳动中,既可以锻炼身体增强体质,又可以在患者彼此的交往接触中,培养感情,解除与世隔绝的状态,恢复正常的社会关系。实际上,参加一定生产劳动的过程,对患者还是一个学习知识和劳动技能的好机会,可以培养患者的独立自理能力和自信心,既为患者创立了相宜的工作环境,促进了康复,又为社会增加了财富。

作业疗法的内容和方式,要根据患者的具体情况制定。对于思维紊乱、妄想型的精神分裂症患者,可以安排他们做些自己感兴趣的编织、缝纫、装订、绘画等细心的作业,把注意力引导到工作上,使之无法分心,从而逐渐减轻症状。对于孤僻、内向、退缩、懒散的精神分裂症患者,可以组织他们参加室外集体劳动,譬如饲养猪、鸡、鸭等小牲畜,种植果木、花草、蔬菜等。对躁狂症患者,可以给他些破旧被单、衣服等,撕成长条扎墩布,进行作业过程中,可以放些优雅动听的音乐,发挥抚慰作用。对情绪抑郁的患者,要及时肯定他的劳动成效,不断鼓励和表扬,克服其自卑、自责和无能的想法,使其建立自信心,并创造条件,如做游戏、欣赏音乐、舞蹈等,使患者互相交往,保持愉快的情绪,消除寂寞和无聊感,增加生活的乐趣。

3. 职业康复(vocational rehabilitation)　精神疾病康复工作者通过帮助出院后症状稳定的精神疾病患者获取和维持职业,来帮助患者训练工作和社会技能,获取收入,增强自信和自我认同,提升生活质量,较好地回归社会。

职业康复不仅是一种治疗方法,它还是一种系统,是帮助残疾人就业的重要领域。在西方,大部分的研究者认为就业是康复的重要指标。

精神疾病患者出院后在就业上面临众多的困难,特别是在获得竞争性的工作上。竞争性的工作包括如下条件:每周工作20小时以上,全职或者兼职,工作场所大部分的员工是精神正常的人,经常接触的是精神正常的个体,并且工资在最低工资线以上。

Tsang等(2000年)发现,只有20%~30%的出院后精神疾病患者找到了全职的竞争性工作,但对于慢性精神性疾病,就业率只有15%。为帮助精神疾病患者出院后重新找到工作,精神康复工作者设计开发了多种职业康复方法。

(1)日间治疗(day treatment):日间治疗指给予那些无法参加庇护性就业或者竞争性工作的出院后精神疾病患者提供日间照顾和训练活动。主要训练内容包括:日常生活技能训练、心理教育和咨询、职前技能训练。具体训练项目包括很多手工装配活动、群体活动、娱乐休闲活动等。在日间治疗项目中,为精神疾病患者提供基本技能训练和日间照顾是首要目标,而帮助精神患者就业是次要目标。很多患者在日间治疗机构接受很长时间的服务。

(2)庇护性就业(sheltered workshop):庇护性就业指由政府、医院或者非政府组织提供工作场所,帮助出院后但暂时无法参加竞争性工作的精神疾病患者在此工作,提供实际工作培训,帮助患者逐渐适应工作,培养工作技能。Oldman(2005年)的研究显示,庇护性就业中的患者在技能水平和自信心等方面有所改善,但获得竞争性工作的比率低于5%,就业效果不太理想。而Gersten的研究发现只有12%的患者找到了竞争性的工作,而2年后仍然维持工作的只有3%。

(3)职业俱乐部(club house):职业俱乐部在美国纽约州发展起来,给每个参加俱乐部的患者提供模拟的工作。出院后患者可以通过他人引荐或者直接联系的方式自愿参加俱乐部,并且选择他们愿意尝试的工作。俱乐部的成员没有时间限制,可以享受永久的服务。职业俱乐部的主要目标是帮助出院的患者逐步接受教育、常规技能培训和工作训练。在这种职业俱乐部项目中,俱乐部的职员(正常人)和俱乐部成员(精神疾病患者)之间角色模糊。俱乐部成员负责操作俱乐部的日常运作,比如准备午餐等,工作时间与常规工作时间一样,没有报酬。俱乐部职员协助患者一起工作。如果俱乐部的成员认为自己已经具有足够的能力,俱乐部则帮助他们参加其他的就业计划,比如过渡性就业。在职业俱乐部中,帮助出院的精神疾病患者就业是重要的目标,但不是唯一目标。

(4)过渡性就业(transitional employment):过渡性就业是职业俱乐部的一种特殊形式,指康复工作者通过和雇主协商,帮助出院后精神疾病患者在真实的工作场所找到短期的工作机会。工作岗位属于职业俱乐部所有,工作时间一般短于6个月,每周的工作时间一般短于20小时,患者薪水逐步提高,但往往低于最低工资水平。Henry(2001年)研究发现,在接受过渡性就业服务之后再接受1年跟踪支持的患者中,30.4%的患者出院后获得了竞争性的工作岗位。这说明过渡性就业具有一定的职业康复效果,但是这些研究都缺乏对照组设计,因此缺少比较的基线值,其结果的可推广性具有一定的局限。

（三）利用心理治疗,缓解精神疾病患者的症状,改善社会功能

1. 认知行为治疗(cognitive-behavioral therapy,CBT)　CBT 是一组通过改变思维或信念和行为的方法来改变不良认知,达到消除不良情绪和行为的结构性短程的心理治疗方法。最初主要针对抑郁症、焦虑症等精神障碍的治疗。1952 年,CBT 主要代表人物美国精神病学家 A. T. Beck 首次将 CBT 用于精神分裂症的治疗。但直到近 20 年,精神分裂症的 CBT 才被逐渐重视起来。

对精神分裂症患者沿用 Beck 认知治疗的几项有对照或无对照的研究,显示了较佳的临床效果,包括幻觉和妄想症状的减少或消除。Scott 等的研究认为 CBT 能改善患者的精神病性症状,特别是妄想,重点改善患者以下几方面的社会适应功能:工作、生活满意度、人际关系及家庭功能。Neil 等研究认为 CBT 对阳性症状改善不明显,但可以减少患者的阴性症状,而且症状的改善不是继发于其他症状的改善。

---

**BOX 5-1　精神分裂症的认知行为治疗**

精神分裂症的 CBT 与对抑郁症和焦虑症的治疗相似,由治疗师和患者一起制定共同目标,然后根据目标安排具体日程。这种结构式日程在治疗的开始即制定好。CBT 治疗方式有两种:个别治疗和小组治疗,通常采用个别治疗,CBT 的时间和频率要视患者个体情况及病情而定,经典治疗时间总共 15~20 小时,频率为每周或隔周 1 次,每次进行 30~45 分钟。区别于对抑郁症和焦虑症的 CBT 治疗,精神分裂症的 CBT 治疗每次的时间更短些(15~45 分钟),可能会出现中断的情况,需要花更多的时间在家庭作业上,布置的作业要更具体,治疗目标要更灵活。对易激惹或混乱的患者应采用间断多次的治疗,对于存在有药物难治性症状的病例,治疗时间需要延长,可给予 6~12 个月、12~30 次治疗。英国精神分裂症治疗指南要求至少达到 6 个月。CBT 的具体的方法如下:首先建立良好的治疗关系和对患者进行全面评估,形成治疗联盟。建立治疗关系是 CBT 的关键,通过治疗师与患者的互动,建立平等、真诚、互信、合作的治疗关系是 CBT 的基础。

精神分裂症本身的特点就是患者对人与人之间的关系存在敏感、多疑、恐惧等障碍,因此要让患者明白他们的问题将会被认真对待,治疗是针对他们所关心的内容;并向患者解释治疗的意义。因此,治疗关系的建立不仅是精神分裂症 CBT 最基础、最重要的治疗内容之一,而且应贯穿于 CBT 的全过程。

接下来是 CBT 治疗的过程。针对患者的精神症状,如幻觉、妄想、社会退缩等症状进行治疗,探究患者对这些症状的体验和非理性想法,通过行为试验等检验方法,纠正患者对其症状的错误想法,用其可以接受的其他观念来代替病态思维,从而减少这些症状给患者带来的痛苦。一般包括三部分内容:①认识上的改造,治疗者帮助精神分裂症患者认识到他原先的信念是与客观现实不符合的,是感情用事的,因而是非理性的,然后帮助他进行认识上的重建;②情绪上的转变,即通过劝说、正确示范、系统脱敏、放松训练等方式,来帮助就诊者控制冲动、控制幻觉和妄想、摆脱抑郁、焦虑等负性情绪;③行为训练,典型的做法是布置作业,让就诊者去完成,作业分为课堂作业和家庭作业两种。课堂作业是指设计易携带风险的作业,让患者参与完成,例如让他在某次工作中故意完不成任务;家庭作业是指让他将日常生活引起不良情绪的事件记录下来,并把他当时的认知写下来,自己分析理性和非理性信念。

---

2. 艺术治疗(art therapy)　艺术疗法是以艺术活动为中介的一种非语言性心理治疗,通过艺术让患者产生自由联想来稳定和调节情感,消除负性情绪,为精神疾病的康复服务。艺术治疗包括:美术

治疗、音乐治疗、舞动治疗、陶艺治疗、心理剧治疗等治疗形式。艺术疗法有其独特的优点：①患者自身在艺术活动中边参与、边观察；②治疗过程中有转移、象征、解释、潜意识等行为融入；③可以结合患者自身表现和诉说；④治疗师以第三者出现，避免医患的直接的接触；⑤显著改善患者的苦闷；⑥非语言性的作品有助于达到表现自我，解放被压抑的情绪、欲望；⑦语言作为辅助手段，有利于缓解紧张。

艺术疗法的缺点为急性期应用困难，无法强制性参与。艺术疗法可由对成年精神疾病患者或具有丰富治疗经验的艺术治疗专家负责实施，艺术疗法应当分组予以提供，除非患者的接受有困难，或接触和参与过程提示了相反的信息。艺术疗法需要结合精神治疗技术进行实施，后者往往包含了一些旨在提升创造性表达的活动，其通常无特定组织结构，并可由服务用户主导进行。艺术疗法的目标应当包括：①帮助精神疾病或精神分裂症患者对自己产生不同的体验，并发展出与他人交流的新渠道；②帮助这些患者表达自身的感受，并将他们的体验组织成为一个令其满意的美学形式；③帮助这些患者感知和理解在创造性工作中可能浮现的感觉（包括在某些案例中，他们如何开始拥有这些感觉），这些感觉往往以个人独有的节奏出现。

### （四）以改善精神疾病患者认知功能为目的的认知训练

精神分裂症的认知训练包括几种训练模式，如认知增强治疗、神经心理教育式矫正治疗、整体心理治疗、社会认知训练、计算机辅助认知功能康复等。下面分别进行简单介绍。

1. 认知增强治疗（cognitive enhance treatment，CET）　CET不仅针对精神分裂症认知功能损害，同样注重对社会认知功能的矫正。该方法主要适用于临床症状相对稳定的精神疾病患者，一般采取小组治疗形式。其内容主要包括认知功能训练和社会认知训练两部分。①认知功能训练：一般采用计算机辅助练习，常借用Cog Rehab、Captain Log等软件，内容包括注意、记忆、执行功能训练，每次1小时，每周5次，通常安排2名患者一起进行计算机辅助练习，便于相互支持和鼓励，提高治疗的依从性。②社会认知训练：该训练内容不仅涉及言语表达、言语记忆、执行功能，而且还包括社会信息处理、情感认知和人际关系处理等方面。每周1次，每次15小时，采用结构化的训练方式，包括家庭作业、现场演练、信息反馈和教育几个步骤。

2. 神经心理教育式矫正治疗（neuropsychological educational approach to cognitive remediation，NEAR）　NEAR的理论基础是神经心理学、教育心理学、学习理论及认知心理学。其适用人群较为广泛，但是低于4年级阅读水平、广泛发育障碍和物质滥用患者不适合本方法。研究发现，NEAR可以改善注意力和解决问题的能力，提高社会功能，同时，患者的临床症状也有显著改善。

NEAR过程：①初次访谈需要了解患者的主要诊断、起病时间、治疗经过、教育和职业情况以及个人喜好、学习风格和时间安排等与治疗相关的内容。②治疗前，治疗师在电脑软件的帮助下，确定患者治疗的目标和选择恰当的学习情境。③治疗前、治疗阶段和治疗后评估指标为认知功能、社会功能以及其他可能影响治疗结局的因素。④治疗方式采用小组形式，2~12例患者和1~2名认知矫正师，每例患者的治疗都有个体化的治疗方案。⑤整个治疗过程为6个月，每周治疗1次，每次治疗为3节，每节1小时，每节学习2~3个任务。每周以小组形式讨论1次，在讨论会上，患者分享他们的学习体会，从而促进他们将学到的知识转化为解决现实生活问题的能力。⑥通常患者完成为期6个月的学习后，再进行相关的职业技能训练，帮助患者就业、学习知识和独立生活。

3. 整合心理治疗（integrated psychological therapy，IPT）　Brenner（1992年）首先提出，IPT是目前使用最普遍的认知功能矫正的方法，并且在精神分裂症患者得到了很好的应用。整体心理治疗是基于基本的认知功能损害广泛地影响了更高功能水平的社交技能、社会适应和独立生活能力这一假设。矫正神经认知功能以及相关的认知缺陷，建立独立生活、自我照料和职业技能是整体心理治疗的主要内容。整体心理治疗可以改善患者的临床症状、认知功能和社会功能；对于急性或慢性患者、住院或门诊患者都有显著的治疗作用。整体心理治疗是一种结构性的干预计划，有详细的步骤来训练认知和行为的紊乱。它包括5个模式：①认知区分：其目的是提高基本的认知功能，如注意力（选择性记忆、记忆转移、注意的持续），概念化的能力（刺激的提取、概念的区分、概念的调制、概念的回忆）。这种干预主要通过卡片的分类和口头概念的训练来实施。②社会认知：其目的是提高对社会信息的分析（集中在提高分辨相关和无关社会刺激的能力）。③信息交流：是第一和第二两个模式的"桥梁"，强调认知功能直接影响个体的信息交流，如言语交流和执行功能。④基本的社会技能及解决人际交往中的问题：这两种模式是个体技能（角色演练）练习和小组形式的问题解决练习，提高患者社会竞争水平。整体心理治疗不同于一般的计算机训练方法，它采用的是小组内互动式联系，患者学习不同的策略来完成自己的目标。

4. 社会认知训练（social cognitive training，SCT） 社会认知是指：在社会生活中，理解他人的心理状态，预测他人的想法，判断他人的行为，并指导自身的社会行为的高级认知过程。与一般认知功能相比，社会认知对社会功能影响更为显著。

精神分裂症患者存在多方面的社会认知功能缺陷，表现在情感概念、社会概念、归因方式和心理理论等几个方面。社会认知训练最适合生活在社区中，临床症状稳定的精神分裂症患者。

社会认知训练有两种方法：①"广泛治疗"：是由基本的认知功能训练结合社会认知训练。研究显示本方法可以改善心理社会功能和某些社会认知。②"靶向治疗"：只针对某些特定的社会认知缺陷进行训练，没有其他干预成分。Wolwe等对情感概念有缺陷的精神分裂症患者进行12节的情感识别训练，结果显示患者的面部情感概念和言语工作记忆功能得到改善。

5. 计算机辅助认知功能康复（computer-assisted cognitive rehabilitation，CACR） CACR是通过计算机软件对患者进行认知功能的训练，从而矫正其认知缺陷的一种方法。患者借助计算机可以很方便地反复练习事先设计的标准化任务。其理论前提是：通过反反复复地训练与认知功能缺陷相关的任务，可以帮助患者改善这些功能缺陷。其优点主要有：①计算机能够提供标准化的刺激，而且比治疗师或观察者更准确、真实、客观地记录各种数据。②计算机提供的刺激内容生动、更具吸引力，有助于集中患者的注意力。③计算机能够根据患者的具体情况随时调整康复进度。④计算机能够及时、准确地对患者做出客观、准确判断并将结果反馈给患者。其主要缺点是：虽然训练后患者可以很好地完成与训练相关的任务，但是不能很好地扩展到训练场地以外的范围和场所。计算机辅助认知功能康复通常每周进行3次，每次持续45～90分钟。CACR可以改善处理速度、注意、工作记忆、视觉记忆、问题解决能力。

（五）减少患者住院时间，建立多种形式的过渡性机构，安置患者居住

1. 中途宿舍 精神疾病康复者中途宿舍又称二分之一康复站（half-way house）或护理之家（nursing house），主要解决居住条件的设施，是精神疾病患者回归家庭、独立社会的中间站。精神疾病康复者在回归社会前，先到这里接受适用社会的多种技能训练，学会人际交往，学会人生的本领，恢复和保持一个正常人的责任意识与工作能力。

这类寄宿处通常由经过专业训练的护士或社会工作者负责管理。一般接受缺乏独立生活能力或无家可归的慢性患者，配备一些基本的医疗条件并开展行为康复训练。白天，尽可能将患者送往就业场所或日间医院。

2. 治疗旅馆 大量的研究证实，尽管替代精神疾病医院的各类康复设施已有了很大的进展，但住院的慢性精神疾病患者的人数却未见减少。有些患者已不能适应社区中的生活，而不得不长期住院。这些长期住院的患者往往是最难安置的群体，就目前的环境和社区资源而言，这一问题很难解决。假如所有的精神科专科医院都被关闭，这些长期住院的患者将如何处置，为能够接纳此类患者，治疗式的旅馆或医院式旅馆或旅馆式病房因此产生。

Wing和Furlong（1986）建议旅馆式病房可接纳以下4类患者：①年轻的持续患病者及短期住院者；②长期重性残疾并伴有躯体疾病的患者；③慢性精神疾病的老年患者；④没有危险倾向可适度活动的患者。此外，他们还建议工作人员是否可以逐渐降低对患者的监管程度，以便于最大限度地发展患者的独立生活能力。

3. 照顾之家 早在公元前，柏拉图在其《共和国》一书中就提到家庭对于一个贫苦的个人所能产

生的安慰与支持。在中世纪时代,比利时某个社区就已设立了"温暖照顾之家"。护理照顾服务的绝大部分由非官方的机构组成。政府不再具体操作办理,而是充当出资者、政策法规制定者与监督者的角色,然后交给志愿组织和私人机构去操作和执行。志愿者包括固定的慈善机构和分散的个人。这些非正式的服务,即指家人、朋友、邻居和其他人给年老的、患病的和残疾者提供无偿的照顾。护理人员主要是女性,其中大部分是社区自愿组织承担的。这样,增加了社会服务内容的多样化和个性化,为社会服务注入了活力。

4. 辅助公寓(过渡性康复站) 这一社区照顾方法是由费尔韦瑟(Fairweather)等在1960年提出,他们从住院机构中挑选那些能和睦相处或在症状及社会功能上彼此互补的患者,先在医院内接受训练,然后转到监护下过渡性康复站继续恢复性治疗,最终达到自治自理之目的。该方式强调患者的自理能力,并对其临床情况微小的进步、体现的内聚力和相互支持,进行鼓励。这些康复站与医院通常保持着密切联系。

### (六) 利用各种资源,为精神疾病患者建立支持性的环境

1. 支持性就业(supported employment) 在职业康复领域,支持性就业是最新发展的康复技术,在帮助患者获取竞争性工作方面有较好的成效。支持性就业帮助出院后的精神疾病患者尽可能地在竞争性市场中找到并从事他们喜欢的工作,从专业工作者那里得到所需技能的培训,和正常人一起工作并获得经济收入,并且得到长期的持续支持。Drake 和 Becker 提出的个体支持性就业(individual placement and support, IPS)是目前最为典型、应用最广泛的一种支持性就业方法。IPS 采用了"安置-培训"的方式,显著地提高了精神疾病患者的求职成功率。IPS 包括6个原则:①将康复治疗整合到精神卫生治疗中;②治疗目的是帮助患者在正常的工作环境中获得竞争性的工作;③参与者立即参加工作,而不是经过长期的职前培训再就业;④根据患者实际的工作经历提供持续服务;⑤跟踪支持服务没有时间限制;⑥根据患者的偏好和选择,提供针对性的服务,而不是根据服务提供者的主观判断。IPS 包括6个步骤:①引荐患者;②和患者建立关系;③职业测评;④个体求职计划;⑤获得工作;⑥持续跟踪支持。

近来关于支持性就业的研究进一步证明它在帮助精神分裂症患者获得竞争性就业机会、挣更多工资、工作更久等方面扮演着重要角色。如果可以提供支持性就业的模式,患者的工作结果会更好,近期研究旨在通过增加包含认知矫正、社交技能训练、认知行为治疗的支持性就业模型,以此来让患者能够进行长期工作以及达到经济独立。

2. 支持性教育(supported education) 精神分裂症多发病于青少年,据美国一项研究显示,至少有400万人因为起病早而无法完成本科学位,因为患上精神疾病而无法继续学习的情况在中国可能更为严重。精神疾病患者在生活上往往属于低收入的一群,因为无法完成大学学业,不但让人感到失败、羞耻和失望,而且竞争力低、缺乏就业机会。

首个支持性教育项目出现在美国波士顿大学,患有精神疾病的青年人被安排到校园上课,接受教育和就业训练,最后在大学工作。昂格尔(Unger)在1990年制定出3个支持性教育模式,分别是:①独立的教室:集中一批精神疾病患者一起学习统一的课程;②在校支持模式:帮助在校患有精神疾病的学生使用教学资源;③流动支持模式:由流动支持工作者提供个人化教育支持。Mowbray(莫布雷)等在2003年指出,美国现存超过100个不同类型的支持教育项目,并归纳为全会所模式、部分会所模式、在校模式和独立模式。

3. 支持性居住(supported housing) 早期美国为精神疾病患者提供了一个名为连续统一管理方法的居住服务,为服务对象提供一系列的居住条件,如从医院到集体房屋、从集体房屋到全日监管公寓、从全日监管公寓到半监管公寓,并帮助他们转介。可是,这种服务模式需要患者不断地适应环境,形成了一定的压力,并且患者经常改变居住环境,会使患者无法把一个环境学习到的技巧应用到其他环境,这与精神康复的理念抵触,因此受到一定的质疑。为了提高患者的社区参与程度,美国在20世纪90年代为精神疾病患者提出新的居住模式——支持性居住,这个模式的精髓是让患者可以在自己选

择的社区里独立生活,强调社区融入和正常化,并同时得到持续和有弹性的专业支持,这些支持包括:每周7天每天24小时有职员帮助处理危机、经济援助、金钱管理协助、购买家具等。支持性居住降低患者的住院率、提高动机、增加希望、增强社会角色功能和加快正常化、提高生活质量。在中国,人们往往看重家庭与人伦关系,因此,只有建立新家庭的人才会脱离父母,过着独立的生活。所以,目前居住问题对国内精神疾病患者尚未形成一个问题。

### (七)调动利于患者复原的积极因素,尽早建立治疗联盟

治疗联盟(therapeutic alliance)是在精神疾病患者家庭、精神科医生及社区卫生支持系统间建立的有机组织,是基于传统治疗模式的全面升级,也是对目前单纯靠药物主导治疗的有力补充。建立良好的医患关系和构建积极的治疗联盟有利于提高患者依从性。传统的医患关系忽视了患者的主观能动性,患者缺乏表达自己意愿与体验的机会,导致患者不认同治疗计划时,不依从治疗可能是一种合理的选择。积极的治疗联盟则不同,医患之间能经常互相沟通,能了解患者不依从的原因并进行有效的干预,帮助其治疗依从并协调日常生活。弗兰克(Frank)和冈德森(Gunderson)调查了治疗联盟的建立和治疗结果之间的关系,结果表明那些最初6个月与医生建立了良好治疗联盟的患者与那些未建立治疗联盟的患者相比,更愿意接受治疗,对他们服用的药物更依从。Olfson等在研究中也发现与医生建立了良好治疗联盟的患者中不依从者只是依从者的一半。Day等研究进一步强调了治疗联盟的重要性。

1. 同伴支持(peer support) 同伴支持干预的发展已经得到了社会服务使用者的支持,近期在英国增加明显。但是此类干预措施在精神障碍患者方面的证据还不够充分,多数相关的研究也质量偏低。另外,不同干预项目的内容也具有颇大的差异,有些采用结构化的干预措施,有些提供更多非正式的支持。所以在这个领域迫切需要更多高质量的研究证据。

大家已经意识到在康复方面有一个关键部分,就是要加强患者的角色,他们进行的服务传递以及他们各自的经验都是有治疗意义的。这个程序已被发展为患者传递传统的服务,然后像回报员工或志愿者一样回报他们,同时向其他患者提供支持。对等服务包含本人自助小组,网络支持小组,对等交换服务、同伴竞争或同伴合作小组。把精神分裂症患者个人作为一个向另一个患者提供支持或服务的资源。

当同伴对等的服务引起重视时,我们注意到这些形式的治疗项目与传统的以诊断驱动的治疗系统是分开的。以同伴为基础的服务或项目是不重视正式的精神科诊断的,所以,那些正规的精神科诊断在这些研究中适不适合还不知道。大量研究(有无同伴对等交付服务)未在结果措施上表示出明显的差异,需要注意到,我们忽略了患者样本的偏倚。值得注意的是,尽管在这些随机对照试验缺乏显著的组间差异,但是,我们看到在参与同伴提供的服务过程中,患者得到了相应的改善。研究表明,同伴间平等服务是可行的,尽管目前同伴服务的确切的好处尚不明晰,具体原因可能是:对照组不确定、样本量小,以及结果的异质性。未来的工作重点不仅要研究同伴服务的优势,而且还要评估它对标准的临床结局(如症状、住院等)的效果,还有其他维度如:提高自尊、社会支持的改善以及趋于逐渐复原等。

2. 治疗性自助团体 治疗性自助团体的目的在于使患者及其家庭在治疗计划及实施方面扩大影响,能较少地依赖专业人员,减少对精神疾病的偏见,并致力于为治疗和研究精神疾病获得充分的支持。这类组织主要分为三种形式,每种形式都有自己的会员、目的及宗旨。包括:①患者自己创建的独立社团,主要目标是倡议并致力于维护患者在治疗上的选择权利,包括不做任何治疗的可能性;②治疗性自助组织,基本属于教育和认知性质的;③家属组织,多由精神分裂症家属组成,主要通过教育及倡议,使精神科的综合服务有所改善。

3. 心理社会俱乐部 这种社区照顾模式的主要功能在于积极推动患者自助和体现了反偏见价值。在俱乐部中有专职人员负责管理及作出临床判断,同时鼓励成员自己作出决策,并参与到治疗中。俱乐部的活动集中在休闲、职业及履行住所功能。这种俱乐部模式的关键在于是一种过渡形式,

依靠俱乐部的成员,在娱乐、工作及居所监管范围内,逐渐承担越来越多的责任和权力。

# 第二节　精神科急诊服务

精神科急诊服务是社区精神卫生服务的重要工作,精神疾病患者出现的自伤、自杀或伤害他人扰乱社会秩序的暴力行为,必须予以精神科紧急干预和治疗。当社区居民突然遇到严重的灾祸(天灾、战争、车祸等)或重大生活事件(亲人死亡、重大疾病、家庭纠纷等),遭受沉重的精神挫折或压力时,出现心理危机,承受巨大的精神痛苦或出现严重的自杀、自伤倾向,我们称为心理危机状态,这时,除了防止受害者出现精神崩溃或意外,及时进行心理干预亦属于精神科急诊范围。因此,社区精神科医师熟悉掌握有关精神科急诊方面的知识尤其重要。

## 一、精神科常见紧急状态处理

### (一) 兴奋状态

兴奋状态或称为精神运动性兴奋,是指患者的动作和言语明显增加。由于患者兴奋躁动,缺乏自我保护,常致外伤,或者扰乱四邻、无法管理而送精神科急诊。较长时间处于兴奋状态者,体力消耗过度,加上饮食和睡眠减少,可能出现脱水,电解质紊乱,全身衰竭,甚至伴发感染。因此,送来急诊时往往病情严重。

1. 分类　根据临床表现,可将兴奋状态分为两类。

(1)协调性精神运动性兴奋:患者的言语和动作增多与思维和情感活动一致,并与环境保持协调。这种活动增多是有目的的和可以理解的,多见于躁狂症和心因性精神病。在幻觉或妄想的影响下,也可以发生这类兴奋状态;但多为时短暂,并常有冲动性。

(2)不协调性精神运动性兴奋:患者的动作和言语增加与思维和情感不一致。患者的动作和言语单调而杂乱,缺乏目的和意义,令人难以理解。因此,患者的整个精神活动显得不协调。精神分裂症的紧张型和青春型出现的兴奋为这类兴奋的典型表现。谵妄状态也可以出现不协调性精神运动兴奋,但与前述不同的是,谵妄状态患者有明显的意识障碍。

2. 处理

(1)控制兴奋:酌情应用苯二氮䓬类药物、抗精神病药或电休克治疗等方法。

(2)保护治疗:兴奋躁动患者对家庭对社会影响较大,应转介到专科医院住院治疗;如预计兴奋时间持续不长者,也可在留观病房观察。

(3)对症和病因治疗:患者有脱水、电解质紊乱或衰竭,应补液、纠正脱水和电解质紊乱,以及给予营养维持治疗。有感染者,应给予适当的抗生素控制感染。

### (二) 木僵状态

木僵状态是在意识清晰状态下出现的精神运动性抑制综合征。轻者言语和动作明显减少或缓慢、迟钝,又称为亚木僵状态。严重时全身肌肉紧张,随意运动完全抑制,呆坐、呆立或卧床不动,面无表情,不吃不喝,对体内外刺激不起反应。

木僵不同于昏迷。木僵一般无意识障碍,各种反射保存。患者通常双眼睁开,并注视检查者,或跟踪移动物体,且常抗拒检查。木僵解除后,患者可回忆起木僵期间发生的事情。相反,昏迷则为严重意识障碍的表现,对一切刺激均无反应,而且各种反射减弱或消失。患者通常闭眼,而且眼睑松弛,肢体任检查者搬动。患者清醒后对昏迷期间发生的事情不能回忆。

1. 出现木僵状态的常见精神疾病

(1)精神分裂症:紧张性木僵。

(2)情感性障碍:抑郁性木僵。

(3)反应性精神障碍:反应性木僵。

（4）脑器质性疾病的器质性木僵见于下列疾病：①感染：如乙型脑炎、散发性病毒性脑炎；②中毒：如一氧化碳中毒性脑病；③脑肿瘤：如上段脑干和第三脑室肿瘤；④脑血管病：如蛛网膜下腔出血；⑤脑外伤：如硬膜下血肿、颅内血肿；⑥脑变性疾病：如肝豆状核变性；⑦癫痫。

（5）药物：药源性木僵。

2. 处理

（1）尽快确定引起木僵的原因，然后针对病因采取适当治疗。

（2）不同木僵的治疗分别为：①电休克治疗紧张性木僵和抑郁性木僵；②反应性木僵可自行缓解，一般不需要特殊治疗；③器质性木僵需要积极对症和对因治疗，如抗感染、手术切除肿瘤或血肿等。

（3）支持疗法：木僵患者多进食困难，因此需要安置胃管，由胃管补充液体和营养。器质性木僵患者还需预防褥疮形成。

（三）缄默状态

患者在意识清晰状态下没有普遍的运动抑制，却始终保持沉默，既不说话，也不用言语回答任何问题，但有时可用表情、手势或书写表达自己的意见。木僵患者也缄默不语，但木僵患者有普遍的运动抑制，因此，木僵患者的不语不动不另诊断缄默状态。

癔症性失音类似缄默，但与缄默不同。癔症性失音患者想说话，但又苦于不能发音。患者努力作发音状，却完全发不出声音或者发出嘶哑或耳语声。患者的发音与精神因素有密切关系，而且积极要求治疗，这些都有助于癔症的诊断。

运动性（表达性）失语症也有缄默表现。这类患者是由于大脑的言语运动中枢受到了器质性损害，如外伤或肿瘤压迫，以致言语运动肌肉得不到言语运动中枢的指令而失去说话功能。患者能理解他人的说话，也很想说话。轻者能发单词而不能成语句，严重者完全不能说话。

去皮质状态称为无动性缄默症，是一种特殊的意识障碍，不是真正的缄默。患者貌似清醒，眼睑开闭自如，眼球灵活转动或凝视，但不能随光或物体作跟随运动。患者无任何意识活动和反应，不语不动。对痛刺激反应存在，角膜反射和瞳孔对光反应正常。可出现吸吮、咀嚼和强握反射。四肢肌张力可增高，并可出现自发性或反射性去皮质强直或去大脑强直。两侧病理征阳性，本症有大脑皮质弥散或广泛严重损害而脑干某些功能尚存。

1. 原因　造成缄默状态的原因为：精神分裂症、癔症、选择性缄默症。

2. 处理

（1）精神分裂症：可用抗精神病药物治疗。严重者可按紧张型精神分裂症处理。

（2）癔症性缄默症：可采用暗示治疗。治疗前应先做好充分的准备，匆忙的暗示治疗常常失败。先检查患者的声带，将检查结果告诉患者，并向他保证，他的发音器官是好的。然后鼓励患者发声，先诱导患者发"啊"音，逐渐转为发单词和句子。配合针灸或电刺激治疗也可能有效。

（3）选择性缄默症：对这类患者主要采用心理治疗。若患者同时合并情绪障碍或言语障碍，应同时予以治疗。

（四）谵妄状态

谵妄（delirium）系由非特异性病因所致的以意识内容改变为特征的急性脑器质性综合征。谵妄是一种发生突然、可逆的异常精神状态，而不是一种疾病，很多疾病都可引起谵妄。由于患者有明显的精神活动的异常，故常被直接送到精神科急诊。

1. 谵妄的特征

（1）意识水平降低：患者呈中、重度的意识混浊，有定向障碍。意识障碍具波动性，多为昼轻夜重。意识障碍的患者，对周围事物的清晰度降低，对暴力行为的对象缺乏明确的认识，具有突发和难以预防的特点，且暴力行为的深浅度难以估计，后果严重。

（2）精神运动性兴奋：患者常常行为无目的性，如循衣摸床。可有欣快感，与环境不协调。

（3）思维障碍：患者常答非所问，言语不连贯。可有短暂、片段妄想，内容多为被害妄想。

（4）幻觉或错觉：患者常常伴有幻觉或错觉，内容多为恐怖性或迫害性。临床上尤以幻视多见，患者可因逃避攻击而出现冲动行为，如伤人、自伤或越窗逃走等。

导致谵妄的原因很多，主要为躯体疾病，如感染性疾病伴发热、颅脑疾病、代谢障碍、内分泌失调、心血管疾病、中毒、手术等。

诊断标准：①急性精神状态的改变和波动的病程；②注意力不能集中；③思维紊乱；④意识状态的改变。其中前两点是必备的。

临床上最容易与谵妄混淆的疾病是痴呆。因此，在明确诊断谵妄前，临床医师首先必须了解患者的基本情况，对其精神状态作出正确的判断。对于部分抑郁症患者则需要与"活动过少"（抑制型）谵妄相鉴别。简而言之，起病急、病情波动等特征提示患者有谵妄的可能。

2. 谵妄的处理

（1）病因治疗：针对躯体疾病积极治疗，控制原发疾病。

（2）支持和对症治疗：在明确病因前，可予对症处理，纠正水、电解质紊乱和酸碱失衡，保证营养供给。保持病房安静和光线柔和，病房布置应简单，专人护理。

（3）控制兴奋躁动：应选用安全、有效、作用迅速的精神药物及时控制患者的兴奋躁动。苯二氮䓬类药物是安全有效的药物，可作为首选药物，静脉缓慢注射。氟哌啶醇可作为次选药物，肌内注射，也可以与苯二氮䓬类合用。第二代抗精神病药物有喹硫平、奥氮平等，小剂量使用。避免使用巴比妥类药物（因为可以加重意识障碍），慎用氯丙嗪（易导致血压下降）。

（4）幻觉、妄想症状：可短期使用抗精神病药物，如奋乃静、氟哌啶醇、舒必利、利培酮、喹硫平、奥氮平等。

（五）急性妄想状态

急性妄想状态可有不同的形式。可以是内容杂乱的妄想，如被害妄想、神秘妄想、钟情妄想等混杂在一起或者彼此交换。虽然结构松散，但思想完全被妄想所支配，而且可能影响患者的行为。也可以表现为妄想知觉或妄想心境，如患者感到周围事物都好像完全针对自己，为此感到迷惑疑虑，并产生不安全感，甚至产生逃避或攻击行为。有些精神疾病，尤其是精神分裂症，在某一段时间以妄想作为临床表现的核心症状。可伴有幻觉，妄想可因幻觉而加强。强烈的妄想观念使得患者的行为明显异常，害怕被人毒害而拒绝进食，害怕被人迫害而先攻击他人。有妄想的患者被带来看急诊，多不是因为妄想本身，而是由妄想引起的种种行为异常，如自伤、自杀、攻击行为或逃避行为。

1. 出现急性妄想状态的常见精神疾病

（1）急性妄想性反应。

（2）妄想阵发。

（3）急性精神分裂症。

（4）感应性精神病。

（5）情感性精神病。

（6）急性器质性精神病。

2. 处理

（1）如患者受妄想观念的影响出现兴奋、攻击行为、自伤或自杀行为，应优先处理。

（2）对不同的妄想性疾病，应给予相应的治疗：

1）急性妄想性反应：如有可能去除精神因素，应积极予以去除，同时给予小剂量抗精神病药。

2）妄想阵发：尚难肯定是否存在这一类别，如临床中发现这一类型的患者，根据定义，妄想可以自行缓解，对未缓解者仍可试用抗精神病药。

3）急性精神分裂症和精神分裂症妄想型：应采用积极措施抗精神病治疗，包括应用有效的抗精神病药和电休克治疗。

4）感应性精神病：将患者隔离开，被感应者经解释和教育后，妄想可迅速消失；

5）情感性精神病：抗抑郁剂或情感稳定剂治疗。

6）急性器质性精神障碍：除积极针对病因治疗外，应处理谵妄状态。后遗性妄想可用抗精神病药物治疗。

### （六）惊恐发作

这是一种使患者感到十分恐惧，也使亲属感到十分惊骇的状态。因此，此病发作必定去看急诊。然而，绝大多数患者是去内科急诊室。

惊恐发作时，患者突然感到惊慌、恐惧，紧张不安或难以忍受的不适感。患者感到似乎大祸临头，或者感到濒临死亡，或者感到自己会失去控制能力或会发疯。在这种惊恐状态下，有的患者不敢活动，甚至死死抓住他人。有的来回踱步或搓手顿足，有的惊叫呼救。发作持续几分钟至几十分钟。发作期间有心悸、气短、手足发麻、头昏头胀、或发生晕厥，还可出现震颤、肌肉抽动、上肢不适和大小便紧迫感等自主神经症状。惊恐发作是急性焦虑症的主要临床表现，但也可以见于躯体疾病、药物或其他精神障碍。

1. 可能出现惊恐发作的疾病

（1）焦虑症：①急性焦虑症；②广泛性焦虑症。

（2）其他神经症：①恐怖症；②强迫症。

（3）重性精神病：①精神分裂症；②抑郁症。

（4）躯体疾病：①二尖瓣脱垂；②低血糖；③嗜铬细胞瘤；④甲状腺功能亢进；⑤急性心肌梗死。

（5）药物所致：①咖啡因；②苯丙胺。

（6）撤药反应：如巴比妥酸盐戒断反应。

2. 处理

（1）惊恐发作的处理：如患者处在惊恐发作中，可立即肌注、口服或舌下含化劳拉西泮 2 ~ 4mg，该药作用迅速。也可以用其他苯二氮䓬类注射给药，如给予地西泮 10mg 静脉缓慢注射（安定肌注吸收不好，不宜采用）。如患者出现过度换气，可用一塑料袋或纸袋罩住患者的口和鼻（不要完全密封），让患者吸入较多量的二氧化碳以减轻过度换气引起的碱血症，从而减轻惊恐发作。

（2）惊恐发作的预防：针对原发病的治疗，在临床中应避免拟交感药过量，应告诫咖啡因或苯丙胺成瘾者，不宜服用量过大，或劝其戒除之。在撤除巴比妥类依赖时可采用逐步撤除法。

## 二、急诊心理危机干预

"心理危机"指个体遇到重大，甚至无法克服的个人问题时产生高度紧张、苦恼、焦虑或严重的痛苦状态。心理危机干预是对处于这种状态的个体给予适当的心理援助，防止精神崩溃的发生，使之尽快摆脱困难。

能引起心理危机的精神刺激一般发生急骤。因家庭纠纷甚至因此导致家庭暴力，在精神科急诊多见，情感爆发常见于夫妻吵架，这样的家庭争吵要小心对待，因为它们常合并有酒精滥用等问题，焦虑的夫妻也常常会将他们的愤怒转向不谨慎的外人。各年龄组的适应障碍患者都可能出现大发雷霆。自尊受损往往是就诊者的主要问题，急诊的干预主要是为了帮助患者建立自尊。必须避免傲慢和轻蔑的态度，而试着以尊重和调解关心的态度进行沟通，即使有不同看法，也要给患者一点时间倾诉。各种各样的心理治疗方法经常在精神科急诊综合使用，具体内容见相关章节。急诊中常见的心理危机及其干预如下：

### （一）亲人死亡引起的悲伤（居丧）反应

1. 急性反应　在获悉噩耗后，立即陷入极其痛苦的状态，严重者出现情感麻木或晕厥，也可出现呼吸困难或窒息感，或者痛不欲生，呼天抢地地哭喊，处于极度的激动状态。

干预方法：出现晕厥者，应立即置于平卧位，如血压持续偏低，应予静脉补液。情感麻木或严重激动不安者,可给予苯二氮䓬类药物或小剂量具有镇静作用的抗精神病药让其进入睡眠状态。当居丧者醒后,表示同情,并保持一种支持性气氛,帮助居丧者采取符合逻辑的步骤,逐步减轻悲伤。

2. 可以理解的悲伤反应　在居丧期常常出现焦虑不安、抑郁、内疚、自责,脑海里浮现死者的形象,甚至出现有关死者的幻觉,难以坚持日常活动,甚至不能料理日常生活,通常伴有失眠、食欲下降和胃肠道症状,情绪严重抑郁者可产生自杀意念或自杀行为。

干预方法:让居丧者充分表达自己的情感、疏泄情绪。给予支持性心理治疗;用苯二氮䓬类药物改善睡眠,减轻焦虑和抑郁情绪。专人陪护,加强照料,重点预防自伤、自杀。

3. 病理性居丧反应　悲伤或抑郁情绪持续6个月以上,或者出现下述症状:惊恐发作;明显的幻觉和妄想;情感淡漠、行动过多而明显的激越或迟滞性抑郁;持续存在的自杀企图;无悲伤情感、行为草率或不负责任等。

干预方法:居丧者的症状表明,已不属于单纯的居丧反应,存在明显的精神异常;因此,除适当的心理治疗外,还需药物治疗,如抗精神病药、抗抑郁药等。

(二) 遭受重大经济损失

可使当事者产生极度的悲伤和痛苦,万念俱灰,萌生自杀想法甚至采取自杀行为。

干预方法:专人监护,防止当事者自杀。与当事者进行充分交流,给予适当的支持性心理治疗。使患者能够面对现实,明白自杀非但不能挽回已经发生的损失,而且,还会带来更大的损失,可以从头再来。使患者逐渐恢复信心;必要时给予苯二氮䓬类药物及适当的抗抑郁药物对症治疗。

(三) 恋爱关系破裂

可引起严重的痛苦和愤懑的情绪,有的可能采取自杀行动,或者因爱生恨,采取报复攻击行为。

干预方法:对拟采取自杀行为及扬言报复攻击者,要防止自杀、自伤、冲动攻击等鲁莽行为的发生。此类危机一般持续时间不长,结合适当的帮助和劝慰且随着时间的推移,当事者一般可顺利渡过危机。

(四) 婚姻关系破裂

夫妻间存在意见分歧,只是受一时情绪的影响而使矛盾急剧激化时,有可能发生暴力行为甚至凶杀。

干预方法:此时可建议采用暂时性分居法,待双方经过冷静的思考之后可能得到缓解。如夫妻存在长期难以化解的纠纷,离婚往往是必然的结局,对受伤害大且出现明显焦虑、抑郁的一方要注意防范发生自杀、冲动攻击行为。必要时适当给予药物,改善睡眠、抑郁及焦虑情绪。

(五) 重要考试或晋升失败

对个人具有重要意义的事情的失败和重要机会的丧失,会使当事者心理上产生极大的痛苦和挫败感,从而引起焦虑、抑郁、自卑、逃避和退缩,有时会出现愤怒和怨恨情绪,严重者有发生自杀或攻击行为的风险。

干预方法:应采取积极的预防措施防止伤害行为的发生。与当事者进行充分沟通,鼓励其重新振作,让其发泄自己愤怒情绪,并给予适当的劝告。

### 三、常见风险的处理

(一) 自伤

在对自伤患者的风险进行管理过程中,原则上按照下列程序进行处置:

1. 确定是否为自伤,明确患者自伤方式　自伤是一类有意伤害自己身体的行为,患者的目的只是损伤自己的身体而不是要结束自己生命;自伤的方式一可用刀或其他器械切割,或者吞食异物,或者有意服过量药物等。

2. 明确原因　自伤可以分为蓄意性自伤和非蓄意性自伤。蓄意性自伤常见于有可能发生自杀的各类精神疾病、蓄意自伤综合征和做作性障碍;非蓄意自伤可能发生在精神分裂症、情感障碍、人格障碍、精神发育迟滞、痴呆和癫痫等。

3. 紧急处理自伤患者 包括处理外伤及其他后果，如清创缝合、防治休克等；识别出有自杀企图的蓄意自伤，防止再次自杀的发生；针对不同的精神障碍给予相应的治疗；蓄意自伤综合征和 Munchausen 综合征患者，尚无特殊治疗，可试用心理治疗；精神发育迟滞和痴呆患者的自伤行为可采取加强监护的方法，有研究报告显示锂盐和卡马西平治疗精神发育迟滞患者的自伤有效。

（二）自杀

表现自杀行为的患者常常出现在精神科急诊，对自杀的评价与治疗永远是精神科医生的专项职责。自杀观念是精神科急诊最普遍的精神科主诉。评价自杀观念，开始是对成功自杀危险因素的评价，接下去，医生才可以对危险的成功自杀患者完成临床判断，最后，再为患者提供最佳服务，并对使患者自杀兴致越来越低的治疗过程作出临床判断。自杀观念的产生是慢性的，但也可以是急性的进程。

1. 急性自杀观念 自杀观念往往是持续表现消极念头和想一死了之患者的主要问题，他们的所有目的就是从另一个角度再获取希望。评价自杀危险的目标是：①确认患者在整个过程中他是从什么时候开始消沉的；②确认是什么因素在整个过程中起到了转化的作用；③确认成功自杀危险因素在整个过程中承担了怎样的责任。

自杀的危险因素：

（1）医学方面的危险因素：①精神科疾病；②酒精（应特别提出）或其他成瘾性药物使用；③躯体性疾病，特别是间断发作性疾病，通常与慢性疼痛有关，这些患者对疾病有很沉重的负担；④精神病性状态（尤其是在患者生活中起重要作用的人的评论性幻听）。

（2）历史方面的危险因素：①既往未遂自杀史；②自杀家族史；③冲动史。

（3）自杀危险的流行病学：①男性；②年龄大于 40 岁；③单身或最近离婚；④没有技术，或失业；⑤容易接受死亡的观念；⑥表面上表现很封闭的罪犯，特别是对配偶或孩子进行暴力或性侵犯的罪犯。

2. 慢性自杀观念 慢性自杀观念常见于人格障碍（往往是边缘性人格障碍）患者中，但也可在其他慢性精神疾病患者中发生，包括慢性重性抑郁、精神分裂症或焦虑性障碍。具有慢性自杀观念的患者经常还表现为自残行为，如割自己、烧自己或吞食药丸等。这些行为在通常的情况下不会致命，其意图仍是为了改变自己的个人情感，或唤起朋友、家庭或公众机构对自己的社会性支持。不要忽略这些行为的意图，急性自杀观念可以和慢性自杀观念共存，有慢性自杀观念的患者也可能随时有成功自杀的危险。

然而，对慢性自杀患者的管理将变得越来越困难，典型的病例在急救中心往往也是很紧急的事件。自杀事件常发生于被抛弃之后、某次自残之后或有强烈的刺激之后，因为不久的将来患者又会自残。他们也可能对其自杀的意图表现矛盾的情感，他们也在缩减自己自杀行为的过程中来回转换，他们拒绝接受医生的援救并可能扩大自己的行为，并同时还谴责医生对他的幸福毫不关心。在这种情况下，医生可以针对患者缺乏继续合作的态度强制性地执行医学处置。

在对此类群体进行临床评价时，资料不全是主要问题同时还可能伴有其他变幻莫测的情节。无论是长期或是短期的住院治疗，都表明成功自杀的比率是经常变化不定的。住院中患者的自杀行为有时体现的是迫于环境压力所强加的，或是为了开脱冲动性自杀或自残行为的责任。鉴于慢性自杀观念慢性的本质，很可能会延误住院治疗的决定（或将问题推向其他人）或无意当中作出自杀患者出院的决定。另外，治疗也可能再次诱发急性、自发性自杀观念，导致患者在出院后又被直接进行生命救治的处置。此类群体也具有"稳定中的不稳定"的本质，因此应采取相对灵活的治疗方法或针对特殊的患者制定特殊的治疗方法。通常情况下，哪个医生的临床决定能被患者所信任，哪个医生的治疗就是处置这类困难患者的最好方法。

3. 自杀观念的评价 在开始评价以及精神科问题搞清楚之前，对表现自杀观念的患者应该采取密切的观察及有效的措施。

有自杀观念的中毒性患者应该被滞留,直到他们清醒后再进行重新的评价。还要对患者进行一次全面的精神病学评价。应从既往记录、患者家庭及进行治疗的医生那里继续采集资料(必要时可以在未获患者同意的情况下进行,这是为了患者所面临的紧急医学情况的需要)。还要进行一次急性自杀危险的评价性讨论。对有关治疗计划的危险性、利益和替代方法进行认真的论证,这些工作有利于对患者的保护。患者如将出院,还应就随访的时间进行安排。

4. 会见有自杀问题的患者　跟自杀者讨论他的观念简直就像是神话。但对所有患者均必须评价自杀观念这个问题。可使用推进式提问,以帮助患者将其体验平常化,提问先从自杀连续谱上问题最小的一端开始,然后再随着病情的严重性而逐步深化。应讯问相关危险因素。最后,可以讯问什么能给予患者希望,或是什么阻止了他自杀等诸如此类的问题。要认真地听患者的体验,不要尝试与患者交流自杀观念以外的问题。下述范例可说明与患者会见的程序:

有的时候当人们感觉郁闷时,即使"这就是事情的原本进程,但也认为它们永远不会再有所好转",您以前有过这样的感觉吗? 有时候当人们感到郁闷,就像他们不能再继续下去了,您有过这样的感觉吗? 您曾有过自伤或自杀的想法吗? 在此之前您曾尝试过吗? 您曾打算怎么办? 为什么没有成功? 是有人阻止吗? 您现在又有什么打算? 您又准备了吗? 打算在什么时候? 您买过安眠药吗? 打开药盒准备吃了吗? 是什么又阻止了您? 您活着又是为了什么?

5. 自杀患者的处置　自杀患者的处置计划最终应由临床判断而决定,主要问题是在不久的将来患者是否还具有成功自杀的危险。临床判断的制定必须首先考虑如下问题:

(1)资料可靠性:缺乏相关的附加资料可能会使临床决定受到限制。

(2)自杀危险因素:患者对自杀承担着较高的负担吗? 在患者的自杀框架中有急性变化的因素吗? 自杀危险因素的作用可能会因住院而缓解吗? 或自杀危险还具有成为慢性的性质吗?

(3)具有内在的自我控制:患者有愿望或能力来战胜自杀观念吗? 精神病性状态或冲动的患者将因自知力或判断力的低下而缺乏自控能力,不要把中毒状态的患者从医院中释放出来。

(4)具有或需要外在的控制:患者能离开家人的监督吗? 在医院开放式的结构中患者安全吗? 患者有必要被送入封闭的精神科病房吗?

(5)生物、心理、社会稳定性:患者的心理与环境危险因素也可能恶化,是保持稳定,还是在不久的将来又会有发展?

(6)如果患者已经有了试图自杀的想法:这种想法是否有致命的危险? 它是计划性的还是一时的冲动? 环境是否加速了自杀企图的发展? 此时患者是否已做出了自杀的决定? 患者的家庭成员能保证随访中患者的合作吗?

(7)无论临床决定如何,对医生来说总结这些因素是十分重要的。患者若已出院,应尽快做好随访安排,并应提供外在的控制(如家庭照护员)或内在的控制(如向患者提供随时可以返回急诊室的详细保证书,或在症状恶化时呼叫的危机热线),以保障患者的安全。

(三) 冲动和暴力行为

冲动行为(impulsive behavior)指突然产生、通常导致不良后果的行为;暴力行为(violent behavior)指故意造成自己、他人身心伤害(致伤、致残、致死、心理打击)或财物破坏损失的行为。除了显现的具体行为外,冲动和暴力倾向尚可表现为潜在行为,如威胁性言语或姿态。WHO(2002)对暴力行为下了一个更为宽泛的定义:"威胁要使用或已确切故意使用针对自身、他人、特定人群或特定社会的武力或权力,导致或者极有可能导致损伤、死亡、心理伤害、畸形或生存条件被剥夺。"

1. 与冲动和暴力行为有关的精神症状　包括:幻觉、妄想、病理性激情、意识障碍等,其中以妄想最多见。具体的行为类型包括:骂人或叫喊、言语威胁、对财物攻击、对他人身体的攻击。攻击对象最多为亲属,其次为亲密朋友、熟人、同事、邻居、精神科医护人员。患者一般事先已对受害者抱敌对态度。

2. 冲动和暴力行为可见于以下精神疾病

(1)精神分裂症:一般认为精神分裂症的冲动和暴力行为是在幻觉、妄想的影响下发生的,其中以被害妄想最多见,有被害妄想的患者有被监视、被陷害的恐惧,无安全感,继以出现恐惧或"自卫"的心理,会先发制人保护自己;其次是嫉妒妄想和命令性幻听;非妄想型者冲动和暴力行为是精神病性紊乱和精神运动性兴奋所致。

(2)心境障碍躁狂症患者:可发生冲动和暴力行为,常见于急性躁狂状态,患者因激惹性增高,要求未得到满足、活动受到限制、约束所致。抑郁症患者可以出现怜悯杀亲(pity murder),即在情绪极度低落时,会出现强烈的自杀念头,而在自杀前,常从同情和怜悯的角度出发,害怕自己的罪恶连累亲人或者自己死亡后子女无人照顾遭受更大的不幸和痛苦;为了"解除"亲人的痛苦,在自杀前常常先杀死亲人(通常是年幼的子女),然后再自杀,故又称为扩大性自杀。抑郁症还可以出现间接自杀,即通过杀人来达到对自己判处死刑的目的。

(3)器质性精神障碍:脑器质性精神障碍,无论是急性的(如谵妄、头颅外伤),还是慢性的(如痴呆),均可致冲动和暴力行为。通常具有突发性、紊乱性、波动性和突然消失的特点,可能由于患者判断能力下降或意识障碍或病理性激情所致。其中,癫痫性精神障碍可在意识模糊时发生冲动和暴力行为,而有人格改变的癫痫性精神障碍患者,固执、记仇、易激惹且凶狠残忍,亦可引发冲动暴力行为。

(4)精神活性物质滥用:酒和药物滥用的患者,由于药物和酒精的滥用可出现戒断症状和谵妄状态,在强烈不安、躁动及幻觉的影响下易出现攻击行为。酒精依赖者发生暴力行为较正常人高 10 倍以上,醉酒时患者处于"去抑制"状态,患者的情绪不稳定、判断受损、控制力削弱,容易导致冲动和暴力行为。物质依赖患者的冲动和暴力行为常常发生在渴求得到药物或毒品遭到拒绝时,可卡因过量可致躁狂样谵妄状态,出现严重暴力行为。

(5)精神发育迟滞:患者通常对事物判断和理解较幼稚,易受人利用和诱骗,自我控制能力差及生理本能要求亢进,处于应激状态时会发生冲动和暴力行为。患者的攻击通常缺乏计划性,且难以预料;但攻击对象更多指向物体。

(6)人格障碍:反社会型人格障碍发生暴力行为概率高于物质依赖者,而后者往往合并人格问题。反社会型人格障碍的诊断标准之一就是对暴力攻击的控制能力差。边缘型人格障碍者也易爆发冲动攻击,不过其攻击更倾向于指向自身,作为操纵他人的一种手段。

(7)偏执性精神病:患者有可能对其妄想中的人如受其嫉妒的配偶或钟情者采取攻击行为,妄想的系统性和内容固定性、人格相对保持完好是这类精神病的特征。

(8)家庭暴力:主要是配偶虐待和儿童虐待。这类施暴者的特征是自我评价低,夫妻的特征是双方互不认可,在经济、性及其他方面有矛盾。

3. 对冲动和暴力行为的处理

(1)冲动和暴力行为的评估根据病史(如有无冲动和暴力行为史,有无酗酒或吸毒史,有无自控能力降低的精神障碍史。有暴力行为病史的患者,其再次发生暴力行为的可能性要高于一般患者)及目前的状况(有无外表怪异、携持凶器、激越、敌意,检查中有无动作增多、易激惹、多疑、声音高昂、辱骂言语或威胁性言语等),综合评估冲动和暴力行为发生的可能性以及可能带来的不良后果。暴力行为从轻到重定为以下 5 级:

1 级:口头威胁,喊叫,但没有打砸行为。

2 级:打砸行为,局限在家里,针对财物,能被劝说制止。

3 级:明显打砸行为,不分场合,针对财物,不能接受劝说而停止。

4 级:持续的打砸行为,不分场合,针对财物或人,不能接受劝说而停止。

5 级:无论在家里还是公共场合,持管制性危险武器针对人的任何暴力行为,或者纵火、爆炸等行为。

(2)非药物性干预措施

1)一般的安全技巧:①将病人安置在安静、宽敞、温湿度适宜的环境中,取走所有的危险物品。减少刺激,降低激动情绪,减少暴力行为发生的可能性。②与对方保持一定的距离,避免直接的目光对视,不从身后接近,不要随便打断患者谈话,要有安全的逃离通道,及时发现患者愤怒的迹象。③满足病人的合理要求,减少诱发因素。避免使用指责性的话语,对极度兴奋的病人安排单间隔离,减少对其他患者的影响;避免兴奋病人处于人多的环境中,被人挑逗、围观,情绪被渲染,加重兴奋。④提高患者的自控能力,促使其无法控制时向医护人员求助,给予保护性医疗措施,暴力行为发生的可能性控制在萌芽状态。

2)专业的安全技巧:①避免给患者过度的刺激(声响、强光),尽量保持开放的身体姿势,尊重、认可患者的感受,先以和蔼的态度说服患者,接触时应站在他的侧面,尽量在其攻击范围之外,向患者表示随时愿意提供帮助,多做言语的安抚和教育指导,可用温和但坚定果断的语调询问:"您生气啦! 请不要着急,所有问题都是能解决的。请放下手里的东西,咱们坐下来谈一谈好吗? 看看能不能找到什么好办法?"以减少患者对治疗的恐惧。②若劝阻患者停止暴力行为无效时,可采取硬性措施:不要慌张,不要尖声惊叫、奔跑,也不要突然或大幅度的动作,避免患者受惊。与此同时,设法求援,切不可独自上前抢夺患者手中的物品。应采取分工合作的办法,由一人在前面吸引其注意力,另有他人从背后将其抱住;或以棉被等物将患者头部蒙住;或从对面向患者面部突然大量泼水,趁其受惊慌忙乱时快速夺取暴力物品,将其制服。③对情绪爆发难以自控的患者,可根据具体情况选择约束方式。

3)药物干预:快速镇静如使用氟哌啶醇肌内注射(5~10mg/次),或氯硝西泮(2mg/次),肌内注射,必要时可考虑重复注射或交替注射氯硝西泮和氟哌啶醇。

## 四、急诊处置后的安排

精神科急诊的安排有赖于可提供的现实条件,通常需考虑以下内容:

1. 在患者对自己或他人具有明显的危险性、自我判断和保护能力受损及诊断不明确且有生命危险等情况下,急诊处理后,应当建议将患者收住精神科病房作系统的监护治疗。急诊最常见的诊断是情感障碍、精神分裂症和酒精依赖。约40%的急诊患者需要住院治疗。

2. 如果选择门诊治疗,应该确定复诊间隔时间,对于处于急性期病情较严重的门诊患者,随访治疗的时间应安排在2周或3周之内。如果可能,首次进行急诊评估的临床医生最好对患者负责到底。

3. 应告诉患者及其亲属等有关人员精确的处置计划,还应包括让患者提出问题、澄清细节、更好地理解临床原理等。合理的治疗安排可使患者从急诊开始到最后都有安全感。

## 第三节　精神障碍的社区医疗服务

社区医疗应该坚持方便病人、及时有效、连续服务的原则。

## 一、社区门诊

社区门诊是最基本的社区医疗服务形式。大多数精神病患者病程迁延,呈慢性进展,需要接受终生的精神卫生服务。患者出院回到家庭和社区后,也需要定期在社区门诊随访,以巩固疗效、防止复发。

### (一) 社区门诊服务对象

对于那些症状较轻,不需要太多药物治疗的精神病患者,以及经过系统的精神卫生专业门诊或住院治疗后,处于慢性稳定期,药物治疗方案不需要太多调整的精神病患者来说,定期到社区精神卫生服务中心门诊复查是其最佳选择。社区门诊完全可以为那些不需要多种药物治疗,不需要多种危机干预,没有太多医疗需求的精神病患者提供相应的门诊服务。既往加拿大的一项门诊研究显示,7220例社区精神卫生服务中心入组的精神病患者中,更多地表现为婚姻关系问题,家庭环境问题,人际关系障碍或生活应激事件,不同于精神卫生专业机构门诊服务的患者。

在西方发达国家中,随着非住院化运动的兴起,住院的精神病患者越来越少,门诊病人越来越多,并成为西方国家中精神卫生服务的主要方式。随着我国社区精神卫生服务的广泛开展,社区门诊服务患者也将越来越多。

（二）社区门诊服务内容

1. 急性期精神病患者　对于首发或者复发处于急性期,症状丰富,病情严重的精神病患者,经过社区门诊初步评估后,确定有必要进一步进行医疗处理的,应及时转诊到区县精神病专科医院或综合医院精神科。对于症状轻微,病情较轻的非重性精神病性障碍患者,由社区精神卫生服务中心的医生给予相应的诊断和治疗。

2. 慢性稳定期精神病患者　经区县精神病专科医院或综合医院精神科治疗,病情好转的稳定期精神疾病患者,出院后转回社区继续社区医疗服务,包括定期门诊复查以巩固疗效,防止复发;每年至少进行 1 次健康检查,内容包括一般体格检查、血压、体重、血常规、转氨酶、血糖及心电图,有条件的地区建议增加尿常规、血脂、眼底、大便潜血、B 超等项目,服用不良反应较大的药物应定期进行相关的健康检查,以便及时发现药物不良反应,并予以处理。

虽然精神科的门诊服务中,重性精神障碍患者仅占很少一部分的比例,但精神科的社区门诊服务依然是社区精神卫生服务体系中的一个关键环节。一些研究证据表明社区门诊服务有助于建立和维持后续的社区医疗和康复服务。社区为基础的医疗团队可能更符合门诊患者的需求。

## 二、随　访

社区精神卫生服务站区域内的患者由该区域的精神病防治中心社区医生负责随访。随访的方式主要有门诊随访、家庭随访和远程(电话、网络、信函等)随访。通过随访,可以帮助患者及其家属了解精神卫生知识,及时解决各种心理卫生方面的问题,帮助患者处理应激性事件;及时发现药物不良反应并予以处理;及时发现患者病情变化,调整治疗方案;帮助患者做好维持治疗,减少精神残疾的发生。

社区医生需将随访情况向本区域内的村(居)委会汇报,并及时登记记录,村(居)委会应积极配合社区医生管理重点患者,发现患者病情复发或肇事肇祸倾向应及时上报并作出妥善处理。

社区精神卫生服务站专(兼)职医生按要求定期随访。随访的间隔要根据对患者的分级管理进行。

1. 按照患者的实际情况对患者进行分级管理

(1)一级(疾病发作期):处于精神疾病发作期,符合下列情况之一者:①病情不稳定患者;②近 6 个月内有危险性评估 2～3 级的情况,包括自杀行为或明显自杀企图;③曾经危险性评估 4～5 级,包括肇事肇祸的患者,且目前病情稳定不满 2 年。

一级管理要求:以医疗计划为主,经过对症处理后应立即转诊到上级医院,必要时报告当地公安部门,协助送院治疗。

应及时将患者危险性评估结果、管理等级及干预措施等告知当地社区/居委会/村委会、派出所等。

(2)二级(病情维持期):精神疾病患者经过治疗后病情基本稳定,但仍需治疗或符合下列情况之一者:①病情基本稳定不满 1 年的患者;②病情基本稳定 1 年以上但不能按医嘱维持治疗者;③近 6 个月内有危险性评估 1 级的情况。

二级管理要求:从医疗计划开始,逐步增加生活职业能力康复计划。

(3)三级(病情稳定期):精神疾病患者经过治疗后病情稳定,符合下列情况之一者:①病情稳定不满 6 个月的患者;②病情基本稳定 1 年以上,且基本按照医嘱维持治疗者,同时危险性评估为 0 级。

三级管理要求:执行医疗计划,制订针对性生活职业能力康复计划。

2. 不同分级患者的随访要求

(1)一级(疾病发作期):①社区医生至少每 1～2 周随访 1 次;②家庭监护人员必须按要求管理患

者,防止发生出走、肇事或其他意外,并应严格遵照医嘱督促患者服药,照顾患者的日常生活;③监护小组及其他人员协助管理患者,督促、指导患者参加一些必要的社会活动和康复活动。

(2)二级(病情维持期):①社区医生至少每月随访1次;②家庭监护人员应管理好患者,防止发生外走、肇事或其他意外,并按医嘱督促患者服药和料理日常生活,带领患者参加力所能及的工作和社会活动,应密切注意其病情变化,发现异常应及时同社区医生联系;③监护小组及其他人员应协助做好患者的管理、病情观察、督促服药和参加力所能及的工作与社会活动;④患者进工疗站或康复站接受康复治疗训练。

(3)三级(病情稳定期):①社区医生至少每两月随访1次;②家庭监护人员要注意患者的服药情况和病情变化,发现异常应及时同社区医生联系,并督促患者积极参加工作、劳动和社会活动;③安排患者进入工疗站或康复站接受进一步治疗和康复训练。

## 三、双向转诊

首发或者复发处于急性期,症状丰富,病情严重的精神病患者,经过社区门(急)诊的初步评估,确定有必要进一步进行医疗处理的,应转诊到区县精神病专科医院或综合医院精神科;对于一级管理的重性精神疾病患者,社区门诊对症处理后也应立即转诊到上级医院。经区县精神病专科医院或综合医院精神科治疗出院的精神疾病患者,转回社区继续医疗康复。

## 四、短期住院

当患者不能照顾自己,或由于精神病性症状对自己或他人构成威胁时,可以在社区精神卫生中心短期住院。由于社区精神卫生服务中心的设备、技术条件限制,对诊断不明、治疗困难或伴有严重并发症的患者应及时转诊到上级医院。

## 五、部分住院

部分住院(partial hospitalization,PH)作为精神障碍的一种治疗方式已有50多年的历史。最早开辟部分住院治疗的两位先驱是比勒(Bierer)和卡梅隆(Cameron)。部分住院是介于门诊和住院之间的一种治疗形式,使患者既可以接受充分的治疗和康复服务,又不脱离社区生活。作为全程治疗的一部分,部分住院有着独特的优势。与门诊患者相比,部分住院的患者享受到更多的医务人员的专业服务,得到更系统更个体化多学科的治疗。与住院患者相比,部分住院的患者并不脱离正常的生活轨迹,可以继续跟家人保持联系。每天与外界联系使部分住院患者的功能得以很好地保持,治疗环境更接近于一般生活环境。患者从住院过渡到部分住院比直接从住院到门诊更加平缓。因此部分住院更容易被患者及照料者所接受。

## 六、家庭病床

对于拒绝住院或根据病情可以在家庭进行治疗的患者,可设立家庭病床,社区精神卫生服务中心防治工作的医生和护士定时到患者家庭进行访视。患者在家属照顾下,在药物治疗的同时,可以进行力所能及的家务或社会性劳动,对于疾病的康复十分有利。

## 第四节　精神障碍的其他社区服务内容

社区精神卫生服务是一个不断发展和完善过程,服务的内容和服务的范围都将随着工作的深入而不断地增加和扩大。服务内容一般包括精神疾病的监测和调查、精神卫生知识健康宣教、社区精神卫生专业技术人员培训、社区医疗和社区康复等。本节重点介绍精神卫生知识健康教育、社区精神卫生专业技术人员培训部分内容。

## 一、精神卫生知识健康教育

健康教育是集医学、社会学、心理学、传播学、教育学等多学科为一体的一门学科,是一门方法学,是精神疾病的综合治疗手段之一。健康教育需要社会各部门的共同参与,采取各种积极措施,传播精神卫生知识,早期干预疾病康复,达到以下目的:一是提高公民的心理健康素质,预防精神疾病的发生,减少精神疾病患者致残,满足人民群众对精神卫生服务的基本需要,遏止精神疾病负担上升的趋势。二是通过普及精神疾病防治知识,在社区中造就良好的社会风尚,认识到精神疾病患者和躯体疾病患者一样,也是疾病的受害者,消除社会偏见,关心、不歧视精神疾病患者,帮助他们回归家庭、社区和社会。

### (一) 健康教育对象

健康教育可以针对所有社会人群。但对一些重点人员,即与患者接触较多的以及管理人员,要进行重点宣教。针对不同人群,宣教的重点不同。对各级领导干部主要宣传精神障碍对其患者工作、生活和社会影响,强调开展精神疾病防治工作的重要性和必要性,并强调该项工作是一项政府行为,以争取各级领导对精神疾病防治的重视和支持。对基层干部主要宣传介绍精神疾病的社区防治管理及各项宏观调研的概况,强调全社会应将精神疾病的防治作为一项基础性的服务工作,是日常工作的一部分。对地方公安干警、司法人员、民政干部及残联、劳动、福利部门的人员着重介绍精神疾病的知识及可能造成的危害性,说明国家福利政策的落实对保障人民利益、维护社会安定的重要性。对基层卫生工作人员进行常见精神疾病的诊断与治疗培训,并介绍一些心理社会治疗的方法,以利于早期发现患者,早期干预治疗,促进精神障碍患者康复,回归社会。患者的亲友、邻居、教师、同学或同事是与患者接触最为密切的人群,也是健康教育最关注的人群,对这部分人群应主要强调精神疾病的早期表现,在疾病康复期如何照顾和护理患者,强调长期药物治疗的必要性,预防复发,以及对照顾者本身的心理健康教育等。对首诊确诊为重性精神疾病的患者及其亲属,在进行临床治疗的同时开出健康教育处方,降低患者及家属的病耻感,提高他们对于重性精神疾病的应对能力,预防患者向慢性和残疾转化。

### (二) 健康教育形式

健康教育的形式可以多种多样。总的来说有两种形式:一种是面对面的形式,另一种是通过媒体宣传的形式。面对面的教育形式包括专题讲座、座谈会、家庭访谈及滚动式系列知识教育课程等。这种教育形式主要针对于患者、家属、高危人群以及社区基层卫生工作人员。媒体宣传更为灵活,传播也更为广泛。可通过标语、横幅、传单、折页、壁报栏、黑板报等形式进行宣传,也可以发动专业人员在报纸杂志上撰写科普文章,并编写一些如"精神疾病社区防治知识""精神疾病的常识问答""精神疾病患者如何自我识别自我保健"等小册子,还可以在医学专业期刊及专著上进行专题宣传。还可以通过电台广播、谈话节目,电视访谈以及专题科普教育短片等形式进行。互联网可以为更为广泛的人群提供社区卫生资讯、政策发布及解读、基层卫生机构服务公告、健康知识、健康大讲堂(多媒体视频)等优质内容。在内容表现形式上,不仅图文并茂,还可以兼备在线视频、电子课件等多媒体资讯内容。

要常规宣传与特殊日期,如世界精神卫生日的主题活动相结合,突出社区精神疾病防治的重点。

### (三) 健康教育内容

2007 年,为切实做好精神卫生宣传教育工作,动员社会各界积极参与促进心理健康、防治精神疾病的宣传教育活动,提高广大人民群众精神卫生知识水平,原卫生部办公厅组织印发的《精神卫生宣传教育核心信息和知识要点》提出:

1. 精神健康是健康不可缺少的一部分,没有精神疾病不代表精神健康。每个人不仅需要身体健康,也需要精神健康。

2. 精神健康和精神疾病与躯体健康和躯体疾病一样,是由多个相互作用的生物、心理和社会因素决定的。

3. 每个人在一生中都会遇到各种精神卫生问题,重视和维护自身的精神健康是非常必要的。

4. 我国当前重点防治的精神疾病是精神分裂症、抑郁症、儿童青少年行为障碍和老年期痴呆。

5. 怀疑有心理行为问题或精神疾病,要及早去医疗机构接受咨询和正规的诊断与治疗。

6. 精神疾病是可以预防和治疗的。

7. 关心、不歧视精神疾病患者,帮助他们回归家庭、社区和社会。

8. 精神卫生工作关系到社会的和谐与发展,促进精神健康和防治精神疾病是全社会的责任。

(四)家属和照料者的健康教育内容

内容包括讲解疾病知识、疾病性质;介绍患者将可能接受的治疗方法及注意事项;介绍康复的模式、疾病的各种不同的结局状况、疾病预后的前景;治疗将会涉及的组织机构和人员等。针对不同的精神障碍,健康教育的侧重点有所不同,下面介绍几种严重精神障碍的健康教育的具体内容。

1. 精神分裂症的健康教育内容 针对患者亲属和照料者,应使家属知道哪些措施和方法有利于患者康复。使家属能了解常见的精神症状,如何早发现、早治疗、防范自杀冲动行为和减少复发,减少或防止精神衰退,促进患者社会功能恢复;在疾病康复期如何关心和护理患者,减少环境中的不良应激因素,同时又不能对患者过分照顾,不利于患者社会功能和职业功能的恢复。促进康复期患者对自身精神疾病体验的识别。使病人和家属知道药物治疗的基本原则、药物可能的副作用和处理对策。使患者和家属知道疾病的大致预后。使患者和家属认识到预防复发的重要性,知道复发的预警症状和复发时应采取的措施。使患者和家属知道精神分裂症病人有哪些基本权利,认识结婚、生育的利弊。

2. 癫痫所致精神障碍的健康教育内容 癫痫患者多数不会出现精神障碍,只有少部分合并有器质性脑损害或频繁发作长期得不到控制的患者可能会伴有智力或精神障碍。而及时地控制癫痫发作是预防癫痫所致精神障碍最有效的手段。因此,针对此类疾病患者和家属教育主要着重于教会患者和家属癫痫防治的知识,使其了解发生抽搐的可能性以及抽搐对人体的危害。教会家属观察抽搐发作的先兆,发作时防治窒息、外伤的方法和发作后的护理。向患者介绍自我保健的方法,必须按医嘱服药,不能擅自减药或停药。癫痫患者应长程治疗,症状完全控制后才可考虑逐渐减药、停药。减药过程需 1 年以上,切忌短期或突然停药,少数患者可能需要终身服药。如果有精神性症状,可采取转移注意力的方法暂时中断幻觉、妄想,并根据幻觉妄想的内容进行相应处置,预防意外发生。对胡言乱语、冲动的患者应有专人看护,保护其安全。

生活作息有规律,环境安静,保证睡眠充足,营养均衡,避免暴饮暴食以及过度饮水导致胃扩张,而诱发癫痫发作。应尽量少用兴奋性饮料。避免声光刺激。适当锻炼,避免在强光下活动。建立适当的安全措施,做到室内外、床边无危险品及障碍物。禁止去危险地带,不能攀登危岩,靠近绝壁,不要紧靠水库、河流,不要参观光怪陆离,阴森恐怖的场所,洗澡时不要盆浴,以免突然发作时溺水。不能驾驶汽车、操纵机械,以免癫痫发作时导致意外。病人外出时,一定要随身携带"癫痫治疗卡",以方便急救和及时与家人取得联系。

参加适宜的社交活动和工作,避免紧张和过度疲劳。遇到紧急事件应保持心态平衡或寻求心理帮助。对于有人格改变者,在理解的基础上,予以耐心的帮助,使其认识到自身不足并鼓励其纠正。

3. 双相情感障碍的健康教育内容 健康教育主要强调双相情感障碍是一种疾病,经过系统规范的治疗大多能康复。但是其治疗及预防复发的疗效目前仍不尽如人意。应采取精神药物、躯体治疗、物理治疗、心理治疗(包括家庭治疗)和危机干预等措施的综合运用,由于双相情感障碍是长期慢性病程,其治疗目标除缓解急性期症状外,还应坚持长期治疗原则以阻断反复发作。医生应在治疗开始前即向患者和家属明确交代长期治疗的重要性及实施办法,争取良好的依从性。

教育最好以医生与患者及其家属共同参与的形式进行,有固定的内容。同时,医生应就其疑虑和面临的问题与他们进行充分的讨论,针对性地解决问题。讨论的内容可以包括双相情感障碍的疾病本质、临床表现、病程特点、治疗方法及有关药物知识、长期治疗的必要性、复发的早期表现及自我监测、复发的有关因素及处理、婚育及疾病遗传倾向等问题。鼓励患者间就经验教训进行相互交流。患者及家属教育有助于改善医患关系,提高患者对治疗的依从性,提高疗效,增强预防复发和自杀的效果,改善社会功能和提高患者生存质量。目的在于改善依从性、预防复发和自杀。

4. **持久的妄想性障碍(偏执性精神病)的健康教育内容** 针对患者家属重点强调尽管持久的妄想性障碍一般不会导致人格严重受损或改变,但妄想情况可渐进发展。虽然大多数患者可以继续工作,但部分患者具有危险性。治疗的目的是建立有效的医患关系,防止问题复杂化。有时抗精神病药物可以起到镇静情绪、缓解妄想的作用,但尚无充分数据表明存在一种针对性药物。药物治疗最大的障碍是患者不依从,必要时可使用长效针剂。心理治疗对妄想的作用不佳。治疗的长期目的之一即是将患者的思绪从妄想中转移到更有建设性,更令人愉快的领域。妄想性障碍病程多呈持续性,有的可终生不愈。但老年后由于自身体力与精力的日趋衰退症状可有所缓解,个别病人经治疗缓解较彻底。

5. **精神发育迟滞伴发精神障碍的健康教育内容** 精神发育迟滞患者易于共患其他精神疾病,例如癫痫、精神分裂症、情感障碍和孤独障碍等。健康教育的重点应提倡优生优育,减少患儿的出生率;宣传相关知识,早期识别,早期干预。

针对精神发育迟滞伴发精神障碍患者家属和照料者,主要介绍精神发育迟滞的治疗方法,家庭护理、康复方法,以及合并精神障碍的治疗和护理措施。同时强调家长要从内心接受患儿的精神发育迟滞这一现实,对患儿不应有不切实际的要求,对患儿要充满爱心,对患者尽量少批评、少惩罚,多给予表扬和鼓励,切勿歧视打骂。使家属了解患者的营养及生活护理方法。对某些遗传性代谢性疾病,如何通过严格控制饮食防止或减轻症状;如何保护患者的安全同时注意防止其冲动伤人。使家属意识到早期进行教育训练的重要性。对轻度精神发育迟滞的患儿,应以教育训练为主。要根据患儿自身情况制定教育、训练的具体目标和计划。教育训练应由简到繁、坚持不懈。一般从自我生活服务劳动训练开始,如洗脸、穿衣、吃饭、扫地等。逐渐进入社会生活服务劳动技术训练。同时做好患者的品德教育,尊重病人与严格要求相结合,集体教育与个别教育相结合。同时还要注意患者的生理、心理特点,充分了解每位患者的缺陷。对不同情况不同处理,爱护和保护患者的自尊心,把缺陷行为和不道德行为严格区别开来。对重度患儿应以护理为主,防止意外,避免伤残,预防感染。

6. **分裂情感性障碍的健康教育内容** 分裂情感性障碍兼具精神分裂症与双相障碍的表现,其健康教育内容参照精神分裂症。

## 二、社区精神卫生专业技术人员培训

**(一) 培训对象**

市、县级精神病防治人员。基层综合医院、乡镇卫生院、诊所和护理院中的非精神科医师、心理治疗师、心理咨询师。社区和大中型企事业单位医疗设施中的全科医师、初级卫生保健人员、精神卫生社会工作者。

行政管理人员,包括政府和精神卫生相关部门的行政管理人员等。精神卫生专业人员,包括精神科执业(助理)医师、注册护士等专业人员。基层医疗卫生工作人员,包括在社区卫生和乡村卫生机构中从事精神疾病防治工作的精防医生、精防护士等。社区其他相关人员,包括患者家属、公安机关人员、居委会(村委会)干部、社区助残员等。

**(二) 培训目的**

建立和健全继续教育制度,促进精神卫生工作人员专业知识技能更新。加强对综合性医院非精神科医师精神卫生知识的普及。加强对城市社区及农村基层精神卫生工作者的管理。通过培训计划的实施,提高精神卫生的专业治疗技术水平,提高基层医疗机构在精神疾病预防、重性精神病人的管理、康复等方面的服务能力。使行政管理人员了解开展重性精神疾病管理治疗工作的目的、意义、主要工作内容等。使精神卫生专业人员掌握重性精神疾病管理治疗工作要求、工作程序和相关诊疗规定。使基层医疗卫生工作人员掌握必要的重性精神疾病管理治疗知识和技能、相关工作要求和规定，能够开展社区/乡镇管理。使社区其他相关人员了解开展重性精神疾病管理治疗工作的目的和意义，掌握必要基本技能，主动配合、协助开展工作。

### (三) 培训内容

针对市、县级精神疾病防治人员的培训内容主要是精神疾病常见症状的表现，精神疾病的治疗，特别是常用精神药物的药理作用、临床应用、副作用及其处理，精神检查及精神科病历书写，精神疾病的流行病学调查方法，精神疾病患者的护理，特殊情况下的紧急处置，如何培训社区全科医生，如何处理精神疾病患者的躯体并发症以及躯体疾病伴发的精神症状等。

针对各级综合医院、乡镇卫生院、诊所和护理院中的非精神科医师及护理人员的培训内容是精神病学和相关学科的基础知识，精神疾病门诊诊疗、慢性住院患者治疗医疗应急处置（或转诊、分类干预）、信息收集（建档）、随访管理等，同时了解国家有关精神卫生的法律、法规。以及如何制定本市（县）精神疾病的防治及康复工作计划。

针对社区和大中型企事业单位医疗设施中的全科医师、初级卫生保健人员的培训内容是精神疾病常见症状的表现，慢性精神疾病患者社区维持治疗的技术和康复手段，精神疾病复发迹象，家庭访视、随诊常规，常见的药物副作用及处理，健康教育，特殊情况下的紧急处置，信息收集（建档）同时了解国家有关精神卫生的法律、法规等。

针对心理咨询师、康复治疗师、精神卫生社会工作者的培训内容是精神疾病与一般心理问题的区别，心理咨询与心理治疗技术，康复训练技术，有关精神卫生的法律法规，精神残疾者的社会福利与保障，精神疾病的流行病学调查方法等。

### (四) 培训方式

以各地精神卫生专业医疗机构为主要培训基地，下级医院可派医师至上级医院进修，上级精神卫生中心可举办精神科进修医生班，采取系统讲授理论课与临床实践相结合的方式，时间可长（1年）可短（3个月）。

参加各级精神卫生专业机构举办的培训班，参加各级学术交流会议和专业讲座。集中时间讲授精神疾病知识，安排参观、示教、见习和实习等。利用网络、视频、参考书、教材等自学，并可以参加相应的资格考试。

## 第五节　社区个案管理和主动式社区服务

20世纪50年代，美国兴起对精神病院的去机构化运动，呼吁把精神病患者从精神病院放到社区，大大增加了患者对于社区照顾和康复的需求。在这个社会背景下，出现了各种社区医疗管理与服务模式，主要包括急诊住院病房，护理之家，日间医院，中途宿舍，个案管理，主动式社区服务等。本节主要介绍个案管理和主动式社区服务。

### 一、个　案　管　理

#### (一) 个案管理定义

20世纪80年代末期，美国政府推出了个案管理模式，旨在照顾贫穷弱势人群，以保证患者在整个医疗过程中得到必需的医疗服务。美国个案管理协会对个案管理（case management）定义是：个案管理是一个充分合作的过程，这个过程包括现况评估→明确问题→确定改进目标→确定成功的指标→确定达到目标的策略→各环节中病人、家属和个案管理员的责任→进展检查的时间表，这一过程不断循环往复。通过多种交流来选择医疗服务，以满足患者的健康需求，达到保证高质量的医疗服务同时收费又合理的结果。我国《重性精神疾病管理治疗工作规范》中个案管理的定义是指对已经明确诊断的患者，根据患者的病情、社会、经济状况和心理社会功能特点与需求，通过评估患者的精神症状、功能损害或者面临的主要问题,有针对性地为患者制定阶段性治疗方案,以及生活职业能力康复措施(又称"个案管理计划")并实施,以使患者的疾病得到持续有效治疗,生活能力和劳动能力得到恢复,帮助患者重返社会生活。可见,个案管理不是停留在某一阶段,也不局限于某个医疗单元,而是发生在医疗的全过程中,旨在不断满足患者的需求。个案管理是一种管理性照护的方法;是一个涉及多学科的程序,其注重各医疗团队成员间的协调和合作,以个案为中心,以整合和提供服务为重点,最终达到成本效益和质量兼顾的目标。个案管理是一种根据不同患者的需求,量身订制针对性的服务,这种服务有几个特点:①充分尊重患者的参与、喜好及选择;②强调患者的优点,彼此尊重伙伴关系;③整合治疗及康复的整体服务;④根据不同功能程度的患者适度调整环境条件;⑤重视技能训练,以成果为导向,以就业为目标;⑥立足于目前状况,同时着眼于远期疗效,协同持续的服务于患者;⑦鼓励患者勇于尝试,不要害怕失败;⑧鼓励患者独立自主地生活,与家属建立伙伴关系。总之,个案管理是社区医疗管理与服务中的一项关键技术,其宗旨就是协调各种社区服务,提高社区服务质量,以满足患者的多种需求。

### (二) 个案管理模式

个案管理模式多种多样,有多种不同的分类方式。根据个案管理者的作用进行分类,可以将个案管理分为三种模式:治疗模式、经纪人模式和混合模式。治疗模式中个案管理者负责提供病人所需要的所有临床性和支持性服务;经纪人模式中个案管理者主要是帮病人联络他们所需要的服务,以确保病人获得需要的服务,例如帮助病人在不同治疗机构之间转诊,恢复正常社会生活或者协商寻求社会保障事宜等;混合模式是前两种模式的结合,其优点是能够利用护理经验和技能将前两种模式的最佳特征相结合。也有按照工作场所进行分类,将个案管理模式分为院内个案管理模式和院外个案管理模式。院内个案管理模式,主要是借用工程学和其他领域的规划和并发管理原则,以改善医疗护理结局,达到平衡医疗支出、过程及结局的目的。院外个案管理模式,主要是个案管理者从患者入院到社区长期持续帮助其康复,真正实现了连续性护理和康复治疗。根据实施的内容进行分类,可以分为临床模式、康复模式、优势模式和主动式社区治疗。临床模式(clinical model)主要注重医疗康复,如控制症状、防止复发、应急处置等。康复模式(rehabilitation model)注重改善疾病造成的结果,而不是干预疾病本身。症状与功能可以不同步。选择合适的居住环境、建立并加强个案的社会支持网络、协调服务资源。对个案进行生活、体能、营养、社交、职业技能等的训练。优势模式(strengthen model)注重个人的优势而不是病态,相信个案有学习、成长和改变的能力。强调案主的个体性和独特性,并且提倡案主自我导向以及自作抉择的信念,倡导案主与工作人员都共同重视计划与行动的结果。主动式社区服务(assertive community treatment,ACT)兼有临床与康复模式的特点,尽最大努力避免住院。工作人员与患者的比例高,工作时间长,属于豪华型的服务模式。根据疾病种类进行分类,即特定的个案管理模式:如糖尿病个案管理模式、腹膜透析个案管理模式、乳腺癌个案管理模式和精神分裂症个案管理模式等。在上述基础上,还有很多的改良模式,总之随着个案管理的发展,其模式也更为多样化。

### (三) 个案管理者

个案管理是医疗团队成员间的合作、协调与沟通的程序,因此,实施个案管理模式,首先要成立个案管理组。我国个案管理组成员以精防医师和精防护士为主,还可能包括经过相关培训并通过考试的社会工作者、心理卫生人员。根据情况,个案管理组也可以吸收社区卫生服务站、村卫生室经过相关培训并通过考试的执业(助理)医师、乡村医生、注册护士参加。在当地街道办事处、乡镇政府及公安部门的配合下,应吸收基层民政、派出所、残联等单位和组织的民政干事、民警、助残员等相关人员,以及居民委员会、村民委员会的人员参与患者个案管理。上述人员,根据各自的专业特长,分工合作。个案管理组长一般由精防医师担任,也可以由从事个案管理工作经验丰富的精防护士担任。个案管理组应取得负责患者治疗的精神科执业医生的支持和指导。

每一个患者由一名个案管理员负责,个案管理员通常由护士或社会工作者担任。个案管理者与患者、患者的家庭成员及其他服务机构之间是一种合作的关系。个案管理者应具备亲和力、影响力、独立性协调力,同时应该熟悉精神科相关知识、社会政策和法律知识。其职能一方面是负责连续监测患者的精神状况,确保患者和家属或其他照料者充分地了解疾病和治疗的实质,与多学科团队成员之间沟通与协作,帮助患者寻求积极而充分的治疗方案,并监督这些方案的应用。另一方面是帮助减少疾病对患者的心理和社会环境造成的负面影响,帮助患者康复,回归社会,重建正常生活。个案管理者的出发点和落脚点都在于单个患者,目的是为患者寻求低成本、高效益的医疗和护理路径,以更好地改善医疗结局。

（四）个案管理工具

在个案管理的实施中需要用到一些工具,主要包括:临床路径、标准流程、《个案管理服务记录手册》,以及出院准备服务等。在诊疗过程中这些工具可以通过标准化诊疗程序,提高照护质量及降低照护患者时产生的变异性,进而提高医疗资源的利用率。临床路径(clinical pathway,CP)是指针对某一疾病建立的标准化治疗模式和程序,以循证医学证据和指南为指导,目的是规范医疗行为,减少变异,降低成本,提高质量。CP可以帮助个案管理者及时发现问题,分析原因和解决相关问题,更好地提高服务质量。《个案管理服务记录手册》是指精神卫生医疗机构、社区卫生和乡村卫生等基层医疗机构,在开展严重精神障碍管理治疗工作过程中,产生的与患者治疗和管理有关的患者个人的所有信息和资料。主要包括:基本信息、随访(基础管理的随访服务记录表和个案管理计划)和年度评估三部分。

（五）个案管理实施程序

个案管理的实施程序一般包括以下几个连续的过程:识别个案对象;评估服务需求;设计个案管理服务计划;协调与监控服务的内容和质量;再评估服务方案实施质量和效益;修改服务方案并重复运行。

不是所有患者都适用于个案管理,其适用对象主要是一些病情重、病程长、治疗费用高的慢性精神疾病患者。主要包括精神分裂症、双相障碍、分裂情感性障碍、持久的妄想性障碍(偏执性精神病)、精神发育迟滞伴发精神障碍患者等。社区中的个案管理主要是院外个案管理模式,适用对象主要是"病情基本稳定的严重精神障碍患者"。

评估服务需求,包括治疗和护理需求、康复训练等,收集和综合分析患者所有的临床信息以及其他方面的重要信息。对个案的评估是基于精神健康状况、身体健康状况、个人和他人的安全、个人对疾病的反应、药物治疗的管理、复发的早期征兆、友谊/社会关系、应对压力能力、工作/休闲/教育、日常生活技能、家庭和社区支持系统、收入、居住状况、权利和主张这十四个方面的。由于每一位精神残疾者的社会功能缺损是不同的,所以有效的康复措施是针对个体的、具体而实际的功能缺损情况来进行的。通过评估,找出精神康复方面的主要问题,为日后实施康复策略提供依据。评估主要用于确认患者的现实需求和现有资源,为下一步计划做准备。

个案管理组将评估中所获得的信息进行整合,并结合患者的实际情况和预期的目标,在精神科执业医师指导下,与患者、患者家属以及其他重要人员如社会工作者等进行沟通,共同制定患者的个案管理计划,也叫个体服务计划(individual service plan,ISP),其中用药方案由精神科执业医师制定。个案管理计划由个案管理员负责指导、督促和帮助患者与家属执行。个案管理计划分为医疗计划、生活职业能力康复计划两部分。医疗部分主要包括病史采集,患者精神、躯体状况、危险性、服药依从性和药物不良反应检查评估,指定用药方案。生活职业能力康复部分主要包括患者个人日常生活、家务劳动、家庭关系、社会人际交往、社区适应、职业与学习状况、康复依从性与主动性检查评估,提出康复措施等。制定和实施患者个案管理策略首先应该从保证医疗开始。有条件的地方,逐步增加生活职业能力康复。

评估现况→明确问题→确定目标→制定指标→采取策略→明确责任→检查进度。在这一系列环节中,个案管理者的职责是履行个案管理计划,将各项医疗与康复活动授权于他人,促进和协调ISP各个方面的进展,并监督计划的实施情况。个案管理者应使用沟通、激励等技巧,促进个案管理小组成员间良好合作,并随时将病程的进展情况进行资料整编,根据具体情况与个案管理团队成员沟通,并及时调整已经制订的个案管理计划,以保证计划的有效性和可行性。个案管理者负责协调患者与各个服务机构之间的关系,以确保各项服务的实施。精神科执业医师每季度到社区卫生服务中心和乡镇卫生院检查其管理的疑难患者精神状况和躯体状况,制定或更改治疗方案;指导个案管理组制定或更改个案管理计划;帮助解决基层人员在工作中遇到的疑难问题,指导个案管理计划实施。在实施过程中应该注意:对病情不稳定患者,要及时寻找可能原因,予以相应处理,例如提高治疗依从性、调整药物剂量、种类或者用药途径等。要及时发现患者和家属存在的不良心理状况,提供心理支持以及家庭教育。要发现患者功能缺陷,提供具体的康复指导和训练,必要时介绍到康复机构接受系统康复训练。对已经恢复工作、学习的患者,提供连续性支持,协助处理压力和治疗相关问题。同时与家属建立良好关系,积极争取家属参与个案管理。

患者完成了个体服务计划时要及时肯定成绩,然后进入下一个 ISP 的制定。对没有完成者,要首先询问原因,再根据情况检查 ISP 制定的是否合理或是合作团队中谁没有尽职尽责。最后进行目标调整,对计划进行修订与再评价。

个案管理成效可以用以下指标进行评价:客观临床指标、住院次数、住院时间、医疗费用等量性指标,以及患者满意度、生存质量、治疗依从性及心理健康状况等。

综上所述,个案管理能够使患者得到持续延伸性的支持和帮助,使患者获得优质高效的医疗服务的同时,又花费合理。而优化服务流程、规范诊疗行为、降低医疗成本和运行资源,是新的医疗体制下医疗卫生改革的主要内容。个案管理作为一种新型医疗管理模式,对医疗结局具有良好成效,是 21 世纪健康管理与服务的趋势,是现代精神疾病康复中划时代的成果。

## 二、主动式社区服务

### (一) 主动式社区服务的概述

主动式社区服务(assertive community treatment, ACT)是目前在全世界范围内广泛应用的社区精神疾病管理与治疗模式之一,主要为病情反复,社会功能严重受损的重性精神病患者提供综合性服务,以利于预防复发、增强社会及职业功能,特点提供密集的治疗、康复和支持服务并可以主动积极推进。据相关的研究结果显示进行主动性社区服务管理可使管理者准确地掌握重性精神病患者的实际情况,并及时对其进行有针对性的治疗,从而有效预防可能发生的不良事件。此外,该模式可根据患者及其家属的实际需求提供服务,因而可切实提高患者的生活质量。长期实践证明,ACT 在减少住院次数、年住院天数,以及提高患者社区生活能力方面有显著效果。

相对于个案管理模式和其他管理模式的精神卫生服务,ACT 具有主动性,高强度的特点,所以成本较为昂贵。社区大多数社会功能尚好或依从性较好的精神病患者可以接受传统门诊治疗,没有必要接受 ACT 这种高强度服务。社区中部分重性精神病患者症状严重,根本无法利用传统的门诊治疗或者社区康复服务,ACT 就是专门针对这些患者的精神病社区服务模式。这些重性精神病患者主要是指症状严重,其社区生活功能受到影响;有严重的功能损害;患者至少具有包括多次住院、症状严重且难治、长期物质滥用、无家可归、极有可能犯罪、住在病房但是在社区生活的话可接受高强度服务、无法参与传统服务这七种情况之一。

ACT 在英美,加拿大,澳大利亚已经成为政府投资的标准社区管理模式。亚洲国家医疗资源主要在医院,针对精神疾病的社区服务较薄弱。我国的医疗机制与国外不同,精神卫生服务面临很多问题:经费缺乏;专业人员缺乏;精神卫生法不健全,监护人权力过大,诉讼缺乏保障;服务能力不高,监管能力低下;精神障碍患者家庭经济负担重,受歧视、心理和社会压力大。因此限制了社区医疗服务,大多数精神卫生服务由医院或者专科门诊完成。重性精神病患者一般长期甚至终身住院或者被关在家。随着《中华人民共和国精神卫生法》颁布实施,精神障碍患者的社区管理与康复成为重大公共卫生与社会问题,借鉴和引入新的社区精神卫生管理与治疗模式是可行的解决措施,主动式社区服务模式就是其中较为重要的一种。但由于我国的国情,实施 ACT 面临一些问题。需要多学科团队共同服务,成本需求高,需要有财政经费的投入,有一定数量的工作人员可以定期轮岗轮休,还需要开设后继的过渡机构,如疗养院、康复之家等。因此 ACT 目前只在一些发达城市试点开展,建立了一些适合我国国情的改良模式,如建立社区档案,设社区精神卫生康复站,社区居委会干部与残疾人协管员、警察、精防医生联动,入户随访管理模式。

### (二) ACT 的评估及作用

可用于对 ACT 项目的实施进行评估的有达特茅斯保真度量表(Dartmouth Assertive Community Treatment Scale,DACTS)和 ACT 保真度量表 TMACT(Tool for Measurement of Assertive Community Treatment)。DACTS 量表包括 3 个分量表:团队的结构和组成、组织边界和服务特点,可以从不同的方面细致而全面地对 ACT 团队进行评价,最终判断其是否达到 ACT 服务模式的要求。一般来说,该量表的平均分至少要达到 3 分,才认为被评估的团队所提供的服务达到了 ACT 服务的基本要求,对于其中一些关键条目的要求可能会更高。尤其是对于新组建的团队,完成 DACTS 对于项目执行情况的评估。但有研究者认为 DACTS 过于强调组织结构,而对关键进程的覆盖以及对项目理论的关注不足,为了更好地反映 ACT 服务的有效成分,同时具有一定的灵活性,Monroe 等在 DACTS 的基础上,编制了 ACT 保真度量表 TMACT(Tool for Measurement of Assertive Community Treatment)。TMACT 对康复导向、询证实践和团队工作 3 个方面的评定更重视,标准更高,而且对评价指标的变化比 DACTS 更敏感。已被认为是一项权威的评价指标。

ACT 对于重性精神病患者的干预效果主要体现在对疾病的控制与症状的改善,以及社会功能和生活质量的提高等方面,同时成本-效果分析的结果也从卫生经济学的角度肯定了 ACT 项目的效果。ACT 最突出的成效表现在它能减少患者的住院次数和天数。在症状控制方面,科德韦尔(Coldwell)对流浪重性精神病患者接受 ACT 干预的有效性进行了 meta 分析,发现相对于对照组,ACT 组患者精神症状的严重程度减轻了 26%。此外,ACT 在缓解患者症状方面的效果也得到了其他研究的肯定。这一模式在疾病控制和症状改善方面的效果,部分是源于其增强了患者的药物依从性。除了能够预防和控制疾病的复发,ACT 模式还可以有效改善治疗团队与患者的关系,改善患者的社会功能和生活质量。有多项研究发现,ACT 组的患者在外流浪的时间减少,在社区稳定居住的天数增加。因为直接提供密集服务,患者/职员比例低,成本效果受到关注,研究显示,成本增加 4 倍,效果增加 12 倍。在成本效果上有优势。ACT 扩展到失业,物质滥用,违法犯罪的精神病患者。经过治疗,更多人有工作。减少物质滥用,减少患者被拘留,强制性住院,进监狱,减少再犯罪,司法可以参与。一般是缺陷最明显的 20% 患者可以使用。

### (三) 具体实施方法

各个国家由于文化背景不一致,主动式社区服务模式有一定的差异,例如人员组成,团队运行方式和提供服务方式。但各国 ACT 服务模式一般包括 8 个核心要素:①团队工作模式,精神科医生,护士,心理咨询师,职业康复专家,物质滥用专家组成的跨学科团队,共享并相互学习各自专业知识和技巧;②团队成员直接向患者提供需要的综合性服务;③患者/职员比例小,要求患者/职员≤10,最大程度保证服务质量;④每个患者有 2~3 个成员主要负责,但所有成员都需要了解所有患者的信息,团队共享病历,并且共同讨论问题解决问题;⑤在患者所在社区或者住所提供服务,每周 2~3 次密集的主动式探访;⑥服务没有固定时限,只要患者确实需要就提供服务;⑦服务方式灵活,每天召开例会讨论每个患者的处理方案,因而可以根据患者的需要快速灵活的调整处理方案;⑧危机干预,提供每周 7 天,每天 24 小时危机干预服务。ACT 模式与其他社区管理模式最大的不同,是多学科团队直接在社区内提供服务,而不是将患者分配到各种治疗机构,也正是由于这种特殊的服务模式,尽管 ACT 服务的患者/职员比例与其他模式相比已经很小,但还是只能针对社区中"有最大需求"的少部分严重精神障碍患者。

ACT 由多学科团队实施,团队一般 10 人,包括精神科医生,护士,社会工作者,心理咨询师,职业治疗师,精神病学家,康复良好、可以为团队提供服务的患者和成瘾专家,负责社区内以严重精神障碍患者为主的 80~100 名患者。这些患者使用主动式社区服务精确性量表(assertive community treatment fidelity scale,ACTFS)来测评入组。服务小组的工作宗旨是以提高保健、医疗、社会福利方面的帮助为主,兼顾帮助患者的日常生活。具体工作内容主要是介绍药物知识;促进患者自己管理药物;个别心理支持性治疗;危机干预;住院期间继续关心;日常起居生活的援助;躯体健康;协助经费管理;职业培训和介绍。每周工作 7 天,每天 24 小时。人口少,或者是农村,可以减少团队人员或者工作时间。治疗由团队人员随时实施,治疗多在患者家中、邻舍及工作场地进行。ACT 团队常常在靠近患者生活的地方建立办公室,每天召开例会,所有成员共同管理病历,共同讨论每一个患者情况,再根据讨论结果提供相应服务,但有 2~3 名成员常常固定与一个患者接触,负责其日常管理,并且把具体病情每天例会报告。团队要帮助患者进行日常生活,如洗衣、购物、烹饪、梳洗、理财及使用交通工具。还应尽量支持和帮助患者寻找工作、继续学业,或安排在一个庇护性工场内工作。作这类安排后,为了化解危机,预防疾病复发,工作人员继续与患者保持接触并指导患者积极地享用闲暇时间和运用社会技能。ACT 关键在于强调增强患者社区生活适应,还强调服药的依从性,而非侧重精神病理学治疗。

---

**BOX 5-2　美国威斯康星州麦迪逊市(Madison)的实施方法**

1. 具体方法

(1)建立一个小组,包括精神科医师、护士、社会工作者、工疗师、心理师等 10 人。

(2)以提高保健、医疗、社会福利方面的帮助为主,兼顾其他各方面。

(3)负责社区内以重性精神疾病患者为主的 80~120 名患者。

(4)每周工作 7 天,24 小时值班。

(5)使用主动式社区服务精确性量表(Assertive Community Treatment Fidelity Scale,ACTFS)测评入组患者。

(6)1 名医师和 2 名护士负责 100 名患者。

2. ACT 可以提供的服务

(1)处方药物及药物知识简介。

(2)促进患者自己管理药物。

(3)个别心理支持性治疗。

(4)危机干预。

(5)住院期间继续关心。

(6)援助生活起居。

(7)援助日常生活。

(8)关心躯体健康。

(9)协助管理经费。

(10)职业培训和介绍。

(11)援助协调家庭成员间关系。

(12)回归社会的其他方面。

3. 若要开展主动式社区服务,尚需要解决以下几个问题:

(1)要有财政经费投入。

(2)工作人员避免长久、固定在某一处,要定期轮转。

(3)工作人员要有轮休,不能过度工作。

(4)要开设后继的过渡性机构,如疗养院、康复之家等。

(5)要有职业培训、职业介绍的专门人员参与,以使患者能顺利进入就业渠道。

总之,ACT是一个密集的和高度集成的社区精神卫生服务方法。ACT的推广有效地推动了社区精神卫生事业的发展,尤其是ACT模式所提出的积极外展和多学科交叉共同合作等理念,逐渐融入到社区精神卫生管理的标准模式中,起到了积极的促进作用。

# 第六节 居家护理

## 一、概　述

居家护理(home care)也称为住处的保健、社会关怀,是由专业人员在患者家中提供的连续、系统的医疗护理和日常护理援助,主要针对社区中经治疗出院后或长期家庭疗养的慢性病患者、残障人、精神障碍者。其宗旨是借助家庭内沟通与互动方式的改变,以协助病人恢复健康、适应社会。精神病人的居家护理是精神卫生社区康复护理的一个重要组成部分,它使患者获得持续的医疗服务,减少疾病的反复和促进康复,同时也为患者家属提供身体上及心理上的帮助,使患者及其家属获得人性化的,有尊严的照顾。居家护理是以个案管理的方式提供服务,即由居家护理人员提供个案所需的各项保健照顾服务,并负责长期照顾的工作,以减少社区卫生服务机构的风险与成本,是长期护理设施的低成本解决方案。在我国居家护理多数是以家庭为服务对象,以家庭护理理论为指导,以护理程序为工作方法,护士与家庭共同参与,以家庭病床的形式进行。

居家护理在患者家庭中进行,主要分为两方面的内容:专业的卫生保健护理和生活护理。专业的卫生保健护理包括医学或心理评估,疾病教育和管理,药物教育和管理,心理治疗或职业治疗。生活护理包括协助日常事务,如准备饮食,督促或协助患者自行打理个人卫生,监督服药,外出购物、交通和陪伴等等。居家护理的内容不只局限于技术性的护理措施,也包含疾病的一级、二级、三级预防保健。居家护理的目标是:①为患者提供持续性医疗护理,使其出院后仍能得到全面照顾。通过健康教育,使家属保持身心健康。②降低出院患者再住院率及急诊的求诊频率。③减少患者家属往返奔波医院之苦。④缩短患者住院日,增加病床利用率。⑤减少家庭经济负担。居家护理在家中进行,不仅使医疗费用下降,而且提高了患者的生存质量,受到了患者和家属的欢迎。但是到目前为止,有关家庭护理的法律法规尚未出台,一旦在居家护理中出现纠纷和问题,就很难做到依法解决。因此,要实现居家护理在中国进一步的完善和发展,我们还有很多问题需要面对和解决。

## 二、居家护理程序

居家护理程序是运用解决问题理论,对出现健康问题的家庭进行帮助的一种方法。居家护理的程序包括以下几个步骤即评估、计划、实施、协调、监督和评价、修改计划并重复运行。即评估个案健康照顾的需求,确定个案存在的健康问题,制定符合个案需要的护理计划,维持个案独立性的功能,然后利用资源提供完整性的护理服务,最终根据个案健康状况的改变评价护理效果,必要时须重新评估,调整计划方案。

### (一) 评估和制订居家护理计划

开展居家护理的第一步是对患者和患者家庭进行评估。对患者的评估要包括:心理和社会功能,如应对压力的能力、调适能力以及人际交往能力等;患者的生活技能;有无精神疾病所致症状;患者的长处与不足及其潜能;社会支持系统;患者在家庭中的角色和功能;患者的文化背景、职业角色及对所患疾病的认识能力。对家庭的评估要包括:家庭的结构和整体功能,包括发展过程、角色、责任,家庭规范和价值观对病人影响。家庭成员对精神疾病的观念和态度;家庭情绪气氛;家庭的社会支持系统;家庭对患者问题、护理计划了解程度;家庭成员对精神疾病知识和技能掌握的程度,是否能预测患者的病态行为。家庭文化背景与知识水平。对患者病情的观察和判断能力,能否向医务人员提供丰富、可靠的资料,并能帮助评定患者的阴性症状。家庭成员的精神健康水平。家庭成员人际关系互动方式。根据对以上评估资料的分析,明确家庭的健康需求,提出居家护理诊断或健康问题。

根据居家护理诊断或健康问题,制定有家庭成员参与的、切实可行的护理计划。计划中宜包含与其他卫生保健人员合作的内容,同时要符合家庭的实际情况,可操作性强,对居家护理有一定的指导意义。

(二)居家护理的实施

根据护理计划,采取有效地护理手段,与家庭成员共同实施居家护理措施。家庭成员是居家护理实施中非常重要的资源,尤其是患者的日常生活护理基本完全由家属来承担。因此,先根据评估结果选定居家护理责任人,责任人在家庭成员中必须能协调好各成员间的关系,掌握家庭主动权,以责任人为护理知识的传播者,能发挥最大优势,取得最佳效果。

但由于社区精神卫生保健措施尚不完善,照顾者长期照料精神疾病患者的日常生活,繁重的工作给照顾者的生活质量和心理健康造成很不利影响。有研究表明,多数家庭成员难以应付患者重返家庭后带来的一系列问题,出现心理障碍的家庭成员达到32%。因此提高照顾者的心理健康水平,提供家庭情感支持和应对方法,更好的帮助患者进行康复。

根据患者的病情,家属的不同心态,不同的知识结构和不同的家庭社会环境等的差异,有针对性地进行居家护理指导。对患者和家属进行健康教育,目的是向其提供有关精神疾病的知识和训练应付技巧。家庭健康教育可以针对单个家庭、多个家庭或一个家庭的多位亲属,可采用一对一的健康指导、小组讨论、健康教育集体讲座、播放疾病健康教育VCD进行宣教、发放健康教育手册和电话随访等健康教育形式。随着科学技术技术的发展,家庭健康护理软件或家庭护理软件等医疗卫生信息技术(health care information technology, HIT)开始应用到居家护理服务中。HIT是"应用计算机存储、检索,共享医疗信息和数据,进行知识交流和决策的技术。远程医疗技术是一个以证据为基础的交付模型工具,可以集成到关心病人心理健康的计划。将各家庭病床有机地联成网络,实现分散监护,集中管理。建立可提供及时和优化服务的医疗媒介,便于医生与家中患者交换信息,以便及时确诊和处理病情。对病人病情作出正确诊断的依据来源于临床监护取得的信息和数据。及时将记录、分析和统计结果纳入病案管理库,以便随时为医生和患者提供服务。病案及数据管理系统是家庭护理工程(home health care, HHC)中很重要的一部分。是病人的档案库反映实际临床检测及分析判断的结果,是医生与患者之间交流的必由之路。考虑到家庭护理的特点,病人分散数量较大,医生难以记住病人情况,需要有病案记载随时可查阅。医生根据患者的具体情况作出判断并下医嘱反馈给患者家庭,并随时监护病情等。病案及数据管理系统可以提供病案记载,并实现双向数据传输及存档,接收来自临床监护记录及分析诊断后的统计结果并存档(来自病人方面的信息),发送医生根据监护及病人具体情况给出的处理结果并存档(来自医生方面的信息)。远程医疗技术的应用可以最大化优化医疗资源,可以帮助减少或防止患者再次入院,协助家庭护理护士提供共享决策,注重协作护理。远程医疗和经济复苏模型改变了家庭健康护理的作用。护士需要主动和迅速应对新兴技术正在改变他们在家庭护理的角色。

大量研究证实,对亲属或照顾者的健康教育或支持性咨询是一种非常有效的康复手段。相对治疗而言,家属或照顾者更希望得到能够有效地应对患者异常行为的明确建议,亲属或照顾者是处置精神疾病患者的重要资源。患者的生活护理主要由家属提供,主要包括:

1. 生活照顾　大多数患者可以自行料理卫生,部分患者需要督促或协助才能完成。在做好生活护理的同时,家属应该对患者加强训练和教育。避免过分的照顾,使患者表现出不应有的"懒惰"。督促患者进行体育锻炼,增强患者体质、减少并发症、促进患者早日康复。多吃蔬菜、水果等保证营养的均衡摄入。抗精神病药物易引起便秘和尿潴留,要鼓励病人多饮水、多活动、排便异常及早处理。不吃易引起兴奋的食物,吞咽有困难的患者,不吃易发生危险的食物,如鱼刺、骨头、坚果等,谨防在进食过程出现窒息。保证患者睡眠,为其提供适宜的睡眠环境,督促患者遵守作息时间,养成良好的睡眠习惯。

2. 督促服药　目前精神疾病的治疗还是药物为主。家属要督促患者按医嘱服药,不要擅自决定药量的增减和药品的更换,还要注意观察药物不良反应,一旦发现及时就医。防止患者藏药或吐药,也防患者积攒药物自杀。妥善保管药物,防止药物潮解失效。有些患者需要长期服药,预防复发。

3. 心理支持　情感表达是家庭支持系统中的一个指标。高情感表达是家属对待患者表示指责、敌视和情感介入超过一定界限。低情感表达是对患者的一切言行都表示理解,态度温和,言语亲切,尽力忍受。家属对患者既不要粗暴干涉,也不要过度保护。家庭成员要注意方式方法。精神疾病患者大多有偏执倾向,有时固执地坚持自己的观点,很难被说服。此时争辩是无意义的。训斥只会导致敌意,最好的方式是允许患者表达,即使是荒谬的。然后巧妙地把话题引开,或找一些有趣的事让患者去做,转移患者的兴奋点。对患者的康复,不急于求成,不提出患者暂时做不到的要求。而是建议患者做他目前力所能及的事,比如简单的家务、购物、娱乐、运动等。经常不露声色地夸奖、感谢患者。使他们有成就感、自尊感。然后逐步增加患者的自主性,逐步扩大患者的活动范围,如在安全的前提下,允许自主服药、外出会友、操控一定数量的钱等。另外,还要从患者感兴趣的事物入手,引导他做些力所能及的事情。这样,才能帮助患者摆脱狭隘封闭的自我小圈子,避免"越病越养,越养越病"的恶性循环,最终达到康复的目的。

4. 观察病情　观察病情是居家护理中不可忽视的一件重要事情,家属应主动观察患者在家庭或单位的各种表现,注意疾病复发的早期迹象。当发现异常的情绪和行为,如热情过度、冷漠异常、多疑敏感、恐惧和焦虑、情绪激惹、生活懒散、睡眠障碍、工作能力下降、担心人际关系问题、感到嫉妒、变得多疑、没有正规或不主动甚至拒绝服药、试图做很多事情来转移烦恼均是复发的早期表现,应及时就医。精神症状复发,大多和过去发病时类似,只要观察仔细,一般不难发现。

5. 安全防范　由于患者的行为常常受精神症状的影响,所以必须注意安全防范,安全护理也是精神科护理的重要内容。家属要时刻警惕患者自伤、自杀、伤人。患者的居室,要简单、整洁,力求安全。室内不放诸如:热水瓶、钳子、绳索、刀剪、铁锤、药物等危险品,也最好不放易损坏的家具。病情稳定,无攻击行为的患者,最好同家属住在一起,不要独居或关锁。避免因独居和关锁增加患者精神压力,使患者产生猜疑、嫉妒心理,出现自伤、自杀、伤人或出走行为,酿成恶果。

6. 定期复诊　坚持定期带患者到门诊复查,使医生连续地动态地了解病情。以利于医生能根据患者的情况,及时调整治疗方案。一般病情稳定的患者,每3~6个月要复查。必要时,社区护士要为家庭联系、提供和协调切实可靠的卫生资源与信息。

### （三）居家护理的评价

根据居家护理计划内容和进程对目标实现的程度和计划的有效性进行评价。护理评价的主要目的是确定是否达到预期目标,以便及时修正目标和护理措施。目前并无统一的评价体系,目前社区护理质量评价指标体系,包括以结构质量、过程质量、结果质量为要素的评价体系,以人才培养、技术水平、业务能力和满意度为要素的评价体系,以社区绩效、人员配备、质量考核为要素的指标体系,以社区卫生服务利益相关者为一体的、用于社区护士工作量化的评价体系,以及以社区护士不同的工作区域和工作内涵作为1级指标评价体系。各评价体系各有侧重,但是其评价指标大体相同。

具体评价指标有:医疗服务的相关指标。主要有两周就诊率(住院率)和两周未就诊(未住院率)、慢性病管理率、医疗服务当日及时率指标等。社区人群健康知识知晓率、卫生资源指标、对社区人群进行居家护理社会功能认知情况的调查,主要涉及卫生管理人员正性和负性认知率、居家护理医务人员正性和负性认知率以及社区居民正性和负性认知率等。费用的效益评价指标费用与效益分析、费用与效果分析和最小费用分析。社区健康护理服务结果的指标可以用死亡、疾病、丧失劳动力、不适和不满意进行衡量。根据评价结果,对为实现的目标和计划及时进行修订。

总之,精神疾病的发生,治疗和转归,与家庭整个特征和家庭成员的情况关系密切。一个温馨的家庭是做好居家护理的前提。家庭成员要互相支持,互相爱护,正确对待患者,使患者能获得良好的环境,对患者的健康和疗效的巩固是有益的。要做好居家护理,要求家庭中的有关成员对精神疾病的一般知识能有所了解,对患者做到耐心、体贴、关怀、鼓励,而不是歧视、怨恨、迁就、威吓。通过居家护理这种家庭干预的形式,对防治精神病,充分发挥家庭和社会的作用有着重要的意义。家庭护理干预在改善患者应付方式方面起到了促进作用。护理干预提高了患者的认知能力,培养了向上的生活态度和积极的应付能力,增强了自我管理能力和自信心,学会自己处理各种突发事件和心理危机,建立以求助解决问题为主的积极应付能力,以积极的心态参与到自我管理中来。

## 三、常见精神疾病的居家护理

### (一)精神分裂症的居家护理

精神分裂症是一种常见的严重精神障碍,且有反复发作的倾向。对于恢复期患者做好家庭护理对患者的康复至关重要。家庭护理不仅包括对患者生活上的关照,督促其按医嘱服药,更重要的是给患者以心理上的鼓励与支持。家属要正确看待精神病人,不可过分娇惯或冷淡病人,态度要自始至终如一。尽量为病人创造宽松的生活环境,尽量减轻病人的思想压力。要多了解相关的精神病学知识,配合医生作好患者的维持治疗工作,如督促病人按时服药,定期陪同病人复诊;妥善保管病人药品,严格按医嘱增减药量;发现病人出现药物副反应,及时与医院取得联系等。做好生活护理工作,避免意外事件的发生。饮食护理注意禁止饮酒、少吸烟、避免食用刺激性食物。多吃蔬菜、水果,营养均衡,对吞咽有困难的患者,不吃易发生危险的食物。对待不能自理的病人,要督促并协助其料理好个人卫生,如定期帮助其洗澡、理发、剪指甲、根据天气变化增减衣物等。家属应妥善保管家中危险的物品,居室设置应简单牢固,避免发生意外事件。做好病人病情的观察工作,及早发现复发的先兆,及时就医,以免病情加重。精神分裂症患者会不同程度地降低了每个家庭成员的生活质量,给其带来巨大的心理和经济压力。精神分裂症患者的家属也被认为是"潜伏的患者",是精神卫生服务的高危人群之一。因此,对这些家庭除给予同情和理解之外,还应采取社会心理干预措施,进行有关心理咨询和心理教育,协助获得家属必要的社会援助,对患者的康复有重要意义。

### (二)老年痴呆的居家护理

老年痴呆(Alzheimer disease,AD)是一种慢性神经系统退行性疾病,其进展隐蔽,病程缓慢。目前对该病药物治疗非常有限或者是无效,而对老年痴呆的科学家庭护理可以使老年痴呆患者在长时间内处于稳定状态,延缓疾病进程,提高生活质量。AD 的照顾是一项压力非常大的工作,随着病程的进展,患者的自控及自理能力减弱或消失,安全问题随时可能发生,给家庭护理带来巨大压力。大多数家庭照顾者没有接受过正规的培训,缺乏该疾病的相关知识和对病人的护理照顾常识。因此,在社区护理工作中要注意对患者及照顾者讲解 AD 的相关知识及照顾技巧,宣传治疗成功的病例,培养患者对自身疾病的承受能力,让照顾者掌握照顾患者的技巧,理解和关爱患者。照顾者要耐心观察病情变化,与患者沟通,及时发现安全隐患,防患于未然。还要结合 AD 病人的特点,采用多种形式的居家护理干预,如讲小课、上门随访、电话随访、个别病人返院咨询等。老年痴呆病人的护理措施需要根据病情来决定。家属在日常护理中应该注意几个要点:①起居环境要整洁、安静,防止跌倒撞伤,妥善管理危险品、水电煤气,以防意外;②外出需有人陪伴或者给患者随身携带写有姓名、地址、联系方式的卡片或者 ZPS 防走失手环,以防走失;③起居应有规律,保证充足睡眠,安排合理作息时间,鼓励患者做一些有益身心健康的活动及体育锻炼;④饮食宜清淡,营养丰富,易于消化,适当进食富含优质蛋白质。

### (三)双相障碍、抑郁症的居家护理

抑郁症是一种以显著而持久的心境低落为主要临床特征的常见精神障碍。多数病例有反复发作的倾向,每次发作大多数可以缓解,部分可有残留症状或转为慢性。此病症除了进行相应的治疗外,家庭护理显得尤为重要。定期开展健康教育,帮助照顾者和患者认识疾病,合理用药,患者尽早康复。家属应注意合理安排患者的作息时间,保证其睡眠充足。抑郁症饮食应营养全面,以高蛋白、高纤维、高热能饮食为主,并注意服食润肠的食物,以保持大便的通畅。督促、鼓励和协助患者打理个人卫生,

对于一些较轻的,可提供简单、易完成、感兴趣的活动让患者参与,也可先安排患者参加团体活动,逐渐培养其兴趣和生活情趣,分散其注意力以缓解病情,最终使患者能积极主动参与活动并从中获得成功体验和满足感。家人必须监督患者服药,了解药物的作用和副作用,当患者出现一些口干、便秘等副反应时,应鼓励其多饮水,多进食富含纤维素的食物,多运动,便秘严重者可选用番泻叶等药物治疗。不良反应严重或病情反复,应立即送医院就诊。防范自杀行为是家庭护理的重点。自杀行为常发生在在疾病的发作期和恢复早期,多发生于清晨。抑郁症患者还会出现"扩大性自杀"或"曲线自杀",护理者也应注意加强自我保护。要加强危险物品如药品、刀具、绳索、玻璃制品的管理,降低自杀风险。抑郁症患者常有悲观失望,缺乏信心,自卑、无用感,甚至绝望。对照顾者也可能表现出敌意、厌烦、拒绝、不满等情绪。家属应充分理解和同情患者,耐心倾听患者的诉说,掌握其思想动态,经常给予鼓励支持,帮助患者树立信心,积极疏导其消极情绪,对其某些想法要耐心解释说服,尽量满足其合理要求。

### (四) 儿童孤独症的居家护理

孤独症又称自闭症,是一种以语言交流障碍,重复刻板的行为和社会功能障碍为主要表现的严重的发育障碍性疾病。孤独症的治疗周期长、治愈难度大,甚至会伴随一生。家庭是儿童最常接触的场所,家庭是训练患儿语言和交往能力的重要场所,居家护理在孤独症患儿精神康复训练过程中至关重要。患儿照顾者的心理健康状况,对康复护理的效果有重要的影响。研究表明,照顾者积极的心态可能促使其为患儿提供更长期的高质量的照料。积极,主要体现为较强的应对压力能力、较好的主观健康状态和较高的健康相关生活质量。因此,在社区康复工作中医务人员不仅要尽可能地为孤独症患儿提供更好的训练和护理,还应重视其照顾者的积极感受和家庭功能状况。要根据照顾者家庭和一般资料的不同为其提供针对性的心理疏导和健康教育,定期开展以家庭为单位的健康宣教和知识讲座活动,以改善孤独症照顾者的家庭功能,增加其照顾过程中的积极感受。通过提高家长对孤独症的理解,并结合患儿实际情况,让照顾者采用科学的训练方法对其进行康复治疗。家庭综合护理需要在医院医师的指导下才能顺利开展,同时,应该积极配合医院的治疗措施,以取得最佳效果。医护人员应帮助患儿家长充分认识到患儿疾病的特点,提高其自身素质,与康复训练的老师密切配合,制定长期、合理的教育训练计划,帮助患儿学会与外界沟通交流,形成健全的人格,培养其生活自理能力和社会适应能力,以帮助患儿更好的康复。照顾者主要承担三方面的职责:①日常的看护,满足患儿成长中的基本需求;②训练和矫治,促进孩子各方面能力的发展,纠正问题行为;③与孩子形成亲密的依恋关系,帮助孩子建立对他人的信任和安全感,发展社交能力,提高社会功能。

精神病患者治疗康复的最佳链条是由医院-家庭-社会三部分组成。精神病患者的治疗康复单靠亲情远远不够,但精神病患者家庭的作用仍是举足轻重。精神病患者的康复需要社会和家庭共助,使患者在心理、生理上及社会适应上实现全面整体的康复,重返社会。

(崔　勇　辛　凤　刘　琳)

 **复习思考题**

1. 简述社区精神康复的概念。
2. 简述复原的涵义。
3. 社区精神疾病患者常用的康复措施有哪些?
4. 个案管理的涵义。
5. 精神科常见紧急状态有哪些? 兴奋状态如何处理?
6. 急诊中常见的心理危机有哪些? 如何干预?
7. 简述自杀的相关危险因素。

# 第六章

# 社区精神卫生相关问题与特殊服务

本章注重介绍在社区精神卫生服务过程中面临的一些相关问题,如精神卫生工作者应该注意的伦理问题,以及与精神卫生工作者、精神障碍患者及其家属有关的法律问题。同时,本章还介绍了在社区中精神障碍共病物质滥用问题,不同年龄段如老年人、青少年等在社区中的精神卫生问题,以及针对大学生及受灾人群的心理危机干预。

## 第一节 伦理和法律问题

### 一、精神卫生服务的伦理问题

伦理问题是医学中极为重要的组成部分。早在公元前 4 世纪"西医之父"希波克拉底就为从医者确立了应遵守的道德自律原则即"希波克拉底誓言"。之后,世界医学联合会在 1948 年的《日内瓦宣言》和 1949 年的《医学伦理学法典》,都发展了"希波克拉底誓言"的精神,明确指出患者的健康是从医者的首要问题,从医者应无例外地保守患者的秘密,对同事如兄弟,坚持从医者的光荣而崇高的传统。世界医学会于 1964 年制定《赫尔辛基宣言》,作为医生及医学研究人员在对人类进行医学试验时应遵守的伦理原则。这些誓言、宣言和法典奠定了医学伦理的基石,成为广大从医者恪守的职业准则。目前医学伦理学的四个基本原则是:尊重自主原则、行善原则、不伤害原则和公平原则。无论是何种医学分支都应遵守这些基本原则。同时在医疗服务中一般遵照两种方法,一种是以职责为基础的方法,要求医护人员要遵守一定的职业道德。例如,严禁医护人员与患者之间发生不正确的关系如性关系。另一种是以功利主义为基础的方法,对于人类健康福祉主张最大化利益,最小化伤害。要求医护人员在患者获益和伤害之间作出判断。例如,某人患有糖尿病,需要医护人员判断采取 A 或 B 方法治疗该患者的利与弊。然而,在精神卫生服务领域,由于部分精神障碍患者因缺乏疾病自知力而不愿求医,或者在其疾病发作时缺乏判断和(或)控制能力,或者部分精神障碍患者因病情严重需要强制性治疗,这些都超出了普通医疗的范畴,有其伦理和法律的特殊性,现分述如下。

#### (一) 精神卫生服务中的医患关系

医患关系是医护人员与患者在医疗实践活动中建立起来的、复杂的人际关系,建立这种关系的目的旨在给患者传递高质量的医疗服务。在精神卫生服务中建立起可信任的医患关系尤为重要。不少精神障碍患者因缺乏自知力而对求医行为存在抵触情绪,因此,精神卫生工作者对待精神障碍患者更要有同理心,态度和蔼,更尊重患者的人格及其隐私权,更要有良好的沟通能力,更要有精湛的医疗技术,从而与患者建立起良好的医患关系。此外,由于精神病学的特殊性,尤其是目前仍缺乏疾病诊断的"金标准","被精神病"的事件偶有发生,因此对精神障碍的诊断要格外慎重。就目前社区环境而言,某人一旦被诊断为精神障碍,他或她将可能遭受到公众的偏见与歧视,有可能失去工作、学习以及家庭等潜在社会资源的支持。因此,初级保健医生在社区如发现疑似精神障碍患者时,应设法建议其到相关精神卫生机构进行必要及时的诊治,既要做到"早发现,早诊断,早治疗",同时又要避免过度诊断导致假阳性而被纳入"社区管理"。

（二）中国精神科医师应遵守的道德伦理规范

中国医师协会精神科医师分会于 2005 年颁布了我国精神科医生应遵守的道德伦理规范:

1. 精神科医生应该尊重每一个患者的基本人权和尊严。

2. 精神科医生不能使用自己特权在医疗活动及医疗活动之外的交往中利用和剥削患者。

3. 精神科医生应该为患者的临床资料保守秘密。

4. 精神科医生在采取任何处置或治疗前,应该征得患者的知情同意。

5. 精神科医生不应滥用自己的专业知识和技能为医疗之外的活动提供服务。

6. 精神科医生应将患者作为一个整体,对其所有的医学问题负责。

7. 精神科医生如果从事研究工作,应该遵守公认的伦理学准则。

8. 精神科医生应该为患者提供可及范围内最好的服务。

9. 精神科医生应该不断地追求自己的专业水平,并与同行分享。

10. 精神科医生应该致力于改善精神卫生服务的质量、提高可及性,促进卫生资源的公平分配,促进社区对精神卫生和精神疾病的认识。

这些道德伦理规范同样适用于在社区提供精神卫生服务的各类精神卫生工作者。

（三）精神障碍患者的隐私与保密

在医疗实践活动中,保护患者的隐私权以及为其保守秘密是建立可信任医患关系的前提。与其他人群相比,精神障碍患者是一个更为弱势的群体,因此保护他们的隐私权及其秘密在精神卫生服务中显得尤为重要。其目的在于尊重精神障碍患者的尊严和隐私,促进患者的健康。许多国家是以法律的形式保护精神障碍患者的隐私权。例如,1998 年英国颁布了"资料保护条例",促进了对个体也包括各类患者的隐私权。2013 年我国实施《中华人民共和国精神卫生法》(简称《精神卫生法》)中就有明确规定。此外,对于低于 18 岁以下罹患精神障碍的儿童、青少年患者的医疗信息通常是由其父母和医护人员共同保护。在社区环境中治疗精神障碍,很有可能使患者的病情暴露于邻居甚至公众,尤其是伴有暴力倾向的精神障碍患者的信息会被当地医疗、公安、民政等多部门共享,这些情形又可能违反了患者本人的意愿。因此,在现实社区环境中精神障碍患者的个人隐私、病情保密与信息公开是非常复杂的具体问题。精神卫生工作者既要保护好精神障碍患者的隐私权,又要注意到为保护他人安全而最低限度地公开患者的医疗信息,这是一种值得注意的平衡关系。

（四）精神障碍患者的知情同意

在医疗实践活动中,知情同意(informed consent)是患者接受诊治中的重要一环。通常一个意识清楚的成年人有权知道自己的健康状况,有权知道为其提供医疗服务的利与弊,有权接受或是拒绝为其提供的医疗服务,在大多数情况下精神病学也不例外。2005 年中国医师协会精神科医师分会颁布的道德伦理规范中第 4 条明确要求"精神科医生在采取任何处置或治疗前,应该征得患者的知情同意";然而,根据精神科医生判断,一些精神障碍患者确因病情需要接受强制性治疗,而患者又无能力作出正确判断时,其监护人(夫妻、子女、父母、兄弟姐妹等)则可代替患者签署知情同意。尽管知情同意是提供优质精神卫生服务的伦理基石,但在一些具体的复杂情况下,精神卫生工作者与精神障碍患者及其监护人之间的沟通、对话与权衡就显得十分重要,需要在行善原则与尊重自主原则之间做出选择。

## 二、精神障碍的法律问题

（一）国外的精神卫生立法

长期以来精神病学受到社会一些人士的不同看法,甚至受到"反精神病学运动"的挑战或是社会的忽视。大部分精神障碍患者仍处于社会的边缘状态,部分精神障碍患者受到歧视甚至遭受虐待。

因此,以法律的形式不仅有助于促进精神卫生事业的健康、持续发展,还能够最大限度地保障精神障碍患者的合法权益。1838 年法国颁布针对疯人院收治精神病患者的法律,其实质是如何管理那些无法理性参与社会契约的人们,被称为"世界第一部精神卫生法"。1845 年英国颁布《疯人法》(Lunacy Act)目的在于对精神病患者的规范收容,促使疯人院进一步向精神病院转型。1946 年美国颁布国家精神卫生条例(national mental health act),旨在从国家层面促进精神卫生服务,为培训、研究以及服务提供支持。1963 年美国总统肯尼迪颁布《社区精神卫生中心条例》(community mental health centers act,CMHCs),该条例对发展社区精神卫生服务具有里程碑式的意义。不仅涉及住院患者,精神科急诊服务,日间治疗,门诊服务和精神卫生咨询与健康教育,同时也为创建美国各地社区精神卫生服务中心提供联邦资金。1977 年世界精神病学协会颁布了"夏威夷宣言"将伦理学原则引入精神病学领域。1991 年 12 月 17 日联合国通过第 46 号/119 号决议:《关于保护精神障碍患者和改善精神卫生服务的原则》,明确规定了精神障碍患者的基本权利和自由,强调"人人都有权获得优质的精神卫生服务,这应当是卫生和社会服务体系中的一部分。"1996 年世界精神病学协会在"夏威夷宣言"和"维也纳指南"(1983 年)的基础上颁布了"马德里宣言",现摘录如下:

1. 精神病学向精神障碍患者提供最佳治疗,并促进他们的康复与精神健康。

2. 精神科医生的职责是要紧跟本专业科学发展的步伐。

3. 在治疗过程中患者应被视为合作伙伴。

4. 当患者因病情没有行为能力和判断能力时,精神科医生应与其家属协商,在适当的时候可咨询法律顾问以保障患者人权尊严和法律权力。治疗始终以患者的利益最大化为原则。

5. 精神科医生受邀对某人进行评估时,其职责是要告知被评估人有关干预的目的、评估结果的用途和评估中可能出现的负面影响。

6. 从治疗关系中获取的信息应予以保密,且仅能用于提高患者的精神健康水平。

7. 从事没有科学准则引导的研究是违背伦理的。只有接受过正规培训的人士才能从事或领导研究。因为精神障碍患者容易成为研究对象,所以要格外慎重以确保他们的自主性、精神与躯体完整性不受损害。

2005 年世界卫生组织出台指导各国制定或修订精神卫生法的标准化指南,该指南涵盖精神障碍患者接近服务、保密、能力评估、非自愿治疗、知情同意、物理治疗、隔离、约束、通讯隐私、拘留上诉和强制性拘留的审查程序等内容。2006 年 12 月 13 日联合国通过第 61 号/611 号决议《残疾人权利公约》,旨在"促进、保护和确保所有残疾人充分和平等地享有一切人权和基本自由,并促进对残疾人固有尊严的尊重"。这是签字国所要遵守的国际公约,有利于精神障碍患者在社区中的心理社会康复。2013 年 5 月 22 日世界卫生组织召开第 66 届世界卫生大会,并通过了"2013—2020 年精神卫生综合行动计划"方案,该方案强调各会员国应遵守《公民权利和政治权利国际公约》《经济、社会和文化权利国际公约》《残疾人权利公约》以及《儿童权利公约》等公约以保护、促进和尊重精神障碍患者的人权。

迄今为止,全球约有 70% 的国家具有精神卫生立法。通过各国的精神卫生立法,最大限度地确保精神障碍患者拥有健康权、受教育权、财产权、结婚权、组建家庭权、尊重家庭生活权、选择权、结社权、工作权和生活于社区等基本人权,有助于他们各种权利的保障,促进其心理社会康复。

(二)中国的精神卫生立法

1. 中国香港和中国台湾的精神卫生立法　中国香港受英国精神病学以及精神卫生法的影响,于 20 世纪 60 年代就开始制定精神卫生相关法律,并于 1997 年通过修订的《精神健康条例》。该法律共分 5 个部分,74 条,于 1999 年 2 月 1 日施行。其主要内容是涉及有关精神障碍患者及其照管者的法律问题。中国台湾《精神卫生法》最初于 1990 年颁布,后几经修订,该法律共分 7 章,63 条。该修订法于 2008 年 6 月 5 日施行。其主要宗旨是促进民众心理健康,预防及治疗精神疾病,保障患者权益,支持并协助患者回归社区生活。

2. 中国内地的精神卫生立法 中国内地自 20 世纪 80 年代起开始着手制定精神卫生法,首部《精神卫生法》于 2012 年 10 月 26 日通过全国人民代表大会常务委员会会议,并于 2013 年 5 月 1 日施行。该法律共有七章,八十五条。在该法律总则中第四条规定:"精神障碍患者的人格尊严、人身和财产安全不受侵犯。精神障碍患者的教育、劳动、医疗以及从国家和社会获得物质帮助等方面的合法权益受法律保护。有关单位和个人应当对精神障碍患者的姓名、肖像、住址、工作单位、病例资料以及其他可能推断出其身份的信息予以保密。"第五条规定:"全社会应当尊重、理解、关爱精神障碍患者。任何组织或者个人不得歧视、侮辱、虐待精神障碍患者,不得非法限制精神障碍患者的人身自由。"同时第九条对患者的监护人也提出了明确要求:"精神障碍患者的监护人应当履行监护职责,维护精神障碍患者的合法权益。禁止对精神障碍患者实施家庭暴力,禁止遗弃精神障碍患者。"在该法律第三章"精神障碍的诊断和治疗"中第四十条规定:"禁止利用约束、隔离等保护性医疗措施惩罚精神障碍患者。"第四十一条规定:"对精神障碍患者使用药物,应当以诊断和治疗为目的,使用安全、有效的药物,不得为诊断或者治疗以外的目的使用药物。医疗机构不得强迫精神障碍患者从事生产劳动。"第四十三条规定:"禁止对精神障碍患者实施与治疗其精神障碍无关的实验性临床医疗。"

中国精神卫生立法的出台,不仅是人类社会文明进步的充分体现,更有利于推动精神卫生事业的健康、持续发展,有利于保障精神障碍患者的各种合法权益,从而有助于他们重返社区,融入社会。

## 三、自愿与非自愿治疗

尊重自主原则是医学伦理学的首要原则,但由于精神障碍的特殊性,精神障碍患者自主求医的行为具有一定的局限性。例如,对于具有冲动、伤人的精神障碍患者其自主原则受到很大限制。因此,自愿与非自愿治疗精神障碍患者成为精神卫生工作者面临的复杂问题。

(一) 自愿治疗

自愿治疗(voluntary treatment)是指精神障碍患者能够自愿求医,坚持治疗的求医方式。在社区环境中部分精神障碍患者能够前往精神专科医院、综合医院精神科门诊或社区服务中心求医,有利于其心理社会康复,减少精神障碍患者的住院"旋转门(revolving-door)"现象。确实因病情需要,精神障碍患者自愿治疗也可以采取住院治疗的方式。我国《精神卫生法》第三章第三十条规定:"精神障碍患者的住院治疗实行自愿原则。"以及第四十四条规定:"自愿住院治疗的精神障碍患者可以随时要求出院,医疗机构应当同意。"避免对非自愿治疗的滥用以及避免获取最大商业利益而强制收留患者,以保护精神障碍患者的最大利益及其人权。在社区环境中,个案管理(case management)和主动式社区治疗等治疗方式是让精神障碍患者在家中或"康复之家"(包括中途宿舍、日间医院和工疗站等机构)接受有效的、综合性精神卫生服务,目的在于尽量减少他们的复发和住院,体现出以社区为基础的心理社会康复(community-based psychosocial rehabilitation,CBPSR)。

(二) 非自愿治疗

非自愿治疗(involuntary treatment,又称强制性治疗)是指精神障碍患者病情不稳定,且有伤害自我或者他人的危险或潜在危险,但患者本人拒绝接受医疗服务的情形下,采取的强制性治疗措施。这种治疗措施更多的是基于"对别人的保护"或是出于对公共安全的考虑。当然,许多国家认为,在任何特定的临床环境中,对精神障碍患者使用最小限制的治疗以尽量减少强制性措施,才是最好的医疗实践。因此,在英国、美国以及澳大利亚等国均颁布了强制性"社区治疗条例"(community treatment orders,CTOs)或"非自愿门诊治疗"(involuntary outpatient treatment,IOT),旨在监测和评估社区精神障碍患者的病情严重程度,对于严重精神障碍患者尽量在门诊接受治疗,减少复发和住院次数。当精神障碍患者病情需要住院而遭到拒绝时,则需要采取非自愿住院治疗措施。1978 年意大利国会通过新精神保健法(180 号立法),强调要废除精神病专科医院,倡导精神障碍患者在社区中接受治疗与康复,规定需要强制性住院的患者,只能收治在综合医院精神科。受意大利 180 号立法的深刻影响,欧洲精神障碍患者接受强制性住院的比例明显下降。

在我国《精神卫生法》第三章第三十条中规定:除了精神障碍患者自愿选择住院治疗原则以外,"就诊者为严重精神障碍患者并有以下情形之一的,应当对其实施住院治疗:①已经发生伤害自身的行为,或者有伤害自身的危险的;②已经发生危害他人安全行为的,或者有危害他人安全的危险的。"因此,从法律层面规定了精神障碍患者自愿住院或者非自愿住院的原则。

尤其是自2013年我国《精神卫生法》施行以来,社区中无论是提供卫生服务,还是开展科学研究,精神科医护人员、全科医师、社会工作者以及心理学工作者等从业人员都要在这部法律的要求下,开展社区精神卫生工作。社区精神卫生服务着重强调医疗服务优先于科学研究,强调精神障碍患者接受研究时的知情同意,强调精神卫生工作者的伦理要求。同时,既要保护精神障碍患者的合法权益,又要保护患者家庭安宁以及公共安全,为稳定社会和谐与安宁起到重要的平衡作用。

## 第二节　成瘾药物与酒精使用

与普通人群相比,社区精神障碍患者更容易共病物质滥用障碍,特别是药物成瘾和酒精过度使用问题。在所有精神障碍患者中,共病物质滥用障碍的终生患病率为29%,精神分裂症患者为47%,双相障碍患者则高达56%。究其原因,可能包括精神障碍患者缺乏自控能力、容易受诱惑、应对方式缺如、家庭支持欠缺、通过药物或酒精使用来缓解焦虑抑郁等因素,使得此类患者容易成为物质滥用的高危人群。研究发现,精神障碍患者对毒品的敏感性更高,即便是少量的毒品也可能导致其症状波动、治疗失败、预后更差、生活质量严重下降。当精神障碍和物质滥用共病时,患者更容易患各种躯体疾病如心血管系统、呼吸系统、消化系统、泌尿系统疾病以及传染性疾病如艾滋病。

当社区精神障碍患者共病物质滥用障碍时,给患者本人及其家庭、所在社区均会带来更多的问题,例如,①暴力攻击行为:共病物质滥用障碍可显著增加精神障碍患者的暴力攻击行为,特别是人格障碍、适应障碍患者的暴力攻击行为。据统计,不伴有物质滥用的精神障碍患者暴力攻击行为发生率为17.9%,而伴有物质滥用障碍的重性精神障碍患者(如精神分裂症、双相障碍和抑郁症)暴力攻击行为发生率为31.1%,而伴有物质滥用障碍的其他精神障碍患者(人格障碍、适应障碍和自杀倾向的患者)的发生率则高达43.0%。这些暴力攻击行为针对的对象多数是亲近自己的人,例如家属或者朋友,而发生的地点多数是在家庭内部。②医疗费用和家庭负担:共病物质滥用障碍可显著增加精神障碍患者的医疗费用,这些费用包括直接用在成瘾药物上的费用,急性期需要住院治疗费用,合并躯体疾病治疗费用等。患者的家属也因此承受更大的负担,包括实际经济负担和患者反复复吸带来的心理负担。

## 一、物质滥用的基本概念

### (一)精神活性物质

精神活性物质(psychoactive substances)又称为成瘾物质(substances)、药物(drug),是指能够改变人的意识状态,影响其情绪、行为,并易产生依赖作用的一类化学物质。如表6-1所示,可以分为以下几类。

表6-1　精神活性物质分类

| 阿片类药物 | 海洛因、吗啡、美沙酮、可待因、芬太尼、喷他佐辛、丁丙诺啡 |
| --- | --- |
| 酒精 | 啤酒、葡萄酒、威士忌酒、伏特加酒、杜松子酒、白酒 |
| 镇静催眠剂 | 苯二氮䓬类,巴比妥类 |
| 苯丙胺类药物 | 苯丙胺、右旋苯丙胺、甲基苯丙胺、MDMA(摇头丸)、减肥药物等 |
| 苯环己哌啶类 | 苯环己哌啶、氯胺酮 |

续表

| 尼古丁 | 香烟及其他烟草制品 |
|---|---|
| 咖啡因 | 咖啡、茶、软饮料、镇痛剂 |
| 致幻剂 | 麦角酸二乙酰胺、仙人掌毒素 |
| 大麻 | |
| 可卡因 | 可卡因、盐酸可卡因、可卡因碱 |

（二）物质滥用

物质滥用（abuse）是指违反社会常规或与公认的医疗实践反复、过度使用精神活性物质,导致明显的不良后果,如不能完成重要的工作、学业,损害了身体健康或导致法律相关问题。这种滥用常逐渐转入强化性的使用状态,从而导致依赖的形成。

（三）依赖

依赖（dependence）是指长期滥用某种精神活性物质后,产生一种心理上与躯体上的强烈而不能克制寻觅该种物质的状态,人们使用这些物质的目的在于获取某种特殊的心理状态或者为了避免某种躯体不适。前者称为心理依赖,后者称为躯体依赖。

（四）耐受性

耐受性（tolerance）是指药物使用者必须增加剂量,才能达到所需的效果,而使用原来的剂量则达不到使用者所追求的效果。

（五）戒断状态

戒断状态（withdrawal state）指停止使用药物或减少使用剂量,或使用拮抗剂后所出现的特殊的心理生理症状群,一般表现为与所使用药物的药理作用相反的症状。

## 二、常见的精神活性物质滥用分类

（一）阿片类药物滥用

1. 概述　阿片类药物（opiates）是指任何天然或人工合成的、对使用者身体产生类似吗啡效应的一类药物。阿片类药物代谢较为迅速,因此很容易产生依赖,必须定期给药。阿片类药物具有镇痛、镇静作用,能抑制呼吸中枢、咳嗽中枢和胃肠蠕动,能作用于中脑边缘系统,产生强烈的快感。停止使用时,可产生戒断症状,包括客观体征如脉搏增加、血压升高、体温升高、瞳孔扩大、震颤、腹泻、失眠,以及主观症状如恶心、肌肉酸痛、腹痛、不安、食欲减退、疲乏、发冷、渴求药物等。

2. 治疗　其治疗分为两步,即急性期的脱毒治疗和脱毒后防止复吸及心理社会康复治疗。入院前要详细询问病史,除吸毒史外,也要询问相关问题如肝炎、结核病、精神障碍、生活经历、家庭环境等。实验室检查方面,除了常规检查外,特别要注意检查性病、HIV、肝炎病毒等。

（1）脱毒治疗:通过躯体治疗减轻戒断症状,预防由于突然停药引起的躯体健康问题,一般需要在封闭环境中进行。①替代治疗:利用与毒品相似作用的药物来替代毒品,以减少戒断症状,使得患者逐渐脱毒。常用的替代药物包括美沙酮和丁丙诺啡,逐渐减量,根据戒断症状及不良反应的程度调整剂量,约在 10~20 日内停用,目前在国内治疗经验较成功是美沙酮维持治疗（methadone maintenance treatment,MMT）门诊。MMT 最早由美国科学家 Dole 和 Nyswander 于 20 世纪 60 年代提出。其治疗模式为要求治疗者每天到医疗机构中,在工作人员的监督下服足剂量的美沙酮,并坚持长期治疗。2003 年起我国在 5 个省、直辖市首先开展 MMT 计划,至 2012 年 5 月底,28 个省共设有 748 个 MMT 门诊,累计超过 36 万名滥用阿片类物质成瘾者参加治疗,从而使药物滥用者有机会得到心理治疗。研究发现,参加 MMT 后,吸毒人员使用安全套的比例有显著提高,因筹集毒资而与他人发生性行为的比例显著降低,因此 MMT 可降低艾滋病、病毒性肝炎的传播,能降低因滥用毒品造成的违法犯罪行为,同时,由于服药期间可维持正常的生理功能,这样也就为从事正常生活(如上学和就业)和融入社会提供了条件,最终达到减少毒品危害和需求的目的。②非替代治疗:可乐定,为 $\alpha_2$ 受体激动剂,主要用于脱毒治疗的辅助治疗,副作用为低血压、口干、思睡。

(2)防止复吸、心理社会干预:①阿片类阻滞剂:通过阻止阿片类物质的致欣快作用而发挥疗效。主要为纳洛酮和纳曲酮。但仅有约三分之一的戒毒者能坚持使用此类药物。②心理社会干预:包括认知行为疗法,目的在于改变导致适应不良行为的认知方式,改变导致吸毒的行为方式,帮助应对急性和慢性渴求,加强患者的社会技能,强化不吸毒行为。复吸预防,基本方法包括讨论吸毒和戒毒的矛盾心理,找出诱发渴求、复吸的情绪及环境因素,找出应对内外不良刺激的方法,打破重新吸毒的恶性循环。团体治疗,帮助吸毒者建立归属感,促使他们相互理解、支持、鼓励及监督,让他们学会正确的表达情绪及处理应激,共同面对失败的教训并分享成功的经验。家庭治疗,促进家庭成员之间的交流、理解,建立和鼓励家庭支持,改善家庭矛盾,防止患者复吸。

(二)酒精滥用相关问题

酒精是日常生活中最常使用的精神活性物质之一,酒精滥用可能导致多种后果。

1. 酒精所致精神障碍

(1)急性酒精中毒(alcohol intoxication):急性酒精中毒的个体差异很大,起始反应是大脑皮层轻度抑制,感到心情舒畅、欣快而轻佻的感觉,继而情绪不稳、激惹易怒、不听劝阻、感觉迟钝、步态蹒跚,如果继续饮酒,则开始说话含糊不清、呕吐狼籍、烂醉如泥,最后则可能出现高度抑制、全身麻痹、昏迷状态,甚至可直接致死。

(2)有害使用(harmful use):由于反复饮酒导致了明显的不良后果,如不能完成重要工作、学习,损害了躯体、心理健康,或导致法律纠纷。强调的是不良后果,患者不一定达到依赖状态。

(3)酒精依赖(alcohol dependence):酒精依赖者常表现固定的饮酒模式,如晨起饮酒,在不应该的场合、时间饮酒。患者常把饮酒当作第一需要,为了饮酒不顾一切,明知有害但不能自制。患者对酒精的耐受性(tolerance to alcohol)逐渐增加。

(4)戒断状态(alcohol withdrawal):一般发生在戒酒 6～12 小时后,开始表现为手抖、恶心、焦虑不安、无力、渴望饮酒,进而可出现发热、心悸、唾液增加、恶心、呕吐,可能在 2～3 天达到高峰,一般在 5 天后躯体反应逐渐减轻消失。大约有30%的患者在戒酒期间出现癫痫发作(alcoholic epilepsy)。

(5)酒戒断性谵妄(alcohol withdrawal delirium):慢性严重饮酒患者,在戒酒后的 3～4 天,可能出现意识模糊,分不清时间、地点、人物,常有大量的错觉、幻觉,情绪激动、行为紊乱。全身肌肉有粗大的震颤。常突然发生,夜间加重,持续 2～3 天,事后不能回忆。

(6)其他精神障碍:如酒精性幻觉症(alcohol hallucinosis),患者出现持久的幻觉,如凭空闻声、凭空视物等。如酒精性妄想症(alcohol delusional disorder),多数患者出现嫉妒妄想,无端的怀疑伴侣不忠。还有人格改变(personality changes),患者变得自我中心,不关心他人,不负责任,说谎,一切以饮酒为中心。

2. 酒精所致神经系统疾病

(1)酒精性记忆障碍(alcohol amnestic disorder):患者常出现近事记忆障碍,不能记住最近发生的事情。有些患者出现特殊的记忆障碍如科萨科夫(Korsakoff)综合征,表现为记忆障碍、虚构、定向障碍三大特征。

(2)Wernick 脑病:由于长期饮酒、维生素 $B_1$ 缺乏所致,表现为眼球震颤、眼球外展不能、明显的意识障碍,常伴有定向障碍、记忆障碍、震颤谵妄等。

(3)酒精性末梢神经炎(peripheral neuropathy):由于缺乏维生素 B 族所致,表现为对称性的四肢麻木、针刺或烧灼感,手足多汗,浅感觉降低、腱反射减弱,四肢受伤后难以愈合,甚至导致截肢。

3. 治疗

(1)建立良好的医患关系:患者常常否认自己饮酒问题的严重性,或因为多次戒酒失败而不愿接受治疗,很多情况下是被家属强制带来就医。因此治疗的第一步,是建立良好的医患关系,提高患者戒酒的动机,让患者看到在医生帮助下戒酒的希望以及能带来的益处。

(2)积极治疗合并症:酒精依赖者往往存在其他精神卫生问题如人格障碍、焦虑障碍、心境障碍等,这些精神卫生问题和酒精依赖往往会相互影响、互为因果,需要同时处理。另外酒精依赖者合并存在的躯体问题也需要重视,例如营养不良、消化道疾病、心血管疾病、神经系统疾病等。

(3)营养支持:长期饮酒者因为生活不规律、消化道疾病、食欲下降、维生素吸收障碍等原因,常常导致营养不良,治疗上需要加强营养支持,改善消化功能,尤其要注意充分补充 B 族维生素。

(4)药物治疗:①急性酒精中毒的治疗:急性酒精中毒的救治原则包括生命体征维持、加强代谢、催吐、洗胃等。常用的急救方案还包括阿片受体拮抗剂纳洛酮的使用,一般为肌肉注射,可重复使用,直到患者清醒为止。②酒精戒断症状的治疗:单纯戒断症状,可足量使用苯二氮䓬类药物,如地西泮,但用药时间不宜超过一周,以免形成对此类药物的依赖。对于震颤谵妄,处理原则包括:专人看护,防止患者摔伤、误伤他人,保暖等;镇静,苯二氮䓬类药物为首选;控制兴奋、躁动,可使用氟哌啶醇肌肉注射;营养支持治疗。对于戒断性癫痫,可以在早期充分使用苯二氮䓬类药物,可早期合并抗癫痫药物如丙戊酸钠。③酒精性幻觉、妄想症:可使用第二代抗精神病药物治疗,剂量不宜过大,用药时间也不需要像治疗精神分裂症患者那样长期维持。④酒精增敏药:常使用的是戒酒硫,是一种能提高体内乙醇及其代谢物浓度的药物,可使人在饮酒后的 10 多分钟出现显著的不适,例如搏动性头痛、面部发红,恶心、呕吐、口渴、虚弱无力等,这种饮酒后的不适感通过负强化的方式减少患者的嗜酒心理,对于有充分戒酒意愿的患者有一定的效果。当然,少数患者服用后反应较大,需要在住院期间监护下使用。⑤抗酒精渴求药:阿片受体阻滞剂纳曲酮已经被美国 FDA 批准用于治疗酒依赖,和心理治疗联合使用,能在一定程度上减少患者饮酒量和复发率。

(三) 镇静、催眠、抗焦虑药物滥用

临床上常用的有巴比妥类(barbiturates)和苯二氮䓬类(benzodiazepines)。巴比妥类是较早的镇静催眠药物,小剂量的巴比妥类药物可抑制大脑,产生镇静催眠作用,短效药物如司可巴比妥能很快改善睡眠,但长期用药者容易成瘾,滥用可能性大。苯二氮䓬类药物的药理作用主要是抗焦虑、肌肉松弛、抗癫痫、催眠等。安全性相对较好,过量使用不至于有生命危险,在临床上的应用范围远远超过巴比妥类。镇静催眠药物中毒症状表现为意识清晰度下降、情绪不稳、行为冲动、共济失调、站立不稳、甚至昏迷。戒断症状表现为焦虑不安、厌食、虚弱无力、失眠、头痛、四肢震颤。为避免严重戒断症状的出现,长期使用后,停药时需要逐渐减少药物剂量,或者使用长效制剂替代短效制剂,然后再逐渐减少长效制剂剂量以至最终停用。

(四) 中枢神经兴奋剂(psychostimulants)滥用

主要是可卡因和苯丙胺类兴奋剂(amphetamine-type stimulants, ATS)。可卡因在我国的使用较少,而苯丙胺类兴奋剂在我国的使用有上升趋势。包括苯丙胺、冰毒、摇头丸、芬氯拉明、哌甲酯、伪麻黄碱等。ATS 具有强烈的中枢兴奋作用和致欣快作用。使用后,患者很快出现思维活跃、充满活力、自信和无比的快感。数小时后,患者则感全身无力、压抑、难受、沮丧。这种截然相反的体验使得患者陷入反复使用药物的恶性循环,也是患者形成药物依赖的原因之一。服用 ATS 的患者可能出现急性精神障碍,表现为幻觉、妄想、意识障碍、冲动伤人等,多数患者在停止吸食后几天内上述症状自行消失。少数症状严重的患者,可予以肌肉注射氟哌啶醇,若效果不好,可以联用少量苯二氮䓬类药物一起使用。

(五) 氯胺酮滥用

氯胺酮(ketamine)是一种分离性麻醉药,可麻醉、镇痛、致欣快。服用后可出现愉悦性的梦境体验,但也有出现痛苦梦境,有时表现为意识障碍、幻觉、谵妄、攻击行为。对于氯胺酮停用后的戒断症状,如失眠、焦虑,可短期使用苯二氮䓬类药物;对于急性中毒所致的兴奋、冲动甚至谵妄状态,可以短期使用苯二氮䓬类药物及抗精神病药物。

（六）烟草滥用

烟草危害是当今世界严重的公共卫生问题之一。众多的科学证据表明,吸烟和二手烟暴露(被动吸烟)严重危害人类健康。

1. 吸烟问题的处理　从群体的角度,提高公众对吸烟危害的意识,制定法律限制烟草产品的广告,规范烟草工业的行为、提高烟草税收都非常必要。从个体的角度,吸烟的药物治疗包括以下几种:①尼古丁替代治疗(nicotine replace therapy,NRT):NRT 通过向人体提供尼古丁以替代或部分替代从烟草中获得尼古丁,从而减轻戒烟所引起的戒断症状。②安非他酮(bupropion):是一种抗抑郁处方药物,通过抑制多巴胺及去甲肾上腺素的重吸收以及阻断尼古丁乙酰胆碱受体而发挥作用。③伐尼克兰(varenicline):是一种新型非尼古丁戒烟药物,是尼古丁-乙酰胆碱受体的部分激动剂,有助于缓解戒烟后对烟草的渴求及各种戒断症状,同时减少吸烟的快感,降低对吸烟的期待从而减少复吸。

### 三、社区精神障碍患者物质依赖的治疗

社区精神障碍患者共病物质依赖时治疗的困难:此类患者因为精神症状或躯体疾病在社区就诊时,常常会有意掩盖自己物质滥用的事实,导致社区医生难以识别和正确诊断;加上戒毒机构和精神障碍治疗机构通常相互分离,多数采用的逐步治疗模式,即精神障碍和物质依赖前后分开治疗,因此此类共病患者常常得不到正确、全面的诊断和治疗。

为达到最佳治疗效果,近年来,有学者提出了社区精神障碍患者共病物质依赖障碍的一体化治疗模式,即由同一组工作人员相互合作,在同一场所提供两方面的临床干预,需要参与的人员及机构包括社区全科医生、社会工作者、综合医院精神科、精神病专科医院、专业戒毒机构等。除必要的药物治疗、住院治疗、强制治疗措施外,欧美发达国家常用的社区治疗方式包括以下几种:

（一）强化社区治疗(assertive community treatment,ACT)

通常有社区精神科医护人员、社会学工作者、心理学工作者、患者家属共同组成治疗团队,在社区环境下,为患者提供个体化的、直接的、整体的、及时的、长期且连续性的治疗、康复和训练,治疗措施包括信息登记、团体会议、个体治疗、危机干预、家庭支持、职业恢复训练。

（二）行为技术训练(behavioural skills training)

改变导致吸毒行为的不良认知过程,干预导致物质滥用的行为链,帮助患者应对急性或慢性渴求,加强患者的社会技能、强化不吸毒行为,提高对内部、外部不良刺激的应对能力,提高自我控制能力以避免复吸。治疗措施包括行为演练、角色扮演、生物反馈、家庭作业、正性强化等。

（三）修正的自助、互助方法(modified self-help approaches)

例如匿名者戒酒(alcoholics anonymous,AA)互助会,是一种国际性民间组织,存在类似问题的成员组成同舟共济的团体,成员之间通过交流经验、相互理解、相互鼓励、相互督促,使得他们有机会发现存在的共同问题,制定出切实可行的治疗方案,有助于预防复吸、促进康复。

（四）动机强化疗法(motivational enhancement therapy)

药物依赖者的戒毒动机往往较低,该疗法的目的是心理治疗师应用一定的心理治疗技术来激发药物依赖者自身的动机改变,然后一起制订计划、采取行动,帮助患者用从事其他健康行为的动机来取代滥用物质的动机,强调改变的主体是药物依赖者本人,治疗师只是激发者、教育者和合作者的角色。

## 第三节　老年人的社区服务

### 一、老龄化及老年人社区服务特点

（一）人口老龄化问题

根据联合国定义,当一个国家或地区 60 岁及以上人口占总人口的比率超过 10%,或 65 岁及以上

人口占总人口的比率超过 7% 时,通常认为这个国家进入老龄化。截至 2014 年底,中国 60 岁以上老年人口已经达到 2.12 亿,占总人口的 15.5%。65 岁及以上的老年人口数量为 12 714 万人,占当年全部人口的 9.4%,据预测,21 世纪中叶老年人口数量将达到峰值,超过 4 亿,届时每 3 人中就会有一个老年人,中国将面临严重的人口老龄化问题。

（二）老年人社区服务特点

长期以来中国推行的计划生育政策,生育观念的转变,加上人口寿命的增长,共同导致了常见的 4-2-1 甚至 8-4-2-1 的家庭结构,这种家庭结构大大消减了家庭的养老能力,因此在家庭照顾基础上的老年人社区服务,越来越受到重视。老年人的社区服务即是指专门面对老年人群体、满足老年人需求的社区服务。老年人社区服务按照服务层次可分为保障性服务和福利性服务。保障性服务是指最基本的生活照顾、医疗服务等;福利性服务是指满足老年人再学习、社交、娱乐、个人价值实现等高层次的服务。老年人社区服务包含众多项目:第一,是养老服务,如老年福利院、老年公寓、社区服务中心,为老年人提供基本生活保障和生活服务;第二,是健康服务,包括社区体育锻炼设施、社区医疗保障服务等;第三,是生活娱乐服务,包括老人社区活动中心、老年人兴趣爱好培养的组织等;第四,是教育文化服务,如社区老年大学、老年人人才市场,为老年人提供教育和再就业机会等。

（三）老年人的社区服务,需要注意以下几点

1. 老年人是异质性最大的群体之一　即便是处于同一年龄阶段的老年人,其心身健康状况、功能水平、政治及宗教信仰等方面均存在很大差异,因此老年人的社区服务不能单纯考虑年龄问题,需要综合其他方面全面考虑。

2. 老年人的评估更加复杂　在对老年人进行评估时,要考虑到老年人的交流障碍如听力、视力障碍,以及躯体残疾问题、认知障碍,还要考虑环境改变对患者的影响。评估时,除了患者参与外,有时也需要家属或照料者提供信息或反馈治疗效果。评估最好在患者熟悉的环境下,如家里进行。

3. 老年人疾病的表现形式、发展、治疗均不同于年轻人　如老年抑郁患者更多地表现为社会退缩、躯体不适、兴趣缺乏,老年人对药物的吸收、代谢、耐受性也不同于年轻人;独居的老年人可能治疗依从性较差。

4. 老年人共病较多　老年人常合并多种慢性躯体疾病,这些躯体疾病和精神障碍之间相互影响,互为因果;可能同时服用多种药物,药物相互作用复杂;在治疗精神障碍时,要综合考虑对躯体疾病的影响以及药物之间的影响,特别是药物治疗的副作用和安全性问题。

5. 老年人的社区服务需要更多地考虑其心理社会因素　随着年龄的增长,老年人面临更多的心理应激,例如收入减少、社会地位的降低、人际关系的丧失、躯体疾病、甚至死亡。因此,老年人的社区服务需要考虑这些因素,调动各方面资源,例如家庭、社会保障系统等,以减少老年人的不良心理应激。

## 二、老年痴呆的社区服务

痴呆(dementia)是一种常见的慢性脑病综合征,临床上以缓慢出现的记忆和智能损害为核心症状,并伴有不同程度的人格改变,通常多见于老年人群,影响患者的日常生活和社交能力。痴呆的患病率高,病程长,致残、致死率高。在西方发达国家,痴呆是仅次于心脏病、癌症和脑卒中位居第四位的死因。在中国,随着人口老龄化的不断加剧,老年期痴呆将在今后一段时期内,成为中国致残率增长最快的一种精神障碍。

国内外调查显示,痴呆的患病率随年龄的增长而增加。西方国家 65 岁以上人群中轻度痴呆的患病率为 10%,中重度痴呆患病率约为 5%,85 岁以上人群轻度痴呆患病率高达 30%,中重度痴呆为 17%,患病率男性与女性相似。国内广州地区痴呆总患病率为 5.3%;北京市城乡地区 60 岁以上老年人群痴呆患病率为 7.5%,平均每年发病率为 1.6%,年龄每增加 5 岁,痴呆患病率危险度增加 1.85 倍。在痴呆中,阿尔茨海默病和血管性痴呆是最常见的两种类型,前者占所有痴呆的 50%~70%,后者占 10%~25%。

虽然老年痴呆的患病率较高,但主动就医的却很少,轻度老年痴呆患者就诊率只有14%,而重度患者也不过1/3,因此应更加重视痴呆的诊疗。

（一）常见痴呆的病因分类

1. 阿尔茨海默病（Alzheimer disease,AD） 阿尔茨海默病是一组病因未明的原发性退行性脑变性疾病。多起病于老年期,潜隐起病,进展缓慢,不可逆,临床上以智能损害为主。起病在65岁以前者称早发型痴呆,或早老性痴呆（presenile dementia）,多有同病家族史,病变发展较快,颞叶及顶叶病变较显著,常有失语和失用。65岁以上发病者称为晚发型痴呆,多为散发,病变发展缓慢。

ICD-10中关于AD诊断标准：

（1）存在痴呆症状。

（2）潜隐起病,缓慢退化,通常难以指明起病时间,但他人会突然察觉到症状的出现。

（3）无临床依据或特殊检查的结果能提示精神障碍是由其他科引起痴呆的全身性疾病或脑的疾病所致。

（4）缺乏突然性、卒中样发作,在疾病早期无局灶性神经系统损害的体征。

2. 血管性痴呆（vascular dementia,VD） 血管性痴呆是指由于脑血管病变引起,以痴呆为主要临床表现的疾病。VD是老年期痴呆的第二位原因,仅次于AD,占老年期痴呆的20%。VD多见于60岁以上的老人,男性多于女性。多数患者伴有高血压,一般进展缓慢,常因卒中发作,导致急性加剧,病程波动,多呈阶梯式发展,常可伴有局灶性神经系统体征。

ICD-10中关于AD诊断标准：

（1）存在痴呆表现,早期临床表现以情绪不稳和近事记忆损害为主,人格相对保持完整。

（2）认知功能损害往往不平均,故可能有记忆丧失、智能损害及局灶性神经系统体征。

（3）自知力和判断力保持较好。

（4）突然起病或呈阶段化退化。

3. 麻痹性痴呆（dementia paralytica） 麻痹性痴呆是由梅毒螺旋体侵犯大脑引起的慢性脑膜脑炎,主要为脑实质的病理改变。临床特征为进行性智能损害和人格改变,伴有中枢神经系统受损体征和躯体功能的衰退,最后导致痴呆和全身性麻痹。感染梅毒后到发生本病的潜伏期为10~20年,发病年龄以40~50岁较为常见,男性多于女性。

诊断要点：

（1）有冶游史或梅毒感染可疑史。

（2）有明显精神症状,尤其是人格改变和智能障碍。

（3）有典型的瞳孔变化：两侧瞳孔不等大,以缩小多见,且形状和边缘不整齐,约60%的病例可有阿-罗（Argyll-Robertson）瞳孔,即瞳孔对光反射迟钝或消失,调节反射存在。

（4）血清和脑脊液的梅毒反应为阳性。

（5）脑组织活检是确诊的最直接证据,病理组织经过HP染色发现梅毒螺旋体伴有特征性的杆状小胶质细胞增生。

（二）老年痴呆在社区中的表现特点

老年痴呆大多缓慢起病,逐步进展而加重,多数不可逆转,是一种后天获得性智能障碍,主要表现为记忆力和智能减退、人格改变、精神行为症状、社会功能减退等。

1. 认知功能障碍

（1）记忆力下降：早期主要表现为近记忆力下降,近期发生的、甚至是刚刚发生的事情不能回忆。在疾病早期,患者对自己的记忆下降常存在自知力,会试图通过备忘录等方式来提醒自己。这些症状在早期可能不引起人们的注意,很多病人或家属常将该现象误认为是正常的衰老,以致就诊率极低。

随着病情发展,患者记忆损害逐渐加重,近记忆损害更加明显。远记忆也逐渐受损,记不住回家的路线而导致迷路,记不住子女的排序而叫错名字,甚至不能回忆自己的生活工作经历,甚至忘记某位亲属已经过世。此时,可出现错构或虚构现象,如把以前的事情说成是现在发生的,把几件互不相干的事情串在一起,张冠李戴,或者回忆错误(错构),甚至会从头到尾地述说一件根本没有发生过的事情(虚构)。

(2)定向力障碍:定向力障碍是指患者对时间、地点(场所)或人物的判断出现错误,是痴呆的常见症状之一。早期多以时间定向不良多见,严重时地点、人物定向也出现问题。

(3)言语障碍:发病初期,表现为明显的言语量减少、讲话内容简单、找词困难或用词不当。随着病情发展,也可出现阅读困难,继而出现命名不能,首先丧失的是少见物品的命名能力,随后波及常见物品。进一步严重时,无法交流,常出现重复言语、模仿言语、刻板言语。最后患者仅能发出不可理解的声音,或者缄默不语。

(4)感知思维障碍:痴呆患者的理解、推理、判断、概括和计算等能力通常受到损害。首先是计算困难,心算能力下降或者常出错,不能胜任上街买菜的任务。此后,患者逐渐出现思维迟钝缓慢,抽象思维能力下降,对生活中所遇到的问题的判断力明显降低。如不能根据季节气候变化而调整衣着,看不懂小说和电影等,听不懂他人谈话。20% ~25% 的老年痴呆患者以猜疑为早期症状。如怀疑自家东西被窃(被偷窃妄想)、猜疑配偶对己不忠(嫉妒妄想)、坚信某年轻异性钟情自己(钟情妄想)或认为自己一贫如洗(贫穷妄想)。约10%的患者凭空听见说话声或与声音对话(幻听),13%的多在傍晚看见儿童或小人在周围走动(幻视)。

(5)失认症:痴呆患者的失认症状主要表现为不能根据面容辨别人物,不认识自己的亲朋好友,甚至丧失对自己的辨认能力,不能识别镜中的自我。子女陪护在旁,常误将子女当作外人,或将看望自己的亲戚误作自己的子女。

2. 人格改变 人格改变常是痴呆的早期表现,随病情逐渐进展。常见人格改变有两种,一种是以往的性格更加突出,另外一种改变是与以往的性格截然相反。生活失去主动性,变得比以前懒惰,不参加任何活动,对人不够热情,个人卫生较差、拣烟头、拾破烂,藏匿物品,视为珍宝。有些老年患者出现性本能亢进,不断地纠缠老伴或在公共场所骚扰、调戏异性或对异性发生不轨行为,甚至"性犯罪"。

3. 生活能力下降 痴呆患者开始表现为社会性退缩、生活懒散、缺乏主动性,不愿参加任何活动,甚至是原来喜欢的活动也不参加;逐渐地,可能无法完成既已熟悉的活动,如洗衣、下厨、穿衣等。最后卧床不起,大小便失禁,或出现痉挛性偏瘫、严重肌肉强直和震颤等神经系统症状。生活完全不能自理,需他人照顾,最后死于感染等并发症或因营养不良各器官功能衰竭而死亡。

(三)老年痴呆的早期识别

老年痴呆病程长,早期表现隐蔽,症状多不明显,很容易被视为正常的生理衰退现象。因而,老年痴呆的早期识别、早期诊断,尽可能地延缓其发展就显得尤为重要。记忆力减退和智能障碍是老年痴呆最重要、最常见的早期症状。

1. 患者的自感记忆力减退症状 如果老年人经常出现下列现象,且妨碍了其日常生活,就应该考虑到医院就诊或进行自我记忆检测。

(1)常常忘记熟人或朋友的名字,或谈话中忘词。

(2)经常出现拿着东西还要找东西,或某物品刚刚放下就忘了放置的位置。

(3)学习新知识的能力减退,不能记住刚刚介绍过客人的名字。

(4)阅读某篇文章或书本后,记住的东西很少。

(5)经常忘记了开会或已定下来的约会,或经常迷路。

(6)不能回忆自己的经历或重大节庆日子(如自己的生日、结婚纪念日等)。

(7)忘记了多年使用的电话号码、银行账号密码或子女名字。

2. 周围人的观察发现 老年痴呆早期,部分患者并不感到有记忆或其他方面的问题,但是家属和(或)周围邻居、同事如观察到下列症状,就应该考虑是否罹患老年痴呆。

(1)工作和生活能力较以前减退。

（2）经常忘记交谈过的重要事情,如开会或约会的时间。

（3）做事经常丢三落四。

（4）不能胜任复杂的工作,如管理钱财、制定工作计划等。

（5）谈话中,常常忘词而中断。

（6）性格明显改变。

（7）生活自理能力减退,如烧菜忘记放盐或忘记关闭煤气阀门。

（8）外出在非常熟悉的环境中发生迷路,不能找到家门。

（9）怀疑自家东西被窃、猜疑配偶对己不忠、坚信某年轻异性钟情自己或认为自己一贫如洗等。

3. 日常生活能力受损状况 如果某老人的记忆力减退严重,且不断加重,持续很长时间,以至于严重影响了其日常生活、工作或社会交往能力,使老人不能适应周围环境,甚至生活需要家人照顾,则是罹患老年痴呆的早期信号。

### （四）老年痴呆的社区治疗

1. 治疗目标 痴呆的治疗是包括药物、心理社会行为治疗等在内的综合性治疗。

（1）共同目标:①改善认知功能;②延缓或阻止痴呆的进展;③抑制和逆转痴呆早期部分关键性病理过程;④提高患者的日常生活能力和改善生活质量;⑤减少并发症,延长生存期;⑥减少看护者的照料负担。

（2）使用药物治疗的目标:虽然目前还没有可以治愈或逆转痴呆的有效药物,但使用某些改善认知缺损的药物,包括针对精神行为症状的药物,可以减缓痴呆的进展,特别是可以改善痴呆患者因认知及功能缺损伴发的精神和行为症状,减轻家人和看护者的照料负担。

（3）使用心理社会行为治疗的目标:正因为没有完全有效的药物,所以,使用心理社会行为治疗手段的意义就更加重要,旨在最大限度地保留患者的功能水平,并确保患者及其家人在应对痴呆这一棘手问题时的安全性和减少照料负担。

广义上心理社会行为治疗的具体任务包括与患者及其家人建立和保持适当的治疗关系;进行诊断性评估,及时制定个体化治疗方案;精神状况评估和监测,根据病情发展及时调整治疗策略;安全评估和干预,包括对患者的自杀行为及暴力倾向的评估和处理;对患者和家属的疾病知识教育;建议患者及家属向相关机构寻求帮助,包括可提供日常照料、经济和法律方面的相关机构。狭义上心理、社会行为治疗是针对某个或某类具体的行为、情感或认知症状而实施的治疗,目的是尽可能地提高生存质量和保留功能水平。主要包括行为治疗、情感治疗、认知治疗、激活治疗等。

2. 治疗原则 老年痴呆的精神行为异常既是痴呆症状中对患者和家属生活质量影响最突出的症状,又是医学干预最有可能奏效的症状。针对痴呆的精神行为症状(behavioral and psychological symptoms of dementia,BPSD)的治疗包括多种措施,如行为治疗、环境治疗、音乐治疗、药物治疗和电痉挛治疗(electroconvulsive therapy,ECT)等。

（1）药物治疗原则:老年患者的用药必须十分慎重,原则上应尽量避免多药合用。然而,由于痴呆患者常出现多种行为症状和躯体症状,因此不能仅通过某一种药物得到改善,而需要合并使用多种药物,这就要求医生权衡利弊,慎重选择。具体原则如下:①治疗一定要针对核心症状或突出症状,切忌无的放矢或盲目用药;②以最小有效量进行治疗;③根据病情动态调整药物剂量,如症状加重适当加药、症状减轻或消失则适当减药或酌情停药;④起始剂量宜小,剂量调整的幅度宜小,剂量调整间隔的时间宜长;⑤始终警惕药物的不良反应以及药物之间的相互作用。

（2）个体化和多方位的原则:痴呆患者的临床症状涉及认知缺损、精神行为紊乱等多个方面,因此,对于痴呆患者的治疗,应遵循个体化和多方位的原则,包括:①首先确定其中的核心症状或突出症状;②让照料者与家属参与核心症状与突出症状的确定与评定工作,并让他们参与治疗计划的制定、实施以及疗效评价等评定活动;③对于由躯体病变引起的情绪与行为问题,必须首先针对躯体疾病采取相应的治疗措施;④对于因人际关系改变或生活变动引起的精神行为症状,可采取相应的措施解决;⑤对于较为轻微的 BPSD,首先考虑选择行为治疗、环境治疗和其他非药物治疗;⑥较为严重或非药物治疗无效的 BPSD,才需要考虑给予药物治疗;⑦在采取药物治疗之前,要全面评价患者的躯体状况;⑧对于极度激越或有明显暴怒或攻击行为的患者,应给予适当约束和保护。

## 三、老年谵妄的社区服务

### (一) 概述

谵妄(delirium)是一组以急性、广泛性认知障碍,尤以意识障碍为主要特征的综合征,常因脑部弥漫性感染、短暂的中毒或代谢紊乱引起。常急性起病、发展迅速,故又称为急性脑病综合征(acute brain syndrome)。谵妄尤其常见于老年人,55 岁以上社区人群患病率为 1.1%,约 20% 的老年住院患者及三分之一的老年急诊患者会发生谵妄。

### (二) 临床表现

1. 意识清晰度下降 开始表现为定向障碍,分不清时间和地点,严重时人物定向也错误;记忆力下降,特别是近期记忆下降,注意力不集中,理解困难;意识障碍严重时出现思维混乱,意识模糊,甚至昏迷。

2. 感知障碍 常存在大量的错觉、幻觉,以幻视常见,内容多具恐怖性质。

3. 情绪障碍 情绪不稳,变化快,早期常焦虑、激惹,严重时可兴奋、躁动不安,或者淡漠、反应迟钝。

4. 行为障碍 行为常杂乱无章,骚动不宁,有时有攻击行为。

5. 其他 常有昼轻夜重的波动性特点,有些患者仅仅在夜间出现症状,白天则困倦和嗜睡,谵妄缓解后患者多数不能完全回忆。

### (三) 治疗

1. 明确并去除诱因 处理感染、电解质紊乱、脱水,处理酒精或药物戒断,营养支持。

2. 非药物支持治疗 利用日历、钟表及家里熟悉的环境,帮助患者恢复定向力;征得家属的理解和配合,避免争辩和说服,帮助患者维持自身的活动能力和自我照料能力;尽量使睡眠、觉醒周期正常化。

3. 保证患者的安全 尽量避免约束,迫不得已需要约束时,需要反复评估,尽早解除约束;管理好门窗,防止患者走失、坠楼、坠床。

4. 药物治疗 尽可能不用药物治疗,除非当患者有丰富幻觉、冲动行为,危及自身或照料者安全时,需要药物治疗。常用药物包括小剂量氟哌啶醇,以及非典型抗精神病药物。苯二氮䓬类药物尽量不要使用,只有在酒精或者苯二氮䓬类药物戒断引起的谵妄中才使用。

## 四、老年焦虑、抑郁的社区服务

### (一) 概述

焦虑、抑郁是老年期最常见的症状,老年焦虑、抑郁不是独立的疾病单元,与青壮年的焦虑、抑郁障碍没有本质的区别,但也有其自身的特点。焦虑、抑郁障碍是老年人最常见的精神障碍,在超过 65 岁的人群中,老年焦虑、抑郁的发生率高达 6% ~ 15%,并且随着年龄的增加而明显增加。在社区卫生服务体系中,老年焦虑、抑郁的发生率更高。但多数社区患者未能被识别和及时治疗,导致患者长期饱受疾病折磨。老年焦虑、抑郁不仅容易和其他慢性躯体疾病相互作用,其本身就是其他慢性躯体疾病的危险因素之一。容易加重老年人的功能障碍甚至残疾、自杀率升高,严重影响生活质量,并造成医疗费用增加,家庭和社会照顾负担加重。

### (二) 社区老年焦虑、抑郁未能及时识别的常见原因

1. 社区医护人员及家庭照看者缺乏老年情绪障碍相关诊疗知识,未能及时识别。

2. 患者本人由于病耻感不愿承认"情绪问题"的存在,从而拒绝就医。

3. 老年情绪障碍患者常伴随多种躯体症状,在就诊时,更倾向于主诉躯体不适,因此导致医生难以识别。

（三）老年抑郁在社区中的常见临床表现

老年抑郁的核心症状和其他年龄阶段的抑郁症状无本质区别,但也存在其自身的特点;此外,抑郁症状容易和躯体症状、认知功能障碍同时存在、相互影响。

1. 焦虑、抑郁和激越的混合状态 在心情差、高兴不起来、体会不到快乐的基础上,老年患者常多有突出的焦虑、烦躁情绪,甚至表现为易激惹和敌意,稍不满意就发脾气,发完脾气又后悔;情绪不稳定,容易挑剔,责怪他人,又容易产生自责,觉得自己没用,拖累家人;常会出现消极自杀的想法。

2. 兴趣索然 患者不能体验乐趣是常见的特点。不但对以往生活的热情和乐趣下降,越来越不愿意参加正常活动。

3. 意志活动改变 主观上感到精力不足,疲乏无力,行动缓慢;严重时发展成为抑郁性木僵,常被误认为患有严重躯体疾病而送到综合医院接受各种躯体检查,导致延误治疗时机。

4. 自杀观念和行为 患者常对自身状态评价过低,自责自罪。严重时有自杀的想法,虽然多数老人并不明确表达。

5. 躯体或生物学症状 老年抑郁患者常有较多的躯体不适主诉,以消化道症状最为常见,如食欲减退、腹胀、口干、便秘等。其次为心血管系统症状,如胸闷、胸痛、呼吸困难,和体位及活动无关。躯体疼痛症状常见。患者常常纠缠于某一躯体主诉,并容易产生疑病观念,进而发展成为疑病、虚无和罪恶妄想。

6. 认知功能障碍 老年抑郁认知功能障碍的表现更加明显,表现思维联想迟缓、记忆减退、计算力下降、理解和判断力下降。严重时达到"痴呆"表现,称为抑郁性假性痴呆(depressive pseudodementia),抑郁性假性痴呆和真性痴呆的鉴别要点,见表6-2。

表6-2 抑郁性假性痴呆和真性痴呆的区别

| 真性痴呆 | 假性痴呆 |
| --- | --- |
| 不知不觉或无明显界线发病 | 急性起病 |
| 症状长期存在 | 症状短期存在,在抑郁之后出现 |
| 心境和行为波动起伏 | 心境持续忧郁 |
| 常回答"忘记了" | 常回答"不知道" |
| 患者常试图掩盖症状 | 患者常夸大缺陷 |
| 认知损害程度相对稳定 | 认知损害程度波动 |

（四）老年焦虑在社区的常见临床表现

1. 急性焦虑 是指患者突然产生的强烈的失控感、濒死感,害怕产生不幸后果,伴有显著的心悸、出汗、震颤等自主神经症状的急性焦虑发作。

2. 惊恐发作 典型的表现是患者正在进行日常活动时,突然感到心悸、胸闷、呼吸困难,这种不适和体位及活动无关,同时出现强烈的恐惧感,历时一般几分钟,发作后完全恢复正常,但可反复发作,发作时很难找到与症状相符的躯体疾病证据如心肌缺血或心肌梗死。

3. 预期焦虑 患者在反复出现惊恐发作的间歇期,常担心再次发作而惴惴不安,也可出现一些自主神经活动亢进的症状。

4. 求助和回避行为 发作时,患者难以忍受,通常会主动求助,发作间期,患者会担心发病时得不到救助而主动回避一些活动,例如不愿单独出门等。

5. 慢性焦虑 是以持续的显著紧张不安,伴有自主神经功能兴奋和过分警觉为特征的一种慢性焦虑障碍。主要表现为:

（1）焦虑和烦恼：对未来可能发生的、难以预料的某种危险或不幸事件的过分担忧，甚至没有明确的担心的对象和内容，而只是一种提心吊胆的内心体验。

（2）运动性不安：表现为搓手顿足，来回走动，紧张不安，不能静坐。

（3）躯体症状及自主神经功能紊乱症状：如心悸、心跳加快，气促和窒息感，头昏，多汗，口干，吞咽梗死感，胃部不适，尿频等。

（4）过分警觉：易受惊吓，对外界刺激如声、光异常敏感，注意力难以集中，难以入睡，容易激惹。

### （五）老年焦虑、抑郁的社区治疗

1. 治疗原则

（1）心身同治原则：老年期焦虑、抑郁常与多种慢性躯体疾病共病，两者会相互影响，互为因果。情绪问题的存在容易使躯体疾病的症状复杂化、症状扩大、过度检查和治疗；而躯体疾病的存在又会加重患者的情绪问题，影响到患者对抗抑郁治疗的耐受性和疗效。因此在面对老年患者时，需要同时考虑其心理问题和躯体疾病，处理得当，两者将相互促进，共同好转。为此，社区基层医护人员要进行老年情绪障碍患者专业知识培训，提高其情绪障碍和躯体疾病鉴别的能力。同时也要在社区内宣传老年情绪问题的相关常识，提高民众，特别是患者及家属的识别能力，以便早期发现患者情绪变化并及时就医。

（2）基于老年人代谢特点选择治疗方案：老年人代谢功能下降，药物代谢酶活性和（或）数目降低，以致药物肝清除率下降；肾功能的减退，如肾小球滤过率下降，尿液浓缩与稀释能力降低，致药物半衰期延长，血药浓度升高；中枢神经系统对药物更加敏感，副作用明显增加。另外，老年人常合并躯体疾病而同时服用其他药物，因此各种药物之间相互作用问题也应予以重视。总之，老年人药物治疗应首先考虑副作用问题，治疗应从小剂量起始，在能耐受的基础上缓慢加量。

2. 常用抗焦虑、抗抑郁药物

（1）三环类抗抑郁药物（tricyclic antidepressants，TCAs）：是治疗抑郁障碍的经典药物，代表药物有丙米嗪、阿米替林、多塞平、氯米帕明。有提高情绪、缓解焦虑、增进食欲、改善睡眠作用。因其单胺类神经递质的选择性不高，有抗胆碱作用、心血管副作用、镇静等副作用，因此逐渐被新型的抗抑郁药物替代。

（2）选择性5-羟色胺再摄取抑制剂（selective serotonin reuptake inhibitors，SSRIs）：是20世纪80年代末开始陆续上市的抗抑郁新药，代表药物包括氟西汀、帕罗西汀、舍曲林、氟伏沙明、西酞普兰和艾司西酞普兰。副作用较少，主要为服药初期的胃肠道反应，如恶心、呕吐、腹泻。抗胆碱能副作用、心血管副作用、镇静作用均较少，对老年病人相对安全。

（3）5-羟色胺和去甲肾上腺素再摄取抑制剂（serotonin and norepinephrine reuptake inhibitors，SNRIs）：主要通过抑制神经元突触前膜5-羟色胺和去甲肾上腺素的再吸收，从而提高其浓度而发挥疗效，因其同时提高两种神经递质浓度，因此起效相对较快。代表药物有文拉法辛、度洛西汀，常见副作用基本和SSRIs类药物相似，但部分患者使用过程中出现血压升高，因此需要检测血压。

3. 电痉挛治疗　主要适用于对抗抑郁药无效，或因某些原因不能耐受抗抑郁剂引起的不良反应；有强烈自杀观念急需很快控制病情；木僵患者。目前应用较广泛的是无抽搐电痉挛治疗，安全性更高，适应证更加广泛。每周治疗3次，共6～8次。

4. 心理治疗　老年人常存在影响其情绪状态的不利的心理社会因素，例如独居、丧偶、社交缺乏、家庭照顾缺乏、家庭矛盾、经济困难、慢性病折磨、退休后的适应问题等，因此在药物治疗的同时，联合心理治疗可起到更好的效果。常用的心理治疗方法有如下几种包括支持性心理治疗、认知行为疗法、音乐疗法等。

（1）支持性心理治疗：又称为一般心理治疗，治疗师通常不去分析求治者的潜意识，而是利用自身的权威、专业知识，来关怀、支持患者，使患者发挥其潜在能力，提高应付危机的技巧，提高适应困难的能力，舒缓心理压力，帮助走出心理困境，提高信心，从而促进其心身康复过程，故又称为非分析性治疗。最常用的方法为倾听、指导、劝解、鼓励、安慰疏导,以及保证等内容。

(2)认知行为治疗(cognitive behavioral therapy,CBT):认知行为治疗法认为,当负性事件发生时,由抽象、高度概括化的不合理核心信念具体化之后的自动化的消极思维将导致个体认知歪曲,使个体倾向于把行为事件归因于自己不可控的外部因素,从而使个体体验到抑郁情绪和产生不适当的行为反应。认知治疗的作用就是帮助、引导求治者识别不合理信念,以理性的、适应性强的合理信念取代之,进而促进情绪和行为的改变。

(3)人际心理治疗:老年人常存在人际交往的问题,人际心理治疗将人际关系的障碍和社会功能的减退看作是抑郁症的一个促发因素或者是抑郁的后果,通过提高抑郁症患者人际问题(悲伤、角色转变、人际冲突以及人际关系缺乏)的解决能力来缓解抑郁症状。

(4)音乐治疗:音乐治疗是医学、心理学、社会学、物理学、美学等学科交叉结合形成的一种新型治疗方法。在音乐疗法中,患者可以通过音乐更好地宣泄和释放自己的情绪,以改变消极的情绪,强化积极的情绪。

总之,老年情绪障碍患者的疗效和预后均较中青年为差,与中青年患者比较,在生物学特征、症状表现、疗效预后及其影响因素等方面均存在差异。在选择治疗方案时,也要考虑老年患者的年龄特征,采取综合的、个体化的治疗方案,并调动老年患者在社区中可利用的各种资源。

## 第四节　青少年的社区服务

青少年期是从11、12岁开始到17、18岁结束的一个发展过渡期,这个阶段常被看作是从童年到成年的转折期。此时,个体在生理、认知、情绪和行为等方面都会发生较为剧烈的变化,处于心智不成熟、承受力和判断力相对较弱的人生阶段。他们在与家庭、学校和社会互动的过程中,面对现实常无所适从,面对选择易误入歧途,导致诸多的行为、情绪等精神卫生问题。据估测,全球约7%~22%的青少年患有精神障碍,在成人精神障碍患者中约有50%的患者起病于青少年时期。北京大学精神卫生研究所2009年的调查结果显示,在我国3.4亿17岁以下的未成年人中至少有3000万人存在行为问题。这些数据提示,整个社会关注青少年的精神卫生问题不容忽视。

对青少年精神卫生问题的预防和干预主要从三个层面进行,可以用"金字塔"来表示,最底层是对所有青少年的健康促进与预防,中间一层主要对存在危险行为的靶人群进行干预,顶层则对已患有明显精神障碍的青少年进行专业治疗。

### 一、青少年人群的健康促进与预防

健康促进(health promotion)是指个人与其家庭、社区和国家一起采取措施,鼓励健康的行为,增强人们改善和处理自身健康问题的能力,即在精神障碍尚未发生之前,通过一系列的预防工作来减少精神障碍的发生率。针对儿童、青少年人群的心理健康促进,一方面需要通过有效运用儿童、青少年自身,以及家庭、学校和社会中的保护性因素,形成和发展良好的心理适应能力,从而减少心理问题的发生;另一方面,根据儿童、青少年身心发育的规律及特点,开展心理健康促进活动,培养其健康的心态和良好的社会适应能力,形成健康的生活习惯和行为方式,为其成年期的心理健康奠定基础。对青少年人群的健康促进属于初级预防,是以人类社会整体为保健对象,不仅仅是针对个人,也需要全社会的参与和支持。

(一)青少年精神卫生问题的影响因素

一般来说,关于青少年精神卫生问题的形成主要受到个体自身、家庭、学校、社会等因素的影响。

第一,个人因素。青少年从生理、心理上都处在从不成熟向逐渐成熟的动态变化期中,他们社会经验不足,对爱和性的意识既敏感又懵懂,对自己缺乏整体全面的认识。因此,各种精神卫生问题也在这一阶段显得尤为突出。

第二，家庭和学校因素。家庭人员包括父母和其他重要亲属，学校人员包括同学和老师。对于青少年而言，家庭的父母、其他重要亲属、学校的老师和同学都是影响其人格心理发展的重要因素。有研究发现，家庭因素、同学因素和教师因素与青少年心理健康水平呈显著正相关，其中家庭因素影响水平较高。

第三，社会和其他因素。随着互联网的飞速发展、家庭经济水平的提高以及学校设施的不断更新，现在小学生对网络已经十分熟悉，这一方面可以快速便捷地获取很多的信息和知识，但是儿童、青少年过早地从网络中了解一些社会信息，尤其是各种"黄、赌、毒"等不良信息，有碍于他们的健康成长。

（二）对青少年的健康促进与预防

心理健康的儿童和青少年具备以下特征：能够准确表达自己情绪和体会他人的情感反应；有积极的自尊且能尊重他人；有强烈的安全感，自信并相信世界；在面对自我、家庭、同辈、学校和社区时，能在与人积极互动的基础上，主动构建并维持有意义的人际关系（比如爱）；能在社会中有效地发挥个人作用。为促进儿童、青少年心理健康的发展，主要采用学校、社区、家庭相结合的方式，采取以下一些措施：①通过教育、舆论宣传等来增强保健意识；②通过训练来帮助人们抵御生活事件压力和提高社会适应能力；③通过改造环境来减少一些有害的外部影响；④促使个体发展融入完善的社会支持系统。

1. 学校方面　我国青少年心理健康促进主要以学校心理健康教育为主要途径，除了知识的传授，学校还需提供如下一些预防和干预项目：

（1）开展促进学生社会情绪发展项目，从而预防青少年精神卫生问题，增强其心理复原力和抗挫能力。社会情绪学习是帮助儿童和青少年发展适应生活的基本技能，比如能识别和调控自己的情绪，关心和考虑他人，与他人建立积极的人际关系，能对自己的决定负责，能合理地面对挑战性的情境等，这些技能能使儿童、青少年在愤怒、交友、解决冲突时冷静下来，作出安全合适的选择。社会情绪学习项目鼓励以家庭为中心进行训练，是儿童、青少年正常发展和社会化的一部分。

（2）提高家庭成员和学校工作人员的心理健康水平，增强学校工作人员对学生精神卫生问题的甄别和处理能力，以便在学生出现行为、学习或情绪等问题时，尽早给予其合适的干预。

（3）合理地解决学校中影响学生心理健康的事件，比如高利害测试（包括毕业考试），欺负行为，疏离，辍学等。

（4）发展广泛、连续且多层面的学校社区综合干预活动，更好地促进青少年的心理健康发展。综合学校社区的干预方式，目标是预防大多数精神卫生问题，以及对部分已出现的精神卫生问题进行尽早发现和干预，最终减少青少年精神障碍的发生率。这意味着要尽可能预防并减少诸多精神卫生问题，学校和社区作为一个整体，旨在创造一个安全、健康、包容、诚信友爱的成长环境。

2. 家庭方面　家庭环境对年幼阶段的儿童影响尤为重要，而父母则是影响这个家庭环境氛围的主要成员。社会应该增加对家长培训的投入，为家长提供多种交流的平台和机会，比如举办父母合理的教养方式训练、独生子女教育问题沙龙、孩子发展过程中遇到各种问题的讨论等，帮助父母学会如何正确地养育孩子以及真正承担起父母的职责。同时，加强家庭与学校工作的连接，以便更好地配合学校做好心理健康促进工作。

3. 社区方面　积极推进社区教育。我国社区体系建设与社区教育首先需要有各级政府的重视与支持，这对促进民众思想观念的转变、广泛有序地开展社区教育工作有极为重要的作用。其次，应该设立相对集中的社区心理健康教育基地，为组织、实施社区教育项目创造有利条件。我国受陈旧的传统教育束缚较多，社区教育观念较难被人们接受，因此社区教育基地必须具有独特的管理体制和运行机制，争取社会各界和民众的积极参与，将社区教育观念广泛宣传。此外，还应重视社会工作者以及志愿者服务体系的建设，将青少年工作纳入社会工作体系，以青少年的个体需要作为青少年工作的出发点，建设一支职业化的社会工作者队伍，提高青少年工作的专业化水平，以完善中国社会工作体系的建设。同时,还应建立专门的志愿机构或组织,争取各级政府、工商企业、社区组织、社会团体等组织的广泛、持久的社会支持,充分发挥卫生、教育、司法、民政、工会、共青团、妇联以及有关社会团体的桥梁纽带作用,互相配合,齐抓共管,使各社会团体承担更多的促进青少年心理健康工作的社会责任,以完善中国的志愿服务体系建设。

## 二、青少年人群的靶人群干预

在青少年人群中,一些人会面临不同的负面影响如情绪问题和适应问题,失学危险,父母离异或亲子关系疏离,家庭贫困甚至无家可归等,这些青少年相对其他青少年更容易产生精神卫生问题,对这类青少年的干预属于靶人群干预,即对尚未演变成为严重精神障碍的,但有"问题"的青少年进行早期的识别诊断和防治,使得一些障碍在发生初期就能够得到有效的干预。

（一）对高疏离感青少年的关注及干预

1. 疏离感的定义及影响　疏离感是各种原因导致个体与周围的人、社会、自然之间关系的疏远,使个体意识到自己和对象之间产生了距离感、不和谐感,进而产生的不可控制感、无能为力、孤独、空虚等消极情感。强烈持久的疏离感会危及到个体的心理社会适应,甚至会产生行为失调或者导致自杀与犯罪。

高疏离感的青少年往往对外界刺激进行消极、敌意的归因,当面临无法作出判断的事件往往采取退缩或者攻击性的极端行为,饮酒、过度的网络依赖、沉迷于某一宗教或活动等行为是疏离感的结果,也常常会导致青少年疏离感进一步恶化。对于12～18岁的青少年,他们的任务是建立自我同一性,避免同一性混乱。同一性混乱的个体不能清晰客观地认识自己,不能与他人或环境建立有效的情感联结,这也是由于个体的无目的感和疏离感所引起的。而亲密感和归属感是人类的基本需要,良好的人际关系既能让青少年构建有效的社会认同,也能在困难时使其得到支持和安慰。

2. 对高疏离感青少年的干预　导致青少年疏离感的因素很多,直接影响青少年行为和反应的因素有家庭、学校、同伴等,如果这些方面没有得到和谐平衡的发展则可能导致青少年体验到疏离感。对高疏离感的青少年,我们应该主要从个体生活的具体情境进行预防和干预。

家庭中,父母应该适当关注青少年的情感变化和心理需求,及时与他们进行直接有效的沟通而不是过多地介入或干涉青少年的活动。并在生活中引导青少年学会如何与人和睦相处,建立积极、良好的同伴关系。增强青少年对家庭和同伴群体的归属感,可以帮助他们克服压力,促进其心理社会性的和谐发展。

学校方面,可以由心理咨询师对被评估为高疏离感的学生开展团体干预活动,通过团体心理辅导提高学生人际交往能力、亲子及同伴关系建立的能力、情绪管理能力、个人对事件应付的心理调控能力和综合能力等,从而降低其疏离感。同时,社区可与学校协作,根据需要为父母提供父母行为训练,有针对性地对父母开展指导性的课程培训,通过干预技能训练,比如积极游戏、奖励良好行为、冷处理不期望行为等,增强亲子间的沟通和积极互动关系,促进父母在认知、情感和行为上的改变。同时,可以根据需求开展家庭教育、亲子沟通等方面的讲座。

（二）对辍学青少年的关注和干预

1. 辍学的定义及影响　辍学是指学生在毕业之前,在学业计划完成之前离开学校的现象。我国国家教育发展研究中心将辍学界定为所有未完成学制规定年限的教育而中断学习、离开学校的现象。辍学的学生通常是对课堂学习没有兴趣,经常逃课或缺课的学生,或是因为家庭贫困而不得不工作的学生,有的是存在家庭问题的学生等等。

辍学不仅影响个人生活,还会带来严重的经济和社会后果。辍学的学生由于学历问题,就业方面相对困难,因此生活中始终处于经济劣势,在其他方面也处于不利地位,辍学也经常对个体的心理健康产生重大影响,从某种意义上说,辍学阻碍了个体教育和职业的发展,急剧增加了产生更多身体、情绪和经济问题的可能性,有调查发现辍学与酗酒、药物滥用、违规、犯罪活动以及其他社会问题高度相关。

2. 对辍学青少年的干预 有研究发现,早期的照料、家庭环境和问题行为,可以预测个体 15 年后在学校的情况,早期经验可能影响青少年的自我效能感和自我概念,同时也影响师生关系及同伴关系。预防辍学可以直接着眼于改进早期的学业成绩,但是干预活动还应关注贫困家庭、与不良群体关系密切的青少年,以及那些有攻击行为和物质滥用行为的青少年。对于辍学青少年的干预也应该将家庭、社区和学校有机地结合起来。

家庭中,父母作为孩子的主要引导者和影响者,首先应对学校学习有明确的态度和正确的引导,其次,预防辍学要从孩子一入学开始,最重要的是让孩子带着能力感和成就感开始他们的学习生涯,而阅读则是最重要的学习技能,因此,要从小培养孩子阅读的习惯和能力。

社区应该提供给青少年第二次教育的机会,为那些处于早期辍学危机边缘的学生,或者已经辍学的学生提供适宜的学习场所。例如,开设特殊的初中或高中学校,设置与学生能力相符的课程,使学生能独立学习并按照自己的学习速度学习,同时设置挑战性的课程,要求学生综合各门学科的知识来处理现实中遇到的问题,从而使他们学得更多更快同时提高学习兴趣,帮助他们重返课堂。

学校作为主要的干预途径,应该通过多种方法对辍学现象进行干预。可以组织一些活动来处理个人辍学问题,例如减少反社会行为、帮助提高学业成绩以及鼓励积极的学校约束。许多高中辍学者甚至家长都认为学校课程和现实生活缺乏联系,学多了没用且浪费时间,同时也觉得在学校没有归属感。要预防青少年辍学,学校首先应该检查课程设置是否科学,增强学校学习与现实生活之间的联系,而教师要起到促进和支持这些联系的作用,例如帮助青少年学会设定目标的方法以及形成一套达到目标的计划,激发其学习动机和学习兴趣。因此,对教师的选择比对课程的选择更加重要,应该选择富有激情和创造力的教师使学生对传统的东西感兴趣。其次,学校还可以开展同伴指导或跨年级指导活动,帮助逃学的学生跟上学习进度,同时开展艺术、音乐、体育等活动,为一些处于弱势的学生提供某种价值支持,从而将学习、发展社会技能和形成积极的自我概念结合起来。

### (三) 对无家可归儿童的关注与干预

1. 无家可归的定义及影响 根据美国政府对无家可归儿童的定义大致分为两种,一是根据儿童与家庭之间关系将无家可归儿童界定为 21 岁以下不能与亲人居住在安全的环境之中,并且没有其他替代性的生活安排的儿童。二是根据儿童的居住状况将无家可归儿童界定为在夜间没有固定、正常和适当住所的儿童,即无家可归儿童界定的主要依据为是否有成人照管以及是否有安全稳定的住所。

无家可归经历往往对儿童造成消极影响,包括生活质量低下、学业停滞、沾染不健康的行为习惯甚至违法犯罪等。与普通儿童相比,无家可归儿童不仅受到更多身体健康的威胁,还会遭遇更高的精神卫生问题风险。流浪生活给儿童带来极大的压力,从而常引发其心理方面的问题。有调查发现,无家可归儿童经历精神障碍,如破坏性行为障碍、社交恐惧症和重性抑郁症的比例都高于有房屋居住的低收入家庭的儿童。

2. 无家可归的原因 造成儿童无家可归的主要原因是家庭支持功能的丧失,表现为家庭矛盾、父母或监护人对儿童的忽视、身体虐待、性虐待及家庭暴力,或者由于家庭破裂(如父母去世、离婚或再婚)而带来家庭结构的变化引发的家庭矛盾,有些儿童面对新的混合家庭常常会产生对父母的愤怒和怨恨情绪,导致离家出走等叛逆行为。此外,儿童自身的缺点和经历也是导致无家可归的重要原因,比如学业困难、酗酒和吸毒、精神疾病、接受家庭外安置和寄养、违法犯罪等。有研究将儿童无家可归的原因分为三种,一是结构性因素,即没有住房、失业、缺乏医疗保险和社会服务等;二是个人性因素,如离婚、精神障碍、吸食毒品、人际交往技能差等;三是意外性因素,即自然灾害。

3. 对无家可归儿童的干预 近年来,对无家可归儿童的救助和干预越来越引起政府和研究者的重视,我国对无家可归儿童的救助制度相对缺乏,可以参照美国的救助模式加以改进。目前,美国对无家可归儿童的救助涵盖了基本服务(提供食物、收容和衣服)、医疗服务、心理咨询、毒瘾治疗和生活技能培训等,救助和干预的策略则既有以社区为基础的个案管理,又有以家庭为基础的干预以及以学校为基础的干预。对高风险无家可归的儿童主要采取"治疗模式"进行干预,通过专业人员对具有严重问题的无家可归儿童进行单个问题的短期干预,短期内能获得积极效果,但是需要维持效果还需要进行长期干预。

对一般无家可归儿童则采取发展性的干预措施。主要为以下几个方面:①重点建立预防身体虐待、性虐待和家庭暴力的救助项目;②为父母提供有关儿童养育和矛盾化解的知识技能培训,建立以家庭为中心的综合干预项目;③以学校为基础,提供应对儿童离家出走问题的解决办法;④增加救助机构和社工的数量;⑤着力消除无家可归儿童对救助的不信任感;⑥为无家可归儿童提供多维度的培训机会,比如建立培训无家可归儿童的独立生活技能的项目;⑦对无家可归儿童进行需求调查,为其提供房屋补助或提供负担得起的住房。

### (四) 对留守儿童的关注和干预

1. 留守儿童的定义和现状　留守儿童是指因父母双方或者其中一方在外打工,因体制、学习环境、生活条件等因素的制约不能在父母身边接受父母照顾,而被留在家中由临时监护人(祖父母、外祖父母或其他有关人员)照顾其生活和学习,年龄在 6~16 岁之间的儿童。

全国妇联于 2014 年发布《我国农村留守儿童状况研究报告》,根据中国 2010 年第六次人口普查资料样本数据,推算出全国有农村留守儿童 6102.55 万,占农村儿童 37.7%,占全国儿童 21.88%。其中,小学(6~11 岁)学龄阶段儿童的数量为 1953 万,占农村留守儿童的 32.01%;初中(12~14 岁)学龄阶段儿童的数量为 995 万,占农村留守儿童的 16.30%。57.2% 的留守儿童是父母一方外出,42.8% 的留守儿童是父母同时外出。留守儿童中的 79.7% 由爷爷、奶奶或外公、外婆抚养,13% 的孩子被托付给亲戚、朋友,7.3% 为不确定或无人监护。

2. 留守儿童产生的问题　留守儿童正处于身心发育与转型的关键时期,由于父母外出务工使留守儿童的生活突然发生了变化,如果孩子不能很快适应环境,很容易出现以下问题:

(1)安全问题:父母不在身边,使留守儿童缺乏有效的监督和管教,容易产生安全问题。近年来,农村留守儿童触电、溺水、自杀、车祸、病残等意外事故频频发生,有些由于监护人对孩子水、电等知识的普及不够导致,有些则由于对孩子疏于管教,导致孩子霸道、好斗,致使出现打架斗殴伤残的情况。

(2)学习问题:父母外出务工后与孩子沟通联系的机会减少,对孩子教育和影响的功能也大为削弱。留守儿童学习生活上的困惑不能得到及时有效的解决,监护人由于文化水平一般较低以及繁重的家务负担,多数留守儿童得不到很好的辅导和监督,容易出现学习目的不明确、学习态度不端正、学习习惯不良、学习动力不足、学习成绩下降等问题。

(3)心理卫生问题:留守儿童正处在心理成长的关键时期,长期缺少父母的陪伴、关爱与引导,代养人的文化素质较低,教养方式不当,监管不力,儿童精神需求得不到满足,学校教育对心理健康重视程度不够等原因容易造成留守儿童敏感、孤独、自卑、抑郁、自我封闭、感情脆弱、消极孤僻、缺乏安全感等心理卫生问题。有研究表明,农村孩子中有心理问题和行为问题的比例高达 19.8%,远高于城市孩子的 8%,其中 55.5% 的留守儿童表现为任性、冷漠、孤僻和内向,由于农村留守儿童的一些性格缺陷与现实问题长期得不到纠正与解决,成为心理卫生问题的"高发群体"。

3. 对留守儿童的干预　留守儿童的问题随着社会的发展而产生,但对于留守儿童的干预既需要社会政策的支持和帮助,也需要家庭、学校、社区乃至留守儿童自身的努力。

(1)学校支持:解决我国留守儿童精神卫生问题的主要途径是利用农村学校现有的教育基础,有针对性地扩展教育功能。学校可以从以下几方面加强管理:

首先,端正对留守儿童精神卫生问题的认识。不能把心理健康教育与思想品德教育混淆,更不能随意将学生的心理健康水平欠佳与精神疾病混淆,学校应营造一个科学积极的氛围,帮助老师遏制错误观点,正确看待精神卫生问题。

其次,合理安排经费,改善心理教育的软硬件条件。在教育经费上增设心理健康教育项目;在教师设置上增加心理辅导教师编制;在师资队伍建设上开设心理健康教育的培训内容,引进或培养专业的心理教师。

再次,对留守儿童心理健康予以"特殊照顾"。针对特殊情况"因地制宜"。学习方面对需要帮助的留守儿童给予优先辅导,建立进步档案;生活上对留守儿童优先照顾;活动上鼓励组织留守儿童参加集体活动。低年级学生和青春期女生的精神卫生问题较为突出,因此学校应该给予重点关注。

最后,丰富校园人文关爱活动。通过丰富多彩的课余活动填充留守儿童的课外生活。针对品德行为偏差和心理障碍的留守儿童,学校要大力开展心理咨询、心理矫正活动,定期开展思想教育、情感教育、体谅父母教育等,使留守儿童感到备受关爱,消除不良情感体验,树立乐观向上的生活态度。

(2)社区支持:农村社区是留守儿童社会活动的主要场所,社区文化及社区成员的引导和监督,对留守儿童的表现和性格发展具有重要影响。加强对留守儿童的社区支持,一方面要加强社区建设。例如建立"关心下一代工作室",由老干部、退休教师等组成骨干帮教队伍,从生活、学习和思想等方面关心留守儿童;在社区开展"手拉手"活动,让青年志愿者、同学等与留守儿童结对帮扶,让留守儿童得到亲人般的关怀和教导开展社区公民教育活动,健全社区互助网络,提倡邻里支持等方式,能让留守儿童在社区环境中直接受益。

另一方面要提高社会工作者能力,加强社工建设。重视留守儿童的个案工作,社会工作者要拥有尊重、接纳、同理心等理念,对留守儿童及家庭运用关系建立、积极倾听、澄清、回馈、非语言沟通等心理咨询方法和技巧,全面了解留守儿童的成长经历、家庭背景、朋辈关系等,结合个性特征,分析其问题及原因,有针对性地为每一个留守儿童制定具体的解决方案。同时,在个案工作的基础上,加入对农村留守儿童的小组工作,主要由社工通过有目的的小组活动和组员间的互动,促使成员彼此建立关系,以个人能力和需求为基础,处理人与人、人与环境之间的问题,开发个人潜能,获得个人成长。

(3)家庭支持:家庭是个体社会化的第一课堂,父母是其中影响最大的施教者。父母不能因远离孩子而忽视了对孩子的教育和亲情关怀。留守儿童的父母应尽可能采取一些补救措施给予孩子必要的关爱和教育。①父母要有完整的责任意识,不仅要为孩子提供必要的物质生活条件,还应给子女必要的家庭教育和亲情关爱;②父母要坚持定期、不间断地保持与孩子各方面的联系,随时掌控孩子的情况;③设法消除与孩子的沟通障碍,通过电话、信件等方式加强与孩子的沟通,在一定程度上增加孩子的安全感;④学会表达自己对孩子的关爱,并让孩子感受到并能接受对他们的关爱;⑤打造支持系统,建立能为孩子提供帮助的人际关系,包括爷爷、奶奶、亲戚、朋友、老师等,在孩子遇到困难时能及时给予孩子帮助;⑥父母尽可能在孩子幼小阶段和发展关键期不要长期外出,或者至少留一方照顾抚育孩子;⑦家长应该充分认识到家庭的完整对于孩子健康成长的价值。总之,解决好家庭支持的问题对留守儿童的成长有重要意义。

(五)靶预防的注意事项

要做好对高危青少年人群的预防和干预工作,则应完成以下任务:

1. 合理使用心理评估工具 对儿童、青少年心理卫生问题准确合理的评估是进行有效干预的关键和基础,同时还要对评估结果做出合理的解释。目前已有的评价工具主要适用于评价儿童、青少年心理健康与筛选障碍的问卷和量表,专业人员需要根据对象的不同性质,合理选择相应的心理评估工具。

2. 规范心理保健档案 要使干预工作更具有针对性,需要对儿童、青少年进行有效的系统化行为管理,而最基本的方法就是建立心理保健档案。尤其通过学校在学生群体中建立心理保健档案非常重要,它既可以为初级保健提供服务,掌握学生心理健康水平状况,又可以应用于次级保健工作中,发现和分辨出儿童、青少年出现的某些问题苗头,并及时有针对性地予以干预。

3. 规范咨询员与咨询治疗干预手段 次级保健需要学校、家庭以及社区要对问题儿童、青少年提供必要的心理咨询和治疗干预。目前,很多学校的心理咨询中心或社会的危机干预中心、热线电话等等都提供这项服务,但是为了能够达到咨询或治疗的有效性,需要对咨询人员进行规范化培训、督导和评估,包括场所的环境设置、与来访者进行会谈的一些守则、咨询的取向等。

### 三、青少年人群的社区治疗

青少年人群的社区治疗是针对那些已经患有明显精神障碍的儿童、青少年进行有针对性治疗、康复的活动过程,相对前面的预防干预手段较为被动,但也是不可或缺的。目前我国部分医院心理门诊可以通过这种方法进行干预。不少精神障碍起病于青少年,尽管病因尚不清楚,但普遍认为是生物、心理与社会因素等因素的相互作用所致,或是遗传与环境的共同结果。例如,某青少年长期吸毒,这可能是生物因素(遗传或大脑加工方式)、心理因素(情绪波动或人际关系障碍)与社会因素(家境贫困或同伴影响)相互作用的结果。青少年常出现明显的精神障碍主要包括物质滥用、人格障碍、抑郁症和进食障碍等。

#### (一) 物质滥用

1. 青少年物质滥用现状及其危害 物质滥用(substance abuse)是指违反社会常规或与公认的医疗实践不相关或不一致地间断或持续过度使用精神活性物质的现象。这种滥用远非尝试性使用、社会娱乐或随处境需要的使用,而是逐渐转入强化性的使用状态,从而导致依赖的形成,例如吸食致幻剂、鸦片类物质、可卡因类物质、苯丙胺类物质、镇静催眠药物、酗酒、吸烟等。精神活性物质滥用可导致一系列心理、生理不良后果和社会危害,产生沉重的疾病负担。长期饮酒不仅导致酒精中毒、酒精依赖等,还与 60 多种疾病与伤害密切相关;非法药物滥用可导致各种躯体并发症及传染病传播,注射方式滥用毒品药物是包括获得性免疫缺陷综合征(acquired immune deficiency syndrome, AIDS)在内多种传染病传播的高危因素。据 2014 年联合国毒品与犯罪办公室(The United Nations Office on Drugs and Crimes, UNDOC)报告显示,2012 年全球毒品相关死亡人数估计超过 18 万,常规吸毒者和吸毒致病、致瘾者的人数介于 1600 万~3900 万人之间。青少年是物质滥用的高发人群,药物和酒精滥用在青少年人群中普遍存在,美国国家药物滥用研究所 2012 年追踪调查青少年违禁药品使用情况,7% 的八年级学生,17% 的十年级学生和 23% 的十二年级学生吸食大麻,且将近 7% 的十二年级学生报告每天吸食大麻。我国食品药品监督管理总局 2012 年监测数据显示,年龄在 25 岁及以下的低龄人群约占初次滥用药物人群的 1/2。青少年独特的行为特征(比如更愿意体验冒险性尝试,猎奇行为及易受同伴影响等)增加了青少年尝试各种成瘾性物质的风险,这可能与青少年期的执行控制及动机相关脑区发育不健全有关。此外,青少年期成瘾性药物使用导致的神经适应性改变也比成年期更容易受到药物的损害。青少年物质滥用给社会、家庭和个人的发展都带来巨大的负面影响。

2. 青少年物质滥用的预防与干预 研究发现,只宣传物质滥用的危险性对青少年物质滥用的干预效果不大,有效的预防首先需要建立健康"无毒"的学校、社区和家庭环境,比如严格监控社区中是否有获得"摇头丸"等毒品的渠道、是否有吸毒者、社区中失学青少年的数量以及社区对吸毒的态度和规范等。其次培养青少年人际交往技能,提高其自信和自我效能感,提高情绪觉察水平和自我控制能力,以及培养社会问题处理的具体技能。此外,由于物质滥用重复发生的几率很高,因此最重要的是要有长期的干预和强化训练项目,学校作为社区干预的一部分,重点要注意减少环境中的危险因素,比如减少毒品、酒精等的可获得性等。

对物质滥用者的心理治疗,首先要让患者意识到物质滥用会影响个体的大脑功能,初始治疗成功后,还要注意其数周、数月甚至数年后复发的危险。治疗需要足够长的时间才能有效,而且需要进行长期重复的干预,比如通过匿名戒酒会能显著提高治疗成功的几率。由于高复发的风险,因此还需要综合治疗来处理除物质滥用外的多重问题,包括与家庭、工作、社会、心理和法律等有关的问题。行为治疗、家庭治疗、团体治疗和同辈支持是最常用的治疗方法,这些心理治疗方法能有效提高患者的人际关系,抵抗毒品诱惑,识别可替代物质滥用的安全方式等。

物质滥用问题在青少年学生中普遍存在,其中以大麻、酒精、尼古丁和咖啡因最为常见。通常青少年学生物质滥用问题会伴随精神卫生问题甚至是明显的精神障碍,因此需要有心理咨询师或精神科医师进行处理,教师在预防学生物质滥用中也非常重要,需要观察监督学生问题迹象,及时与父母、学校工作人员和社区医生沟通交流学生情况。

（二）抑郁症

1. 儿童、青少年抑郁症的现状及临床表现　抑郁症（depression）是一种持久的心境低落状态，多伴有焦虑、躯体不适感和睡眠问题。在精神与躯体方面有多重形式和不同程度的表现，可由轻度的忧郁到严重的精神痛苦乃至自杀。我国流行病学调查发现，17岁以下的儿童青少年中约有3000万人有情绪障碍，联合国一项报告中指出，全球约20%的青少年存在精神卫生问题，抑郁症所占比例最大。美国一项研究显示，学龄前儿童抑郁症的患病率约为0.3%，学龄期为2%，青少年时期患病率明显增高，占5%~10%。抑郁症是导致青少年自杀的首要因素，自杀是造成在青少年死亡的第三大原因，如果儿童、青少年抑郁症得不到治疗，短期影响包括学习成绩下降、拒绝上学、社会功能紊乱、物质滥用、自杀等，长期影响造成大约20%~30%的儿童、青少年抑郁症5年之内转变为双相情感障碍，增加其成人期罹患情感障碍和其他精神障碍的风险。

儿童、青少年抑郁症的识别率低，诊断难度大，临床表现有以下几个特点：①情绪波动大，行为冲动。研究发现，与成年人抑郁症常见体重减轻、食欲下降、睡眠障碍、自卑和自责自罪等症状不同，儿童、青少年抑郁症常出现易激惹、离家出走、学习成绩下降和拒绝上学等行为。②有些儿童还不能准确表达愤怒或沮丧等内心的感受。③不同年龄段特点不同，3~5岁学龄前儿童主要表现为明显对游戏失去兴趣，或在游戏中不断有自卑自责、自残和自杀表现；6~8岁的儿童主要有躯体化症状如腹部疼痛、头痛、不舒服等，其他有痛哭流涕、大声喊叫、易激惹和冲动；9~12岁儿童更多出现空虚无聊、自信心低下、自责自罪、无助无望、离家出走；12~18岁青少年更多出现冲动、易激惹、行为改变、鲁莽不计后果、学习成绩下降、食欲改变和拒绝上学。因此，对儿童、青少年抑郁症需要收集和评估多方面的信息和资料才能做出准确诊断。

儿童、青少年的精神行为问题大多与家庭问题有关。父母对子女的教养方式、家庭暴力、父母间的关系不合等都可能导致儿童、青少年焦虑抑郁的产生。研究发现，父母对子女以放任或拒绝、过分干涉或保护、严厉惩罚的教养方式为主的，其子女抑郁的发生率要高于采用一般教育方式的儿童。父母离婚、分居的儿童行为问题发生的危险性分别是父母关系融洽的12.30和7.38倍，父母经常吵架的儿童抑郁发生率明显高于父母不吵架的儿童，与父母关系紧张、抵触的儿童抑郁发生率也高于与父母关系融洽者。国外多项研究表明，家庭暴力更容易导致儿童日后产生焦虑、抑郁、情绪波动大和自卑及言语、认知运动技能上的偏差等问题。此外，家庭遗传因素也是影响儿童、青少年抑郁焦虑发生的一个重要因素，父母如果患有抑郁症，其孩子更容易患抑郁症。

2. 青少年抑郁症的社区治疗　由于抑郁症具有复发率高、自杀危险度高、病程长等特点，因此预防复发、改善患者社会功能，使之真正达到精神康复是治疗的重要目标。对抑郁症的治疗一般采用药物治疗和心理治疗相结合的方式，这样既可以缓解患者的抑郁症状，又能提高其心理社会适应功能水平，改善其生活质量。对青少年抑郁症患者来说，其发病影响因素包括来自家庭、学校、人际等方面的负性因素，存在认知模式的失调，用药物治疗不能改善其认知功能，同时青少年抑郁症患者接受认知行为治疗的积极性较高，希望在医生帮助下通过自己去解决问题，同时对药物治疗也有担忧，担心药物的副作用以及会产生依赖性。因此，对青少年抑郁症的心理治疗多采用认知行为疗法，帮助患者调整认知行为模式，接纳自我，采用积极的应对方式去处理、解决问题。在心理治疗的同时，来自家庭、学校的心理支持能够减轻其心理负担，帮助其尽快融入正常的生活和学习之中。

我国社区心理咨询由于受到我国的文化传统和社会习俗的影响有些特殊之处。首先，由于我国居民对心理咨询普遍存在认知偏差，认为去做心理咨询说明自己心理上有问题，是见不得人的事情，因此我国接受心理咨询的人群大部分已经出现较重的精神卫生问题。其次，对心理咨询师不信任也是导致来访者犹豫不决的原因，担心心理咨询师是否为自己保密。再次，接受心理咨询的费用不菲，国外大多数国家心理咨询费用主要由保险公司或政府组织提供，而我国大部分地区心理咨询完全属于自费项目，因此求助者希望心理咨询疗程短、见效快。而心理咨询自费又导致来访者人数少，心理咨询师收入低,流动性大、职业素养偏低,最终导致恶性循环。因此,政府应该加大对社区心理咨询的财政投入,尽量满足社区居民对心理咨询服务的需求。对青少年抑郁症的社区心理咨询需要根据来访者的具体情况而定,既可以采取一对一的个体咨询形式,也可以采取团体辅导和以家庭为单位的形式。除此之外,社区还可以提供心理健康教育等其他形式的心理服务,如组织专题讲座、发放健康资料、制作健康知识宣传栏和海报等,帮助居民更多的了解相关知识,对病症尽早地识别。

### (三) 进食障碍

进食障碍(eating disorders)是一种因体像认知扭曲引发异常饮食行为而造成多系统、多器官损害的疾病,主要包括神经性厌食症(anorexia nervosa)和神经性贪食症(bulimia nervosa)。神经性厌食症是一种通过忍受饥饿来极力追求变瘦的进食障碍,一般具有三个主要特征:体重低于基于年龄和身高正常标准的85%;对体重增加极度恐慌,且恐慌并不会因体重下降而减少;对体形有歪曲的认识,即使已经非常瘦了仍然认为自己胖。神经性贪食症是个体持续地遵循暴食—导泻的饮食模式,患者通常吃很多东西,然后通过自我催吐或使用导泻剂来清除食物。与厌食者不同的是,暴食而后导泻的人的体重通常变化不大,因此很难被人察觉,它们主要的精神病理特点都是害怕发胖和对体形体重的歪曲认识与期望。

1. 青少年进食障碍现状及病因　进食障碍多见于青少年女性,发病年龄在 10 ~ 30 岁,30 岁以后很少发病。神经性厌食症一般开始于普通节食,之后变得失去控制,可能伴随产生抑郁、焦虑和强迫症状,情绪不稳定,社会退缩,缺乏性兴趣等。2007 年一次大型美国社区调查发现神经性厌食症的患病率女性为 0.9%,男性为 0.3%。神经性贪食症一般发生在青少年后期,比神经性厌食症晚几年发生,25% 的患者有神经性厌食症的患病史。神经性贪食症患者反复呕吐容易导致一些并发症,钾的严重损耗导致身体虚弱、心律失常、肾损伤,也可能产生尿路感染、手足抽搐和癫痫等症状。我国约有10% 的青少年女性出现不同程度的进食障碍症状。近年来,由于受西方文化的影响以及对偏瘦体形的普遍追崇,越来越多的人患进食障碍,由此导致患者身心健康状况以及社会功能严重受损。

进食障碍的病因学复杂,趋向用整合的模式来看待进食障碍的病因,包括社会文化因素(如大众媒体的宣传、同伴影响)、家庭因素(家庭沟通方式、父母教养方式、父母本身的人格特征及父母的进食行为和对身材的看法)和个体因素(人格特质、认知特点、情绪特点、生物学异常),这些因素在发病中起着重要的作用。因此,治疗进食障碍时应根据不同的病因采取不同的治疗策略。

2. 青少年进食障碍的社区治疗　对进食障碍患者的治疗方法主要有药物治疗与心理治疗两种方法。

药物治疗经常通过抗抑郁药物来改善患者恐惧、易激惹、沮丧等负性情绪,促进患者对治疗的合作性。常用的心理治疗方法包括家庭治疗、认知行为治疗和虚拟现实治疗技术。

(1)家庭治疗:进食障碍患者的家庭往往充满敌意、混乱、孤独,缺乏良好的教育方式和共情。家庭治疗认为个体只有在互动和系统(家庭)中才能被理解,把关注的焦点放在人际关系上,个体的困扰实际上是关系的困扰,是个体所在的系统出现了问题。因此,家庭治疗不仅仅针对个体,而是通过引入新的观点来改变与病态行为相关联的循环圈。

(2)认知行为治疗:由于进食障碍患者具有明显的歪曲认知,因此常使用认知行为疗法对进食障碍患者进行干预,该疗法对 18 岁以上的女性治疗效果更好,因为成年患者的主要致病因素是不合理认知。

(3)虚拟现实治疗技术:这项技术主要用于修正患者的体像观念,即改变患者对自己身体的不满意感,建立了合理的体像观念。

目前,对于进食障碍患者的治疗倾向于将心理治疗和药物治疗相结合。同时,学校、社区也可开展一些项目进行干预,比如在学校或社区范围内开展改善饮食习惯活动,注重对健康饮食等方面的宣传等,虽然效果不如个体的临床干预,但能对青少年进食障碍的预防和干预起到一定的辅助作用。

总之,对青少年的社区服务应该从家庭、学校、社区等层面共同关注青少年的心理健康,并从个人毕生成长、发展的意义上去关心个体的心理健康,把增进青少年心理健康、预防精神障碍以及对其疾患的治疗有机地整合在一起。

## 第五节　大学生心理危机的预防与干预

我国大学生的年龄一般在 18~24 岁之间,处于青年中期,多数大学生在这个阶段会出现独立性与依赖性、生理的快速变化与心理不成熟、自我形象的追求与自我评价能力不足等矛盾。大学生的心理尚未完全成熟,进入大学后,面临生活和环境的巨大变化,学习、交友、恋爱、就业、成长发展等问题都需要自己去面对和处理,当来自社会、学校、家庭的各种矛盾与其自身成长发展中的矛盾交织在一起,就容易导致大学生产生心理困惑,若内心的冲突与矛盾得不到有效合理的疏导和解决,久而久之则会导致精神卫生问题,轻则影响学习效率,重则妨碍其正常的学习生活。中国疾病预防控制中心 2013 年一项调查显示,我国 25.4% 的大学生有焦虑、神经衰弱、强迫症状和抑郁情绪等精神卫生问题。中国心理卫生协会大学生心理咨询专业委员会的调查发现,40% 的大学新生和 50% 以上的毕业生则存在精神卫生问题,而人际交往、学习压力、就业压力、情感困境是大学生最主要的四个问题。

大学生具有其特殊性,虽然个体的知识储备不断丰富,但生活经历和社会阅历相对缺乏,且生理发育成熟与心理不成熟之间的不协调,导致他们在遇到升学、就业等应激事件时容易情绪不稳定,不能妥善应对,从而引发心理危机。同时,大学生每天接收来自网络、媒体、周围人群等不同社会价值观的冲击,近年来,大学生自杀、伤人、酗酒、打架斗殴等暴力事件频发,且大学生自杀概率远高于其他并未上大学的同龄人。学校心理危机也具有其特殊性,由于大学生活的集群性以及学生群体的同质性等特点,发生在学校里的危机事件更容易造成混乱,心理危机更具有传染性,应对不当则会影响到整个校园的安全与稳定,因此,对大学生心理危机的预防与干预工作非常重要,需要通过有效的预防和干预措施,从根本上提升大学生应对危机的能力。

### 一、大学生心理发展特点

要做好大学生心理危机的预防和干预工作,首先要了解当代大学生的心理特点,遵循心理卫生和心理健康的原则。

#### (一) 认知方面

随着生活环境的变化和认知范围的广泛,大学生对世界和自我的认识逐渐深刻全面,自我意识和认知水平迅速发展,他们更多地关注自己的内心世界,自我认识、自我体验和自我控制能力有了较大的发展,但由于其社会经历有限,其对自我的认识容易出现偏差,不能客观准确地评价自己,内心易出现各种冲突,比如理想自我与现实自我、自尊与自卑、独立与依赖的冲突等。这些矛盾由于自我意识的觉醒、分化、发展引起,是个体成长中的正常现象,也是大学生心理发展特点的主要表现。然而,这些矛盾和冲突易导致其陷入苦恼和焦虑中,若处理不当,容易引发心理和行为问题,若能恰当处理则会成为大学生发展的动力。

#### (二) 情绪方面

大学生情绪的稳定性与波动性并存,冲动性与理智性交织,情绪容易受到外界刺激影响。进入大学后,他们需要适应全新的学习和生活环境,若出现适应不良,不能恰当地应对外界应激事件则容易出现情绪问题。同时,此阶段的大学生有强烈的对爱情和性的渴望,也容易导致其出现各种情感冲突和心理矛盾。合理地调整自己的情绪能促使人们更好地适应环境,有利于身心健康。

#### (三) 意志方面

意志是人自觉地确立目标,并根据目标调节和支配自己的行动,克服困难,实现预定目标的心理过程。大学生一般能较好地完成学习和生活中的事务,具有较高的意志品质水平,但由于当代大学生多为独生子女,生活条件相对优越,缺乏生活磨炼,吃苦耐劳精神不足,意志品质存在较大的个体差异。此外,我国的应试教育导致中小学阶段以学业和考试成绩为主,对学生情感意志等方面的培养相对较少,不少大学生在面对生活中的挫折时,缺少沉着冷静解决问题的能力和克服困难的决心,也容易导致心理问题的产生。

### (四) 行为方面

大学生一般有较强的自我抉择和自我管理能力,但行为方面还存在盲目性和冲动性的特点,如果缺乏正确引导,很容易引发各种行为问题和心理问题。同时,大学生往往自恃年轻,容易忽视健康行为习惯培养的重要性,常出现危害自己健康的行为,比如网络成瘾、酗酒打架等,长此以往则容易出现心理危机。

## 二、大学生心理危机的类型

心理危机是指人们面临突然或重大的生活挫折或安全事件时,无法用平常解决问题的方式来应对而出现的心理失衡状态。大学生心理危机主要包括成长型危机、存在型危机、境遇型危机和人格型危机。

存在型危机是指大学生在思考人生问题、存在问题和价值观等问题过程中产生的心理危机。由于大学生年龄和身心发展特点,常常会思考人生是什么、人为什么活着、活着为了什么、怎么才能活得有意义等原本性问题,也常会因为这些问题而感到苦恼,他们会思考死亡、自由和孤独,会思考在哪些方面能获得自我认同。随着这些问题的解决,其人生观、价值观和世界观也逐渐明确。

成长型危机是指随着年龄的增长而产生的危机。比如从少年期进入青春期,青春期进入青年期,婚前到婚后等,在这些不同的阶段,对人们心理承受能力和分析判断能力的要求也不同。如果原有的行为方式无法适应现在所处年龄阶段,就容易导致心理危机。比如许多大一新生由于不适应大学的学习生活、人际关系等发生的巨大变化,面对学业、爱情等多方面的诱惑和选择时,变得无所适从。

人格型危机主要与大学生个体人格特质有关。有研究发现大学生的五大人格与心理健康水平密切相关,高宜人性、开放性和外向性都有利于心理健康,而高神经质则不利于心理健康。有些内向、抑郁型人格的大学生,平时缺乏人与人之间的交流沟通,遇事优柔寡断,这类大学生极易出现心理危机。

境遇型危机主要指环境突然变化而引起的心理不适。大学生生活环境遭遇突发事件的影响,比如父母离异、地震洪涝等灾难、亲人离世等,这些无法预料的变故容易导致大学生产生心理问题,引发心理危机。

## 三、大学生心理危机的预防措施

对大学生心理危机的预防分为高级、中级和初级三个层次,三个层次代表预防心理危机的长期、中期和近期目标。高级预防是帮助大学生掌握预防、识别、应对心理危机的基本知识与方法,从根本上提高大学生的抗挫能力;中级预防是指当大学生面临困难情境或出现精神卫生问题时,及时给予其心理疏导,避免引发心理危机;初级预防是阻止心理危机进一步发展,避免陷入严重的危机状况。

### (一) 大学生心理危机的高级预防

1. 大学生心理危机高级预防的目标　大学生心理危机的高级预防的目的是帮助大学生提升心理健康水平和危机应对能力,从而提高机体的危机承受能力。高级预防分为三个具体目标,第一个目标是帮助大学生提高心理健康意识,初步掌握心理危机的预防知识,科学合理地应对心理问题并能积极主动地寻求帮助。第二个目标是通过向全体大学生开展系统的心理健康教育,帮助他们掌握基本的心理健康知识和心理调节技能。第三个目标是提升全体大学生的心理素质,培养健全的人格,促进其全面发展。三个具体目标逐层提升,缺一不可。

2. 大学生心理危机高级预防内容　为实现高级预防的目标,高校应该加强和改进大学生心理健康教育工作。根据高校教育教学实际,重点做好以下几点:

(1)提高心理健康意识、危机预防意识和生命意识：当代大学生往往缺少主动维护心理健康的意识和行为，往往感到心理无法承受了才会寻求心理咨询师的帮助，主要是因为缺乏科学的心理健康知识，因此，高校应该有针对性地开展大学生心理健康教育，提高其心理健康意识并自觉维护自己的心理健康。

当前大学生大多是独生子女，从小受到父母的呵护，进入大学后，很多大学生出现或多或少的适应问题，甚至出现适应障碍，大二大三的学生容易出现情感问题、发展问题，大四学生则容易受到择业、考研等问题的困扰，如果对"危机"缺少正确的认识就容易手足无措，甚至导致危机事件。因此，学校要对大学生进行危机教育，既要通过心理健康教育课从宏观角度帮助大学生全面客观认识自己，又要从微观层面帮助大学生认识危机的规律和特点，创造各种机会，让大学生能体验危难情境下自己的身心感受，掌握调试方法，比如现在高校中常进行"消防演习"是很好的"危机"教育。

此外，加强对大学生的生命教育，提高其生命意义感尤为重要，这也是预防大学生心理危机的有效方式。大学生人生观、价值观日益成熟，不断探究自己生命的意义和人生价值，在心理健康教育中融入生命教育的内容是进行生命教育的主要途径。

(2)提升心理健康水平和危机应对能力：提升大学生心理健康水平除了开展系统的心理健康教育课程，学校还可以通过心理学选修课、心理咨询、心理讲座、心理测试、心理沙龙、心理社团等方式进行心理健康知识的宣传和教育，教育过程中注意加强心理危机预防等内容的学习，以及加强学校心理健康教育服务信息的宣传。

此外，学校应该强化心理保健技能培训，包括心理调节技能、心理发展技能和休闲技能。心理调节技能包括认知、情绪的调节和行为矫正等。心理发展技能包括自我觉察、人际沟通、学习技巧、组织和领导技能、演说技巧等，这些技巧和方法训练有助于提高大学生的综合素质及其自信，从而有利于维护心理健康。缺乏基本的休闲技能是导致大学生沉迷网络游戏、打牌酗酒等的原因之一，需要学校积极开展健康向上的文体活动，让学生积极参与其中，比如加入读书社、演讲协会、篮球协会等社团组织，参加文艺沙龙、影视欣赏、社会实践等多种形式的校园文化活动，从而充实丰富课余生活，培养健康的行为习惯。

### （二）大学生心理危机的中级预防

1. 中级预防的界定　中级预防是大学生心理危机三级预防体系中的关键环节，是整个心理危机预防与干预的核心与纽带。从心理危机的发生发展历程来看，分为前危机、危机和后危机三个阶段，前危机是心理危机发生前的阶段，是一个持续、持久、不断发展变化的心理状态，又可分为前危机前期、前危机中期和前危机后期。前危机前期是指大学生的心理健康状态；前危机中期指大学生面临困境或挫折时表现出的各种心理问题阶段；前危机后期则指经历前两个阶段后，大学生心理问题没得到解决而出现严重的精神卫生问题。中级预防属于前危机中期的预防，即在大学生心理危机萌芽前的早期发现和应对工作。

2. 中级预防的目标　大学生心理危机中级预防的总体目标是当大学生面临生活或学习中的困境或出现心理问题时，通过心理危机中级预防工作，避免引发严重的精神卫生问题，以及避免产生各种自伤、伤人等严重的不良后果。

3. 心理危机中级预防的内容

(1)提高特殊群体学生的危机预防意识：根据大学生活的不同阶段、各层次、各学科学生、特殊群体学生的心理问题现状及特点，有针对性地实施心理危机预防与干预的专题教育。引导大学生树立正确的人生观、价值观，减少因价值迷茫、理想缺失而导致的心理危机。同时提高大学生危机应对水平，面临困境时，积极的认知模式能帮助个体有效健康地应对应激事件，因此需要帮助大学生建立弹性认知模式，有利于减少面对危机时的认知冲突。

(2)筛选关注高风险学生群体动态：中级预防的重要内容是能准确、及时、全面的发现并关注高风险大学生的心理动态。首先，学校要开展科学有效的新生心理普查工作，检出可能存在各种心理问题的大学生,同时通过心理普查帮助大学生了解自我的心理健康状况和人格发展特点。

其次,要实施定期不定期的心理排查工作。定期排查重点关注高危人群和敏感时段的心理健康。高危人群是指容易发生心理危机和存在严重不良行为的学生,比如遭遇突发事件的学生、学习或就业压力过大的学生、人际关系或个人感情严重受挫的学生等。容易引发心理危机的敏感阶段,包括学习生活环境变化后(比如新生入学、更换专业等)、评优选干或受到惩处后、重要考试前和成绩公布后、求职择业期间及毕业前夕。不定期心理排查主要针对大学生及周围人出现了重大意外突发事件或受到强烈刺激,在大学生中可能引发心理危机时的状况,需要根据现实情况开展心理动态摸排工作。

再次,根据需要主动约谈可疑危机的大学生,主要针对新生心理普查过程中发现的可疑问题学生以及各院系重点关注的高危学生。约谈结束后,对确实存在心理问题的大学生,由心理健康教育教师对其采取重点关注、持续追踪、动态掌握相结合的心理危机预防措施。

最后,要健全全体大学生的心理健康档案。科学完整的大学生心理健康档案应包括大学生的个人基本资料信息、家庭情况、心理测试信息、咨询个案信息,从而为预测大学生心理行为,实施针对性的心理辅导、危机干预提供参考依据。

(3)及时化解各种精神卫生问题:通过开展专业化的个体心理咨询化解大学生中可能出现的各种精神卫生问题,个体心理咨询主要包括一对一面谈咨询、热线咨询、邮件咨询、QQ咨询等各种形式,其中面谈咨询为最核心的个体咨询方式。其次,可以通过团体心理辅导,让成员在团体中学习新的态度和行为方式,从而增强适应能力,预防或解决自己的心理问题。此外,还可以开展针对性的团队心理训练,比如面向全体学生的素质拓展训练,从而促进全体大学生心理健康的发展;面向问题学生小组开展的团体心理辅导,比如针对自卑表现突出的群体开展自信心团队训练,针对人际关系矛盾频发的群体开展人际沟通训练,针对抑郁、焦虑情绪明显的群体开展放松训练、情绪管理专题训练等,从而在一定程度上有效化解高风险大学生的各种心理冲突。

(三)大学生心理危机的初级预防

1. 初级预防的界定　初级预防是在前危机后期的预防,即在大学生心理危机发生前的最后阶段借助各种评估、诊断、咨询与治疗等方法,对即将爆发心理危机的个体作出及时处理,避免问题进一步恶化。中级预防之后,如果没能成功避免严重精神卫生问题的出现,大学生的心理问题会进一步恶化,但在危机发生前有一个缓冲期,也是大学生心理危机预防的最后一道关卡,此时则需要进行初级预防。

2. 初级预防的目标　大学生心理危机初级预防的目标是构建大学生心理危机预警、评估诊断及应急处理的工作体系,及时发现有严重精神卫生问题的学生,并帮其渡过难关,做到早发现、早评估、早治疗、早反馈。

3. 大学生心理危机初级预防的内容

(1)建立心理危机预警系统:心理危机预警指在心理危机形成和爆发前的预防和干预。大学生心理危机预警系统则是在大学生心理危机爆发前,对可能导致心理危机的严重精神卫生问题的各种症状的及时发现、准确识别并及时报告的一套工作体系。大学生心理危机预警主要是根据各种危机症状的指标体系,确定预警对象和预警范围,综合分析和评估预警信息,及时发现和识别大学生中潜在的危机。

(2)建立心理危机评估标准:准确评估大学生的心理危机需要建立科学、标准、可操作的危机评估标准,通过对大学生心理危机预警信息进行综合分析判断,进而对大学生的危机状况做出准确评估,判断危机预警对象的危机性质、类型及严重程度,为之后的危机处理提供依据。对大学生心理危机信息的分析评估包括评估其精神状态、危机的严重程度、持续时间、个体的生理状况及应对情况,同时还要对可能引起心理危机发生的政治、社会、文化等环境因素进行评估。

(3)建立心理危机应对机制:首先,建立协调畅通的快速反应机制。主要由高校成立大学生心理危机预防与干预工作小组并出台有关大学生心理危机的应急预案。其次,要加强心理危机预防与干预的专业力量建设。这需要根据学校的实际情况和学生的需求增加专业工作人员的数量,并通过对其进行危机预防干预专业知识的业务培训提高专业工作人员的素质。最后,要制定规范的快速反应工作流程,对有关工作注意事项作出明确具体的规定,包括对危机动态的及时报告、危机状况的恰当评估和及时转介、对危机学生家长的联络通报、危机学生的安全监护及心理疏导、如何警惕流行性危机事件的效仿效应等方面都需要作出具体的规定。

<h2 style="text-align:center">四、大学生心理危机的干预措施</h2>

心理危机的出现可能导致自伤或伤人事件,给家庭、学校和社会都带来严重的后果,因此,学校需要对大学生心理危机进行及时有效的干预。大学生心理危机干预是指由专业人员实施的,对心理危机发生前、危机发生中和危机发生后,无法有效应对危机的大学生个体或团体给予及时的心理援助,帮助当事人恢复心理平衡,并在危机中获得成长的过程。

### (一) 大学生心理危机干预的目的

对大学生心理干预的目的主要包括:

1. 消除或缓解危机,避免当事人出现生命安全问题,如自伤、自杀或伤害他人。

2. 稳定并增强当事人的自主认同感,帮助当事人重拾信心,以积极客观的态度来看待当下的危机事件。

3. 提高当事人认识和处理情绪的能力,使其处于一种愉悦、平和的情感体验中,抛开一些消极、负面的情绪和想法。

4. 保障校园安全稳定,防止出现危机行为的传染和舆论的散播。

总而言之,危机干预的目的在于保证大学生安全渡过危机,保障其在校期间的健康与安全,使其更好地适应大学生活,同时增强其日后面对应激事件的抵抗能力,更好地适应社会。

### (二) 心理危机干预的对象

心理危机关注和干预的对象是存在心理危机倾向或处于心理危机状态的学生。对存在下列因素之一的学生应作为心理危机干预的高危个体:

1. 遭遇突发事件而出现心理或行为异常的学生,如家庭发生重大变故、遭遇性危机、受到自然或社会意外刺激的学生。

2. 患有严重精神障碍,如患有抑郁症、恐惧症、强迫症、癔症、焦虑症、精神分裂症、情感性精神病等疾病的学生。

3. 情绪低落抑郁的学生(时间超过半个月)。

4. 既往有自杀未遂史或家族中有自杀者的学生。

5. 身体患有严重疾病,个人很痛苦,治疗周期长的学生。

6. 因学习压力过大或学习困难而出现心理异常的学生。

7. 个人感情受挫后出现心理异常的学生。

8. 人际关系失调后出现心理异常的学生。

9. 性格过于内向、孤僻,缺乏社会支持的学生。

10. 严重环境适应不良导致心理异常的学生。

11. 因家境贫困、经济负担重而有强烈自卑感且出现心理异常的学生。

12. 出现严重适应不良导致心理或行为异常的学生,如适应不良的新生、就业困难的毕业生。

13. 存在明显的攻击性行为或暴力倾向,或其他可能对自身、他人、社会造成危害的学生。

14. 由于身边的同学出现个体危机状况而受到影响,产生恐慌、担心、焦虑、困扰的学生。

15. 在求职的过程中遭遇重大挫折或遭受他人的身心侵害,出现心理异常的学生。

此外,近期发出下列警示信号的学生,应作为危机评估与干预的对象予以关注:

1. 谈论过自杀并考虑过自杀方法,包括在信件、日记、图画或乱涂乱画等的只言片语中流露出死亡念头者。

2. 不明原因突然给同学、朋友或家人送礼物、请客、赔礼道歉、述说告别的话等行为明显改变者。

3. 情绪突然明显异常者,如特别烦躁、高度焦虑、恐惧、易感情冲动、情绪异常低落、情绪突然从低落变为平静或睡眠受到严重影响等。

（三）大学生心理危机的危急干预内容

1. 对当事人的紧急干预　对有危机的人的紧急干预一般包括问题评估、制订计划和实施干预三个方面。

第一步:评估问题。首先要明确事件,判断危机的性质属于发展性、境遇性、或存在性危机中的一类还是由于精神疾病所引发的危机事件。其次要界定当事人当下的状态,了解当事人对于危机事件的感受及对其学习生活、社会功能产生了哪些影响,评估当事人的认知、情绪及行为状态,还要评估当事人是否存在自杀(伤)或杀(伤)人的倾向。

第二步:制订计划。根据前期的评估制定有效可行的心理危机危急干预的行动计划,明确哪些人能为危机当事人提供什么样的帮助。整个计划的制订过程要尊重危机当事人的主体地位及主观感受,为当事人保密,确保计划的实施符合当事人的最佳利益。

第三步:实施干预。实施干预工作首先要确保当事人的人身安全,评估当事人可能发生自伤(杀)、伤(杀)人的危险系数,对危险系数高的学生要组织专人陪护并联系医院做必要的治疗。其次引导当事人积极调整身心失衡状态,无条件接纳和支持当事人,鼓励当事人勇敢接纳自己的负面情绪,让其消极情绪得到及时的宣泄。再次,协助当事人启动其社会支持系统,让当事人获得家人、朋友的关爱和支持,从而树立战胜危机的勇气与信心。最后,帮助当事人建立合理积极的应对方式,在帮助其转变认知的基础上,建立积极可行的应对策略。

2. 对相关人员的心理干预　心理危机事件的负面影响可能会波及周围的学生和教师,因此,对危机当事人进行干预的同时也要对相关人员做好干预工作。主要是确保相关人员的人身安全,及时化解相关人员的危机应激反应,强化其危机处理能力,从而提高心理健康水平。

（四）大学生心理危机的后干预

大学生心理危机的后干预是指大学生心理危机预防和危急干预的延伸,有利于巩固和优化心理危机干预的效果。

1. 心理危机的后干预目标　对大学生心理危机干预是一个连续性、阶段性和长期性的工作,当进行短期的心理危机危急干预后,当事人一般出现三种结果,一是当事人顺利渡过危机并且从危机中得到心理成长;二是当事人虽然安全渡过危机,但留下了心理创伤,再遇到类似事件还有可能引发新的危机;三是当事人没能渡过危机,仍陷入创伤性反应中,或引发神经症、重性精神障碍等,甚至出现极端行为。当出现第二、三种结局时则要对当事人进行危机后干预。

心理危机后干预的目标是心理危机干预工作者对暂时渡过心理危机但仍留下心理创伤或未能顺利渡过心理危机的大学生或相关人员提供心理援助,从而巩固干预效果,帮助当事人或相关人员恢复心理平衡,促进其心理成长。心理危机后干预的重点侧重于促进个体心理成长,让其更好地适应将来的生活。

2. 大学生心理危机的后干预　大学生心理危机后干预是对心理危机预防和危急干预的补充和完善,主要是对干预效果的评估、巩固和优化。

（1）评估干预效果:心理干预工作者要对当事人和相关人员干预的效果进行全面的评估,如果当事人顺利渡过了心理危机则意味着心理干预过程可以结束,如果出现第二、三种结果是则要及时给予其危机后干预。

（2）巩固干预效果:根据干预效果的评估结果,制定有效的心理危机后干预的行动计划和干预策略。首先要保障当事人和相关人员的人身安全,防止发生意外。其次,通过开展个别咨询、团体辅导、心理素质拓展训练等方式对当事人和相关人员进行适当的危机后干预,重建积极的认知模式。再次,充分发挥学校、家庭、教师、同学以及精神卫生医疗机构等社会支持系统在危机后干预中的作用,帮助当事人和相关人员尽快走出危机。最后,要及时将患有严重精神障碍的当事人和相关人员转介到专业精神卫生医疗机构,以免延误治疗的最佳时机。

(3)优化干预效果:危机后干预是个长期和渐进的过程,因此,进行危机后干预要重点帮助个体将新学习的危机处理方法及应对危机的能力应用到现实生活中,让其更好地适应未来的生活和环境。

总之,根据当代大学生的心理发展特点,建立适用于我国高校大学生心理危机预防与干预的标准化体系是预防和干预大学生心理危机的必要前提,通过科学、可行的大学生心理危机预防和干预措施,从根本上提升大学生应对危机的能力,提高大学生心理健康水平。

## 第六节　受灾人群的社区心理干预

根据美国联邦应急管理局提供的有关灾害的解释,灾害又称灾难(disasters),是指危险的、无法抗拒的、通常为突然发生的创伤性事件。灾难分为自然灾害、技术灾难与恐怖主义活动。自然灾害包括火灾、洪水、泥石流、地震、海啸、飓风、龙卷风、干旱与暴风雪等,他们具有不可抗拒性。技术灾难包括大型交通事故、社会结构性崩溃、爆炸、人群中毒与核事故等。恐怖主义活动包括集体暴力、枪击纵乐等人为灾难。

灾难具有不确定性、破坏性、长期性等特征,影响的是整个社区或社区中的大部分人群,不仅给人类社会带来重大的经济损失,还会对人们的身心造成持久的负面影响。面对灾难时,人的身心会迅速进入应激状态,容易形成恐惧、绝望、狂躁、抑郁等不良情绪,产生各种"急性应激反应",而这些不良情绪和反应又有可能引发各种精神障碍和行为问题,极端者会导致自杀行为的发生。通常,灾难对人身心的影响是长期的,如果得不到及时正确的疏导,这些问题又很可能导致"创伤后应激障碍"的发生,甚至产生终身的心理创伤。

灾难影响的范围广泛,包括"直接受灾者"和"间接受灾者"。直接受灾者包括伤亡人员、目击者、财产直接遭受损失者等。间接受灾者包括伤亡人员的家属亲友,或通过媒体等途径感受到灾难威胁的人们,两者存在不同程度的心理应激。同时,灾区的救援人员、卫生工作者、社会工作者在抢险救灾的过程中也会承受巨大的压力,蒙受灾难的阴影,他们属于"隐匿受灾者"。社区是受到灾难直接影响的主体,同时心理危机的管理和干预也最早发生在社区之中,当个体处于应激状态时,社区应当发挥应有的支持功能,直接受灾者、间接受灾者、隐匿受灾者都应得到妥善的心理社会干预服务。

### 一、对灾难事件的社区心理干预

#### (一)灾难后的个人反应

面对灾难的反应,个体间存在很大差异,有的人能镇定自若,坦然应对;有的人则不知所措,惶惶不可终日。这与个体的个性特征、躯体的健康状况、对灾难的认知解释、生活经历、个人适应能力、所处的环境、既往精神障碍病史等因素有关。一般来说,面对灾难,短期内出现一般的应激综合反应是正常的,不会给生活带来持久和极端的影响,在社区或其他组织部门的援助下,以及亲友间的支持理解,都能恢复对生活的信心。但对于部分由于灾难引发精神疾病的人来说,还需要通过心理干预来抚平心理创伤。因此,快速识别和准确判断灾后个体的反应是决定有效干预措施的前提。

1. 一般应激综合反应

(1)生理方面:会出现血压升高、心率加快、呼吸困难、肠胃不适、腹泻、食欲下降、头痛、失眠、易醒、容易疲倦、做噩梦、肌肉紧张等症状。

(2)情绪方面:会出现焦虑、恐惧、怀疑、沮丧、忧郁、悲伤、易怒、害怕、绝望、无助、麻木、孤独、愤怒、烦躁、自责、过分敏感或警觉、担心家人安全、害怕死去等。

(3)认知方面:表现出缺乏自信、罪恶感、自怜、无能为力感、敌意、不信任他人、强迫性回忆、否认、过度理智化等。

（4）行为方面：出现注意力不集中、行为退化、社交退缩、逃避、打架、容易自责或怪罪他人、常想起受灾情形、过度依赖他人等。

2. 灾难所致精神障碍

（1）急性应激障碍（acute stress disorder，ASD）又称急性应激反应，是指以突然而来且异乎寻常的强烈应激性生活事件为直接原因，引起的一过性精神障碍，普遍症状是先出现"茫然"状态，表现为注意狭窄、意识清晰度下降、出现定向错误等。行为上主要表现为交往中出现进一步的退缩性，有的甚至达到分离性木僵的程度；或者表现为激越性活动过多，如逃跑反应等。生理上常存在因惊恐性焦虑而引起的自主神经症状，如心动过速、震颤、出汗、面色潮红等。患者发病急剧，一般在事件发生后几分钟内出现，病程短暂，一般在几小时至1周内缓解，最多不超过1个月，通常个体在事后对发生过的症状会产生部分或完全的遗忘。如果症状持续时间超过四周，则应考虑诊断为创伤后应激障碍。

（2）创伤后应激障碍（post-traumatic stress disorder，PTSD）是个体对异乎寻常的威胁性、灾难性事件的延迟和（或）长久的反应。主要表现为三个方面：一是创伤性事件的某些过程经常强迫性地在脑海里重复出现；二是回避与创伤性事件有关的事物，对外界的刺激反应麻木；三是生理性唤起水平增高，自主神经症状持续出现。美国《精神障碍诊断与统计手册》（第4版）（DSM-4）将PTSD分为三种类型：病程1~3个月的为急性型，病程为3个月以上为慢性型，在创伤性事件发生6个月后才出现症状的为迟发型。

（二）社区心理干预

灾难发生后，受灾人群会有以下几种不同的心理反应。一是能够顺利度过危机并学会处理危机的方法，从心理健康水平得以提高；二是虽然度过了危机，但留下心理创伤，对今后的社会适应造成影响；三是经受不住强烈的刺激，发生自伤自毁行为；四是不能度过危机，且出现了严重心理障碍甚至精神疾病。大部分人只是需要时间以及亲友的支持就能逐步恢复，但是，如果心理危机持续时间过长，会导致人体的免疫力降低，轻则影响个人健康，重则出现攻击性行为和精神损害，因此，处于物理空间、心理空间最近的社区在灾难发生时和灾后提供的心理危机干预是极其重要的。

1. 干预目标　总体目标为在灾区建立心理干预工作的长期机制，通过采取各种有效的心理社会干预措施，使受灾人群的心理创伤程度降到最低，激发个体的内在潜能，提高其抗挫的能力，使个体顺利渡过危机，培养积极乐观的心理品质，从而完成心理重建，防止受灾人群在后期发生进一步的社会功能减退或更严重的精神障碍。

灾难发生后的阶段性目标：一是稳定情绪，尽力阻止灾后悲痛情绪的进一步扩大和蔓延；二是缓解急性应激症状，及早识别严重应激反应，预防个体因剧烈的情感波动导致自伤或伤及他人；三是重建个体的各项心理和社会功能，以恢复其对生活的适应。

2. 干预对象　灾难心理危机干预对象分为四级，干预重点要从第一级人群开始向第四级逐步扩展。第一级人群为第一现场亲身经历的灾难事件的幸存者；第二级人群为灾难现场的目击者，包括参与抗灾的医护人员、军人、记者等群体；第三级人群为幸存者和目击者的亲友；第四级人群为灾难发生一段时间后，在灾区开展救援、服务的工作人员或志愿者。

3. 干预原则

（1）关注受灾人群的现实生活问题，将心理危机干预和实际问题相结合的原则。灾后心理危机不仅是个体性的心理危机，也是社会性的公共危机，因此，当对受灾人群进行危机干预前应先确定其是否获得基本的生活保障，是否处于安全环境以及有可靠的社会支持网络。这是心理危机干预有效的前提。

（2）重视受灾人群自身的潜力和资源，将心理治愈与心理自愈相结合的原则。虽然经历灾难的个体会出现一系列应激反应，但大部分人一段时间内可以依靠自己的力量得以自愈，认识到个体自身的力量可以避免在心理危机干预工作中的盲目性，过分强调"帮助"反而会增加受灾人群对灾难的恐惧心理和对他人的依赖心理。因此,心理危机干预中,既要引导受灾人群接纳创伤,又要调动其自身的资源去处理和消化创伤。

(3)调整干预目标的心理预期,将自我卷入与自我保护相结合的原则。危机干预人员要有正确评估自我的能力,既要保持共情的态度,又要把握好自我卷入的程度,否则在干预过程中会逐渐感到资源枯竭,进而导致心理创伤。因此,危机干预人员一旦发现自身情绪失控,要懂得及时进行自我保护,必要时停止危机干预工作,求助心理督导。

(4)充分利用有限资源,将短期干预与长期干预相结合的原则。心理危机干预需要制定科学合理、持之以恒的中长期计划,但由于我国严重缺乏专业人员,多数的心理危机干预都只进行短期计划,因此,危机干预人员需要采取多种形式为受灾人群提供持久有效的服务,比如定期为社区民众安排特定的支持团体;为受灾人群提供定期的心理评估;提供专业的电话或网络心理危机干预服务等。

4. 干预方法　灾难心理危机干预的方法有很多,一般性技术包括倾听、共情、支持等,也有特殊性的方法,包括眼动系统脱敏与再加工疗法(eye movement desensitization and reprocessing, EMDR)、认知行为疗法、催眠疗法、沙盘疗法等。这就需要心理危机干预人员准确评估灾民状态,把握个体差异,针对个体的特征选择恰当的技术予以干预。

(1)评估方法:为保证危机干预工作顺利进行,心理危机干预人员必须在灾难发生后,对被干预对象迅速作出心理危机状况的评估。评估首先要通过观察被干预者在认知、情感和行为三个方面的表现,判断其属于一般应激综合反应还是某种精神障碍,从而确定心理危机干预过程中是否需要用到药物治疗。其次,需要评估被干预者是首次、急性或情境性创伤,还是复发、慢性或累积性创伤,以此来制定短期干预计划或中长期干预计划。最后,灾难发生后,受灾人群存在自杀的高风险性,因此,心理危机干预的每个阶段都要重视对自杀风险的评估。

(2)认知行为疗法:认知行为疗法是一组通过改变思维或信念和行为的方法来改变不良认知,从而达到消除不良情绪和行为的短程心理治疗方法,它是基于学习理论的心理治疗方法,包括评估人们对自己、他人和世界的信念;理解这些信念与情绪和行为的关系;调整原有的信念,使之成为更加合理和准确的思维;练习新的行为方式以驳斥不合理的信念和改善社会功能。具有代表性的认知行为疗法有埃利斯的合理情绪行为疗法,贝克和雷米的认知疗法,以及梅肯鲍姆的认知行为矫正技术等。

(3)行为疗法:行为疗法是在经典条件反射、操作性条件反射、社会学习理论基础上发展起来的心理治疗方法,主要是通过帮助患者消除或建立某种行为,从而达到治疗目的。在灾难心理危机干预中,经常使用的行为疗法有系统脱敏疗法和冲击疗法。

1)系统脱敏疗法:主要用于治疗与焦虑有关的障碍。主要包括焦虑等级的建立、放松训练以及系统脱敏过程三个步骤。第一步让患者评估各种环境中的主观不适程度,按照0~5分打分,0分表示完全平静,5分表示极度不适,依照引起焦虑的程度或逃避倾向的强度大小排序,建立焦虑等级表。第二步放松训练,教患者放松的具体方法,让其领会紧张和松弛的差别。第三步系统脱敏,即从不适等级次最低的开始,依次想象,当感到紧张时,停止想象,放慢呼吸,依次放松全身肌肉,进行放松训练,然后逐层增加。一般需要8~10次,每日或隔日1次。

2)冲击疗法:主要用于治疗恐惧症和其他负性情绪反应的一种方法。基本原理为消退性抑制,即干预者将患者恐怖的对象呈现在被干预者面前,以尽可能的迅猛地引起求助者极强烈的焦虑或恐惧反应,并且对这种强烈而痛苦的情绪不给予任何的强化,最后迫使导致强烈情绪反应的内部动因逐渐减弱乃至消失,情绪反应自行减轻乃至消除。这种治疗方法简单、疗程短、收效快,但要视被干预者的心理承受能力和身体健康水平而定,不能适用于有心血管疾病、癫痫等重大躯体疾病者。治疗前要告知被干预者治疗方法,取得其理解和配合并签署同意书。

(4)眼动脱敏再加工疗法:EMDR是目前治疗创伤后应激障碍患者比较常用的一种方法。用于帮助被干预者对创伤事件的信息进行再加工从而促进重构认知。主要包括以下八个主要步骤:

第一步:搜集信息,界定被干预者的问题,制定具体的治疗计划和目标,包括目前引发问题的情境、适应将来的具体技能和行为,排除治疗标准以外的情况。

第二步:建立治疗联盟,治疗师要解释该疗法的过程和疗效,讨论被干预者可能会有的担忧和预期,创造一个安全的情感想象环境。

第三步:评估阶段,根据治疗计划选定要处理的靶记忆内容,即确定与创伤性事件相关的情绪和身体感觉;评估问题的主观感觉和意象的广度;确定与问题事件相关的消极认知。

第四步:脱敏阶段。治疗师要求被干预者想象一个与创伤事件有关的、感觉最痛苦的情境,然后让患者集中注意于该情境以及此时的负性情绪和信念,以及伴随的躯体感觉,同时在治疗者的手指带动下做眼球运动(10~20次),此后完全放松,让患者闭目休息,排除头脑中的各种杂念。

第五步:积极认知植入。完成第四步后,休息大约2~3分钟后,再次评估主观感受,如果痛苦程度高,则带着"目前状态"重复做上述眼球运动,根据痛苦缓解的程度来决定眼球运动次数。如果痛苦程度降低,则可进行"积极认知及情绪植入",这也是能否达到治疗效果的关键。

第六步:身体扫描。让被干预者将创伤性事件和积极的认知结合起来想象,想象过程中让其感受并辨认任何身体紧张状态,当被干预者能想象创伤事件的同时,身体感觉不到紧张并能产生积极的认知即可。

第七步:结束仪式,每一次治疗结束后,确保被干预者的稳定性和当前的适应状态。

第八步:再评估阶段,包括重新定义被干预者的问题,制定新的治疗目标,进行进一步的脱敏,继续认知重建,继续自我监控过程,共同评价治疗结果。

需要注意的是,EMDR必须由受过此专业培训的治疗师进行,否则可能会由于把握不准治疗时机或不规范的技术操作造成严重的后果。

(5)危机事件晤谈法:危机事件晤谈法(critical incident stress debriefing,CISD)是一种团体危机干预模式,是一种系统的、通过交谈来减轻压力的方法,由心理危机干预人员组织同质的被干预者一起讨论受灾的经历,通过灾难后的早期宣泄以及有相同经历小组同伴的支持,从而促使个体从创伤性经历中逐渐恢复,这种方法可以缓解个体在灾难后可能潜藏的心理阴影,防止可能出现的急性应激障碍或创伤后应激障碍。

CISD必须经过严格规范的操作才能保证疗效,正式的CISD包括以下7个阶段,前一个阶段结束了才能进入下一阶段。

1)导入期:是相互认识建立良好咨询关系的时期,是让参与者了解和信任干预者,减少晤谈过程中的阻抗并取得合作的时期,同时也要告知参与者目标和规则。

2)事实期:此阶段主要由参与者回顾事件发生时的所见所闻,干预者以倾听为主,同时帮助参与者从自身角度来描述事件。

3)感受期:要求参与者澄清事件发生后出现情绪反应前的认知活动,目的是让参与者进一步接近情感的表达。

4)反应期:参与者通过描述对事件的感受进行宣泄,从而对事件的情感进行加工,当参与者谈到对事件的情感反应时,干预者要表现出更多的关心和理解。

5)症状期:此阶段干预者需要识别参与者是否存在创伤事件所导致的躯体或心理症状,识别参与者希望分享的应激反应,逐渐将情感领域转向认知领域。

6)指导期:干预者要给参与者介绍正常的反应及应激反应模式,强调参与者上述症状和感受是对危机事件的正常反应。

7)再入期:是最后一个阶段,主要是澄清和回答一些可能被忽略或不清楚的问题,总结整个干预过程,这一时期的目标是关闭创伤事件,总结晤谈中涵盖的内容,回答问题,评估需要随访或转介的人群。

CISD在国外危机干预中应用广泛,也有研究发现对危机者早期心理干预是有效的,但也有研究发现灾前社会经济地位与受教育程度低、有心理疾病或创伤经验等因素都可能导致CISD难以达到预期的疗效。

## 二、自杀危机的社区心理干预

自杀(suicide)是指个体或群体在复杂的心理活动作用下,蓄意或自愿采取各种手段结束自己生命的行为。包括自杀意念、自杀未遂和自杀死亡三种形态。自杀意念(suicide ideas)是指有想死的念头但未付诸行动;自杀未遂(attempted suicide)是指有自我结束生命的行动但未导致死亡;自杀死亡(completed suicide)是指有自我结束生命的行动并导致死亡。

灾难可导致急性应激障碍或创伤后应激障碍等精神障碍,对于极端者可导致自杀行为发生。自杀是当代社会人类的十大死因之一,根据 2014 年 WHO 的统计数据表明,全世界有超过 80 万人死于自杀,由于自杀导致的死亡人数超过由于杀人和战争死亡人数的总和。2012 年,自杀是全球 15 ~ 29 岁人群第二大导致死亡的原因。自杀伤害的不仅是本人,同时也对家庭以及整个社区在心理、社会交往及经济上产生不可估量的影响。自杀已经成为现代社会严重影响人类健康和寿命的主要问题之一。

### (一) 自杀的危险因素

一些危险因素叠加在一起会明显增加个体自杀行为的易感性。一般来说,卫生系统与社会层面的自杀危险因素包括以下几个方面:卫生保健服务的可及性差,所需要的医疗服务难以获得;自杀工具方便易得;媒体不恰当的报道,大肆渲染自杀,增加"模仿"自杀的风险;歧视那些因自杀行为、心理健康和物质滥用问题而寻求帮助的人。

社区与人际关系层面的自杀危险因素包括战争和灾难、文化变迁带来的压力(如土著居民或流离失所的人)、歧视、被隔离感、虐待、暴力和人际关系冲突。个体层面的自杀危险因素包括自杀未遂既往史、精神障碍、酒精的有害使用、经济损失、慢性疼痛和自杀家族史。

如果个体出现以下行为,就应该考虑到其近期内可能发生自杀行为,应及时对其进行干预:①近期内有过自伤或自杀未遂的行为;②近期有通过言语或行为表露过自杀的意愿,约80%的自杀死亡者在自杀前以各种形式表露过自杀念头;③近期遭受了难以弥补的严重损失,在严重损失的早期最容易自杀;④生理状况发生变化,比如失眠或睡眠无规律、早醒、食欲下降、性兴趣减退等;⑤做一些与自杀有关的准备,比如与人讨论自杀的方法,搜集自杀工具等;⑥近期行为和习惯突然发生变化,比如决定停止严重疾病的治疗,与亲友交代后事等;⑦有精神病史或精神疾病者。

### (二) 自杀危机的评估

准确地进行自杀危险评估是预防自杀的前提,也是自杀心理干预的关键环节。干预者应尽量在短时间内快速地进行评估,以便及时地采取有效措施。评估的内容主要包括以下几点:①评估自杀危机的严重程度。开始与当事人接触时,干预者应该了解当事人的认知、情感和行为三个方面的状况,尽可能迅速地判断出当事人当前的功能状态以及危机的严重程度。②自杀意念的评估。了解促使当事人产生自杀意念的动机,从而有利于解除自杀的危险。③评估当事人的可利用资源。调查当事人的社会背景,了解当事人家庭和社会等方面的资源,从而充分利用这些资源,有利于短期内有效地开展自杀防治工作。根据对当事人各种危险因素及自杀行为线索的评估,预测当事人发生急性自杀的危险程度。前人研究发现,自杀危险存在两个高峰期,一般为住院后刚接受治疗的早期及出院后的一周或三个月。对自杀危机的评估不能只做一次,对高危者应该时刻保持警觉,随时对病情变化进行评估。

在进行自杀危机的处理时,需要特别注意以下事项:①对当事人应及时进行自杀危机的评估,做到早发现、早干预;②如果当事人要求干预者对其想自杀的事情予以保密时,不能答应,而是应该尽快联系当事人家属,在家属的配合下进行干预和转介工作;③为当事人营造安全的环境,要求当事人家属做好安全监护工作,鼓励当事人主动寻求专业的心理治疗;④如果当事人被评估为有即刻自杀的危险,应该立即采取措施,不能让其独处;去除当事人周围的自杀危险物品,或将其转移到安全的地方,陪同当事人去精神卫生机构并实施干预和治疗。

（三）自杀的治疗干预措施

自杀者的自杀行为一般比较隐蔽，很难预防，因此应当加强监护，密切关注有高自杀风险者的情绪变化，24小时保证有人陪护，尽早住院以得到医疗监护和治疗。

1. 自杀意念的干预　有自杀意念者有寻死的愿望，但没有采取任何实际行动。当事人一般表现为遇到难以解决的问题，悲观厌世且想逃避现实，想把自杀当做解决问题的方法，然而对死又存在很多顾虑，既畏惧死亡又考虑到自己的死会给家人或他人带来怎样的影响等，因此而犹豫不决。

针对一般人群，应该对其普及心理健康知识及有关自杀预防的知识，矫正错误的认知及行为，提高防范意识。提高民众对抑郁症、精神分裂症、物质滥用、人格障碍等精神障碍的识别能力，尽早识别以免丧失治疗良机。针对高危人群，应该加强对其心理健康的维护，必要时应建立自杀监控预警系统，加强对自杀的防范。针对干预者，应该对其进行培训，普及相关知识，提高其对自杀危险线索的识别能力和正确处理自杀的能力。

2. 自杀未遂的干预　自杀未遂是自杀的高危因素，有研究表明，自杀未遂者有4%~12%日后会再次自杀，对自杀死亡者的回顾性调查也发现，42%的男性自杀者、63%的女性自杀者，以及约50%的精神障碍自杀者，都有过自杀行为的既往史。由此可见，对自杀未遂者的干预与治疗是预防自杀的重要内容。但其效果不仅取决于干预及治疗的方法，还会受到其他一些相关问题的影响，比如自杀者的态度、治疗前的精神医学评估、是否合理使用精神药物等。

对自杀未遂者的干预，首先要做的除了接受内科医师的抢救外，还应该联系精神科医师对其进行精神医学评估，这是进一步干预和治疗的前提和基础。根据评估结果，症状轻者交由临床护士给予支持性的心理帮助，患有精神障碍者则由精神科医师、心理治疗师进行心理咨询与治疗。具体过程如下：

（1）营造安全的环境，鼓励当事人倾诉，同时宣泄不良情绪。

（2）调整当事人的生活目标，降低其心理压力。

（3）与当事人共同讨论引发自杀的事件，重建认知，转变思维模式。

（4）鼓励当事人勇敢应对挫折，以积极的态度面对人生。

（5）帮助当事人重新整理及强化其社会支持系统，激发其生存希望和动力。

（6）对当事人家属普及相关知识，帮助其尽早发现再自杀的征兆。

通过心理咨询与治疗，帮助当事人进一步解决心理和行为问题，预防再次自杀行为是干预与治疗的最终目标。需要注意的是，在治疗过程中治疗师与当事人应该共同制定一个治疗计划，计划需要具体、详细以及在当事人能力范围内，这样既能有针对性地对当事人的人际关系、生活技能等方面进行训练，又能防止当事人提前由于其他原因提前终止治疗。

3. 冲动性自杀的干预　冲动性自杀（impulsive suicide）是指本身并没有身心疾病，而是在遭遇一些负面事件后出现悲观、压抑、狂躁等情绪后无限放大，最后采取了极端的自杀行为来发泄和解脱。对于冲动自杀的当事人来说，主要通过心理治疗帮助当事人减轻痛苦，解决心理社会应激性问题，使其重新适应环境。

危机干预强调干预的时间紧迫性和干预效果，干预者尽可能在短时间内帮助当事人恢复心理平衡状态，因此，危机干预常用于干预自杀企图者，并取得一定成效。危机干预首先通过鼓励当事人表达感受，干预者积极倾听与回应，缓解其焦虑状态。其次，鼓励当事人回忆创伤性事件和体验，虽然有时会导致当事人强烈的情绪反应，但能起到较好的情感宣泄作用。最后给予当事人实用性的帮助，鼓励其自助及解决实际问题。具体步骤如下：

（1）评估及确定问题：干预者应用倾听、共情、接纳及尊重等技术，站在当事人的角度确定和理解其遇到的问题。

（2）保证当事人安全：这是整个危机干预过程中的重点，即将自我和他人的生理和心理危险性降到最低。

（3）给予当事人支持：干预者必须通过无条件地接纳及积极关注当事人给予其支持。

（4）提出并验证可变通的应对方式：干预者从不同的角度帮助当事人分析，提供可变通的应对方式。比如通过环境支持，让当事人了解有哪些人过去或现在能关心自己；通过分析应对机制让当事人知道有哪些可以用来战胜目前危机的行为方式；通过积极的、建设性的思维方式让当事人了解如何改变自己对问题的单一看法，从而减轻焦虑水平。

制订计划：干预者与当事人共同制订详细、具体、可操作性强并在当事人应对能力范围内的计划。

得到当事人对履行计划的承诺：即在结束危机干预前，让当事人复述一下计划，以保证当事人能明确目前及下一步要做的事情。

绝大多数当事人经过 4~6 周的危机干预后能顺利渡过危机，如果当事人情绪得以缓和，此时干预者为减少依赖性，应及时中断干预性治疗。危机干预好比一根拐杖，在必要的时候帮助和支持患者，一旦当事人能够自我解决和处理问题，自我的心理适应和承受能力得以提高，就应该扔掉"拐杖"，让他们学会独立和面对生活。

总之，灾难对人身心的影响是长期的，需要在灾区建立心理干预工作的长期机制，通过采取各种有效的心理社会干预措施，使受灾人群的心理创伤程度降到最低，逐渐完成心理重建。此外，还需要有良好的社会支持系统，从而消除或降低应激源的负性效应，帮助个体较好地应对问题、处理应激、防止心身疾病的发生。

（李　洁　韩自力　李奕慧）

 **复习思考题**

1. 中国精神科医师应遵守的道德伦理规范是什么？
2. 什么是非自愿治疗？
3. 如何早期识别社区老年痴呆患者？
4. 自杀的危险因素有哪些？
5. 对大学生心理危机三级预防的目标分别是什么？

# 第七章

# 社 区 资 源

目前精神卫生工作面临着严峻的挑战,一方面是精神障碍本身所带来的严重疾病负担,另一方面又是精神卫生资源的严重不足。例如,尽管精神障碍占全球疾病负担的7.4%,在中低收入国家却只有0.5%的卫生总支出用于精神卫生服务。面对这种疾病负担与卫生资源的不平衡,WHO以及世界多数国家正在采取措施努力应对这种挑战,一是不断加大精神卫生服务的各种投入,二是充分利用现有的精神卫生资源尤其是动用社区资源。以下对人力资源、政策与设施资源、财力资源以及社区其他资源分述如下。

## 第一节 人力资源

与其他医学学科相比,精神卫生服务更依赖于人力资源,尤其是专业的精神卫生从业者如精神科医师。精神卫生人力资源主要包括三类从业人员:①专业的精神卫生从业者如精神科医师、神经科医师、精神科护师、心理治疗师、精神卫生社会工作者和职业治疗师;②非精神科专业的临床工作者如全科医师、护师、非专业卫生工作者(lay health workers,LHWS)以及患者照料者等;③其他非医学专业人员如社区机构中的教师、警察等工作者等。精神卫生人力资源的匮乏是阻碍精神卫生服务发展最主要的因素之一,因为人力资源的缺乏会导致精神障碍患者得到治疗和照管的机会明显不足。研究表明,许多精神障碍患者并未获得治疗,精神障碍存在着较大的治疗缺口(treatment gap)。WHO有关精神卫生资源水平的报告指出:高收入国家(high-income country,HIC)的平均治疗缺口为35%~50%,中低收入国家(low-and middle-income country,LMIC)的平均治疗缺口为76%~85%,甚至在低收入国家近90%的精神障碍患者连最基本的精神卫生服务都没有得到。一项研究显示,中国约有1.73亿人患有精神障碍,其中有1.58亿患者从未接受过治疗。可见,精神卫生的人力资源严重匮乏。

### 一、全球精神卫生人力资源分布水平

WHO从2001年开始收集精神卫生资源,并且大约每5年更新一次,2011年对184个国家(覆盖98%世界人口)的调查显示,全球拥有精神科医师的数量在不同经济收入的国家有所差别。在低收入国家比例拥有精神科医师的比例为0.05/10万人,在中低收入国家为0.54/10万人,在中高收入国家为2.03/10万人,在高收入国家为8.59/10万人,分布极为不均,平均为1.27/10万人。精神科护师、心理治疗师、社会工作者以及职业治疗师等其他专业人员的比例见表7-1。研究显示,精神科医师在高收入国家的比例为低收入国家的172倍,在精神卫生体系中至少有50%的低收入国家无1名职业治疗师。在全球,尤其是中低收入国家精神卫生人力资源存在明显匮乏和不均衡。

表 7-1 全球不同经济发展水平国家的精神卫生人力资源情况(1/10 万人口)

| 国家分组<br>(按人均 GDP) | 精神科<br>医师 | 其他<br>医师 | 护师 | 心理学<br>工作者 | 社会<br>工作者 | 职业<br>治疗师 | 其他卫生<br>工作者 |
|---|---|---|---|---|---|---|---|
| 低收入 | 0.05 | 0.06 | 0.42 | 0.02 | 0.01 | 0 | 0.12 |
| 中低收入 | 0.54 | 0.21 | 2.93 | 0.14 | 0.13 | 0.01 | 1.33 |
| 中高收入 | 2.03 | 0.87 | 9.72 | 1.47 | 0.76 | 0.23 | 13.07 |
| 高收入 | 8.59 | 1.49 | 29.15 | 3.79 | 2.16 | 1.51 | 15.59 |
| 全球 | 1.27 | 0.33 | 4.95 | 0.33 | 0.24 | 0.06 | 2.93 |
| 中国(2010) | 1.53 | — | 2.65 | 0.18 | — | — | — |

来源:WHO,精神卫生地图集,2011 年

据中国 2010 年卫生统计年鉴显示,全国约有 2 万余名精神科医师,其比例为 1.53/10 万人,同样存在人力资源不足和区域资源不平衡的现象,见表 7-2。

表 7-2 2010 年我国不同地区精神科医师比例

| 地区 | 人口数(万人) | 精神科医师数(名) | 构成比(%) | 密度(医师数/10 万) |
|---|---|---|---|---|
| 东部 | 54 991 | 9845 | 48.35 | 1.79 |
| 中部 | 42 249 | 5902 | 28.99 | 1.40 |
| 西部 | 36 038 | 4614 | 22.66 | 1.28 |
| 合计 | 133 278 | 20 361 | 100 | 1.53 |

来源:中国卫生部统计资料,2011 年

由此看来,在全球尤其是中低收入国家精神卫生人力资源严重不足且不均衡,与实际的精神卫生服务需求尚有较大的差距。

## 二、社区精神卫生人力资源管理的干预策略

如前所述,人力资源是传递精神卫生服务的主力军。全球面对精神卫生服务中人力匮乏的严峻挑战提出了以下一些干预策略,积极应对面临的人力资源匮乏。

### (一)倡导医院-社区精神卫生的平衡服务模式

自 20 世纪 60 年代以后欧美国家基于抗精神病药物氯丙嗪的诞生,社会文化的变迁和经济的发展,将长期住院的精神障碍患者从大型的精神病医院转移至社区之中接受治疗与康复。精神卫生服务体系开始发生明显的变化,出现去机构化运动(deinstitutionalisation movement),大量的精神障碍患者返回社区,精神病专科医院的病床数明显下降。甚至,1978 年意大利政府下令关闭所有的精神病医院,倡导精神障碍患者在社区中接受治疗与康复,因病情需要强制性住院的精神障碍患者只能收治在综合医院精神科。然而,去机构化运动的初衷尚好,但是存在照管精神障碍患者质量差,甚至不少精神障碍患者出现无家可归等诸多问题。因此,WHO 目前倡导的是医院-社区精神卫生的平衡服务模式(balanced care)。因为在难以发现额外的资源时,将医院的资源转移至社区服务是一种切实可行的模式。一方面限制大型精神病医院的兴建,另一方面提倡去中心化(decentralisation)的社区精神卫生服务,主张精神卫生服务的可及性(accessibility)。然而,在中低收入国家 4/5 的精神科病床仍在精神病专科医院,成为进一步发展社区精神卫生服务的阻碍之一。目前,约有 97% 的高收入国家和 52% 的低收入国家提供社区精神卫生服务。

自21世纪伊始,中国开始重视用公共卫生的方法解决精神卫生问题,注意到医院-社区精神卫生的平衡服务模式。在部分省、市开展"医院-社区-体化防治康复示范区"活动,在改扩建原有精神病专科医院的同时,加快对大型综合医院精神科的设置以及对社区精神卫生服务的投入尤其是包括人力资源的投入以弥补精神卫生人力资源的不足。例如,2015年我国又开始新一轮的在10余家高等医学院校设置精神卫生专业(本科制),为弥补精神卫生人力资源的不足提供对策。

### (二)注重精神卫生人力资源的补充

1. 应用"任务转换"模式 任务转换(task-shifting)又称任务共享(task-sharing)是指利用现有的初级卫生工作者、非专业的卫生工作者等人力资源,通过短期培训促使他们参与到社区精神卫生服务当中。WHO(2008年)提出,将精神卫生纳入初级卫生服务是目前缩小治疗缺口,保证精神障碍患者得到服务最可行的方法之一,在初级卫生服务机构对神经精神障碍患者进行管理和治疗能够提高服务的可及性和有效性。精神障碍常与慢性躯体疾病如糖尿病、冠心病等疾病共病(comorbidity),将精神卫生纳入初级卫生服务不仅能降低治疗成本,还能降低精神障碍患者的病耻感和歧视。而且,将精神卫生纳入初级卫生服务还具有良好的成本-效果(cost-effectiveness)比。初级卫生服务是社区机构中最易接近的,能负担和可接受的卫生服务,将精神卫生纳入初级卫生服务还能使精神障碍患者更可能多的被识别和治疗,从而实现对精神卫生与躯体疾病共病的无缝隙管理。研究表明,在中低收入国家利用非专业的卫生工作者传递精神卫生服务具有一定的可接受性和可取性。

当然,在具体的精神卫生服务"任务转换"模式中,强调不同卫生工作者的任务有所侧重。社区精神科医师的作用更多的是关注精神科复杂、疑难病例的诊断及治疗。一些相对简单的病例则可由受过培训的非专业卫生工作者来承担。而一些中等水平的精神卫生工作者如社区医疗管理者则可以去那些缺乏精神科医师、且偏远的地区提供服务。

心理社会工作者在精神卫生服务的"任务转换"模式中同样承担重要的角色。例如在印度,社会工作者作为精神卫生多学科团队的成员,为精神障碍患者及其家属提供支持性团体服务;在智利,非专业卫生工作者给重性抑郁症患者及其亲属提供心理健康教育包括为其提供关于疾病知识、相关治疗、预防复发等心理健康教育内容,同时也负责随访监测,取得初步成效。同样在智利,心理治疗师也提供一些有效的心理健康干预以减少其照料者的负担并改善照料者对精神障碍的治疗态度。对于非专业卫生工作者可以为精神障碍患者及其照料者提供必要的帮助,并提高患者在社区接受治疗的依从性。

此外,精神科医师、心理治疗师以及社会工作者在精神卫生服务的"任务转换"模式中为初级卫生工作者、非专业卫生工作者提供有效的短期培训、督导及监测,以提高他们为精神障碍患者提供初步筛查、转介服务、治疗、心理健康教育及后期随访等服务的成效,从而提升精神卫生服务的有效性。

2. 其他社区人力资源 绝大多数精神障碍患者在其社区和家庭接受后续的治疗与康复,因此,其他社区人力资源也尤为重要。主要包括:

(1)患者照料者:绝大多数是其家属。实践表明,照料者在监测精神障碍患者的病情变化,督促患者服药,定期陪伴患者到医院门诊求医等方面起到不可或缺的重要作用。例如,在印度,给精神分裂症患者及其照料者开展为期9个月的心理健康教育,其结果显示,不仅更好地缓解患者的病情,降低其残疾程度,并且增加了照料者的支持感与满意度。

(2)同伴支持(peer support):精神障碍患者之间可以提供相互支持,分享个人经验,参与自助和互助计划。例如,成功的案例是1935年成立于美国的戒酒者匿名协会(alcoholic anonymous,AA),旨在让嗜酒者面对共同的困难,并且相互支持与相互鼓励,让更多的嗜酒者从酒中毒的阴影中摆脱出来,走向康复。同样,在社区中邀请病情稳定的精神障碍患者参与到当地的社区服务团队中来,与其他病友一起分享正确对待精神障碍的态度和方法,是一个行之有效的弥补人力资源不足的方法。

(3)社区人力资源还包括由非政府组织(non-governmental organization,NGO)、精神障碍患者及其家属协会等组织提供的人力支持。其中,有45%的精神障碍患者及其家属协会(又称家属与使用者协会,family and user associations)参与到各种精神卫生政策的制定当中。

### (三)促进精神卫生服务能力的提升

1. 提高精神卫生服务管理者的领导力  通过提高管理者的公共卫生理念及其管理水平能够有效评估精神卫生服务需求,从而提升精神卫生服务水平。相反,在印度对精神卫生工作者培训的研究表明,当精神卫生服务管理者的领导力与增加的资金不相匹配时,则难以达到预期的效果。作为领导力在社区服务中的重要作用,澳大利亚墨尔本大学自2001年以来,开设了国际精神卫生领导力培训课程。这4周的课程主要包括精神卫生政策与体系、精神卫生人力资源、精神卫生与人权等内容。随后印度尼西亚、印度以及尼日利亚等国家也开设了为期2周的领导力培训课程。实践表明,这些课程为参与者回到当地开展精神卫生服务提供了积极的作用。

全球的卫生行政部门都在致力解决精神卫生人力资源不足的问题,并拟定一个用于协助政府部门和相关管理人员来实现精神卫生服务人力资源有效且可持续发展的方案-人力资源行动框架(the human resources for health action framework)。该行动框架由6个相互关联的要素组成,即政策制定、人力资源管理、资金的投入、督导、工作关系及领导力,以期为精神卫生人力资源短缺的问题提供一个有效合理的应对策略。

2. 加强精神卫生服务从业人员专业能力的培训  持续的专业技能培训对加强精神卫生人力资源至关重要。培训应该与当地人口对应的精神卫生需求相应,包括在职培训(如继续教育)及加强机构有效实施培训计划的能力。然而,在低收入国家精神科医师培训项目只有55%,中低收入国家69%,中高收入国家60%。并且,不同国家的培训方式也有很大的差异。在尼日利亚,精神科医师的培训计划已经持续实施超过25年。而只有一半的国家的三级精神卫生机构有足够的精神科专家提供认证培训。自2004年起,中国广州对社区全科医师业已开展了为期15天的"精神卫生专业知识与技能"全脱产培训班,已超过10余期,取得初步成效,以弥补精神卫生人力资源的匮乏,但研究也显示接受精神科专业培训的全科医师年转岗率约为20%,以至于造成培训的有效性有所降低。

当然,非专业卫生工作者的培训也需要加强。有研究提示,通过给予接受培训的非专业人员进行持续的监测及督导,可以提升他们的信心,提高他们筛查,治疗精神障碍的能力,提高精神障碍患者的依从性及减轻其家庭负担。然而这些非专业人员的知识与技能的提升情况具有不确定性,所以需要定期、有效的督导和监管。

3. 吸引医学生选择精神卫生专业  公众对精神卫生专业的消极态度也是精神卫生人力资源缺乏所面临的一个重要挑战。即使有完善的精神卫生培训体系,也相当少的医学生会选择从事精神病学专业。在肯尼亚进行的医学生对精神卫生专业态度调查,结果显示,只有14%的医学生会考虑把精神卫生专业作为一种职业选择。在巴西,社区全科医师提供精神障碍的筛查工作,但是他们认为精神障碍的诊断和治疗应该是精神科医师的责任。在加纳、南非、乌干达和赞比亚等国家对精神障碍的误解、恐惧、对精神卫生专业人员地位的轻视以及专业培训的缺乏导致很多卫生工作者不愿意提供精神卫生服务。需通过对初级保健工作人员及医学生进行教育干预提升他们对精神障碍的认识,减少他们对精神障碍的耻感,以增加他们对精神卫生服务从业的意向。在中国广州一项对培训社区精神卫生工作者的1年随访研究(2015年)表明,有效的培训不仅增强他们有关精神障碍的知识,还能促进其对待精神障碍患者的积极态度。

## 第二节  政策与设施资源

精神卫生政策与规划在传递精神卫生服务的过程中起着非常重要的引领作用,属于特殊的卫生资源。例如,1963年美国前总统肯尼迪签署了社区精神卫生条例,要求在城镇建立社区精神卫生服务中心,这种政策的出台有力地促使社区精神卫生服务在人力、财力和社区康复机构建设等方面迈出了重要的一步。1978年随着意大利新保健法的出台,促使该国精神病专科机构的各种资源明显流向了社区以及综合医院。根据2011年WHO的报告,全球具有专门的精神卫生政策,精神卫生规划以及精神卫生立法的国家分别为60%,71%和59%。在2013年WHO通过的"2013—2020年精神卫生综合行动计划"方案中,明确提出了四个主要目标:①加强对精神卫生服务的有效领导与管理;②向在以社区为基础的机构中提供综合性,响应式的精神卫生和社会照管服务;③落实精神健康促进和预防的各种策略;④加强有关精神卫生体系建设、证据和研究支持的信息收集。相应的在"全国精神卫生工作规划(2015—2020年)"中同样强调了提高精神卫生服务能力包括加强队伍建设以及各种保障经费的落实。当然,虽有不少精神卫生政策的出台,但与精神障碍带来严重疾病负担相比仍不协调。例如,尽管精神障碍占全球疾病负担的7.4%,在中低收入国家却只有0.5%的卫生总支出用于精神卫生服务。因此,政府部门应出台相应的卫生和社会政策不断加大对精神卫生各种资源的投入,并且确保高效率的使用这些资源。

就业不仅可以明显地提升精神障碍患者的幸福感,增加其经济来源,也有助于他们融入社会,促进其社会心理康复。然而,受精神障碍本身以及病耻感所带来的不利影响,严重精神障碍患者的就业率是非常之低。例如,有研究显示,精神分裂症患者的失业率高达80%~90%。因此,对精神障碍患者提供各种各样的支持性就业(supported employment)则有利于促进他们的社会功能、提升其生活质量、降低病耻感,促进康复。例如,由Becker和Drake(1993年)提供的个体安置与支持模式(individual placement and support,IPS)促进了严重精神障碍(severe mental illness,SMI)患者的社交技能、认知功能和生活质量,并促使这些患者较好地利用现有的时间,融入社区。同样,由中国残疾人联合会建立的各种工疗站、农疗站也有力地促进了精神障碍患者的心理社会康复,不过,这种资源仍是非常缺乏。

此外,在社区为精神障碍患者提供临时的支持性住房(supported housing)如中途宿舍也是有利于患者的心理社会康复,而不是长期把他们关在精神病医院甚至是关押在监狱。这种支持性住房多见于高收入国家,但少见中低收入国家。实践证明,这种支持性住房是政府以及各级组织或者机构提供给精神障碍患者社会心理康复的良好设施,有利于提升其生活质量、降低他们的社会边缘化。

## 第三节 财 力 资 源

资金的投入是发展精神卫生服务的基础。然而在精神疾病负担更重的低中收入的国家,他们在精神服务资金的投入上是非常有限的。例如,在拉丁美洲及加勒比海的8个国家中精神卫生经费预算不到整体卫生体系预算的1.0%,甚至某些低收入国家没有精神卫生服务的经费预算,所有的费用均需要患者自行支付。根据2005年WHO的调查,在58个低中收入国家10万人口所需的精神科医生缺口为0.76人,需8.0433亿美元经费;精神科护士缺口为8.61人,需41.9523亿美元经费;心理社会工作者缺口为6.77人,需31.3947亿经费;总计每10万人口所需的全职的精神卫生服务工作人员缺口共为16.14人,需投入81.3903亿经费(图7-1/文末彩图7-1、图7-2/文末彩图7-2)。即使是中高收入的国家如阿根廷、巴西、墨西哥,精神卫生服务的预算也不超过总体卫生体系预算的2.5%。可见不论发达国家还是低中收入国家,对精神卫生的投入均严重不足。经费的不足有可能是由于对精神疾病的歧视及对提高精神卫生服务可能带来的经济收益的认识不足导致。近些年来精神卫生服务经费的投入不足正逐渐得到人们的重视,一些联合国项目如WHO、消除精神卫生缺口行动(mental health Gap Action Programme,MHGAP)、联合国儿童基金会(United Nations International Children's Emergency Fund,UNICEF)均为精神卫生发展提供了经济援助;一些基金会如英国医学研究理事会、美国国立卫生研究院也增加了对精神卫生服务的资助;一些国家如印度尼西亚、肯尼亚、印度和巴西等在国家卫生预算中也将精神卫生服务预算的比例提高。

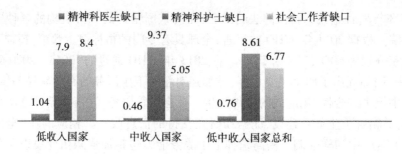

图7-1 2005年58个低中收入国家每10万人的精神卫生从业人员缺口

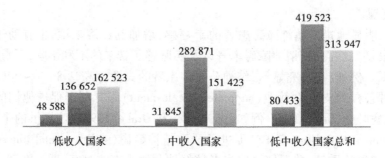

图7-2 2005年58个低中收入国家每10万人的精神卫生从业人员所需资金(×1000$)

## 一、精神卫生服务经费的来源

　　财力资源是让更多人获得精神卫生服务的关键。精神卫生服务经费支付的方式包括:社会保险、商业健康保险、和税收。而应用不同的支付方式有不同的成效,如它有可能导致贫穷,有可能将利益重新分配给最需要的人,让贫穷的患者能够比富裕者支付的更少些,也可能促进精神卫生服务的进步。虽然现金支付方法既不公平也不有效,但是它仍被广泛地应用。在世界范围内,最常见的精神卫生的经费来源的方式是税收(60%),其次是社会保险(19%),现金支付(16%),外界资助(3%)及商业保险(2%)。但是超过三分之一的低收入国家将现金支付作为精神卫生服务支付的主要方式。

　　低中收入国家依赖于现金支付的一个原因是国家没有引入完善的提前预付的机制。税收(如所得税)可能无效,例如雇员是非正式的或者税收的遵守性和收集性差。但是间接税收(如营业税)则是不成比例地落到那些低收入群体,而这个群体中精神疾病的患者比例往往较高。税收收入产生的问题建议通过其他的途径来解决,如社会医疗保险等。在社会医疗保险中,疾病基金是以员工的薪酬按一定比例征收的,由公共机构管理,这些基金通常也提供给那些失业、退休及其他弱势群体。这部分的基金国家通常也会从一般税收及雇主的费用征收上做一些补充。这种支付方式有一定的进步,因为富裕者支付更高的费用,而贫富者之间疾病风险是均等的。然而,社会医疗保险也有一些局限性,高失业率的群体及那些因为严重精神疾病而中断工作的患者常常不能享有社会医疗保险。有些国家如南美洲的部分地区,社会医疗保险仅能城市居民享有。而莫桑比克,只有公务员才能有社会医疗保险。但一些欧洲东部的国家,社会医疗保险也覆盖那些没有长期就业但符合条件的群体,社会医疗保险的差额就从税收中进行补贴。一般来说,医疗福利与就业进行挂钩,从某种程度上会限制就业流动性,从而降低国民经济竞争力。商业保险在大部分低中收入国家不大被采用,虽然有些国家越来越多的富裕群体考虑购买,但是商业保险常排除了那些患有慢性严重精神疾病的群体。因为这些患者的医疗成本较高而且常可能难以负担医疗保险费用。而现金的支付具即时性与灵活性,但是不能调整社会福利,将其分配给那些更需要的人,而且个体需要承担高额的医疗成本,不利于贫穷的患者。此外,那些由于各种原因如耻感不愿意寻求帮助的精神疾病患者可能迫于昂贵的医疗费用而推迟治疗甚至无法获得治疗。

## 二、中国精神卫生服务经费的来源

在我国精神卫生服务经费的来源也同世界大部分国家一样主要依赖税收、公共医疗保险、商业保险、现金支付等方式,图7-3/文末彩图7-3是我国从2002年至2014年国家医疗卫生中各种医疗支付形式的比例。

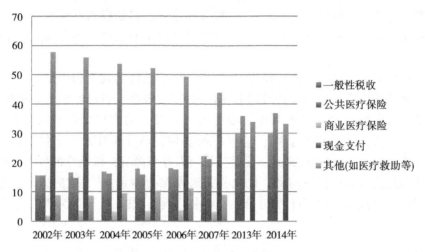

图7-3　各种医疗支付形式在我国医疗卫生费用中所占比例(%)

（一）一般性税收

税收是卫生医疗保健资金筹集的一个稳定渠道,尤其是在低中收入国家。在我国,政府公共卫生各级预算中的重要来源就是税收,但我国并没有专项的健康卫生税。收入主要来源于直接税收和间接税收。直接税收包括个人所得税、企业所得税、房产税、农业税等。间接税收包括增值税、消费税、销售税等。上述税收是所有公民不论贫穷都需要征收的。一般说富裕的公民比贫穷的公民承担更多的税收。但是不同类型的税收是不同的,如工资税、销售税和香烟税是属于递减税,表现为应税所得越高,运用的税率也越高,但应税所得每增加一定数额,其增加部分适用税率的提高幅度是递减的。在此类税收上贫穷的公民负担比富裕的大。相反累进税即税率随课税对象数额的增加而提高的税上,富裕的公民负担比贫穷的大如个人所得税。税收的收入作为国家财政收入的一部分,其中的一部分用于国家的健康卫生系统经费预算。我国的税金是稳步上升,从2002年的15.69%到2014年的29.9%。

（二）公共医疗保险

公共医疗保险在卫生医疗经费体系中起着非常重要的作用。我国根据城乡的差异性,形成了两套医疗保险方案。在城市的医疗保险称之为基本医疗保险,在农村的医疗保险称之为新型农村合作医疗。

城镇职工基本医疗保险是在1998年正式启动的。保险费由雇主和雇员共同缴纳,缴纳的金额取决于个人的年龄。一般来说,45岁以下的城市工人,雇主缴纳雇员工资比例的6%～8%,45岁以上的工人,那么雇主缴纳工资比例的8%～10%。雇员大致缴纳工资比例的2%。医疗保险制度也在不断的改革中,例如,城市职工基本医疗保险覆盖的人群在扩大,纳入人群范围也在扩大,不仅国有公有制的工人纳入保险,也已经把外资企业、民营企业、社会团体、民办非企业等单位员工纳入。另一种新型名为城镇居民基本医疗保险也开始启用,该医疗保险是为了那些不被城镇居民职工保险的纳入的人群如:学生、儿童、老年人、残疾人所服务的。该医疗保险是以家庭作为单位并由政府给予适当的补助,大约每人人均缴纳80～120元左右。截至2014年底,全国城镇基本医疗保险参保59 774万人,比上年底增加了2702万人。

新型农村合作医疗是在 2003 年启动的,是指由政府组织、引导、支持农民自愿参加。以个体、集体和政府多方筹集,以大病统筹为主的农民医疗互助共济制动,采用个人缴费、集体扶持和政府资助的方式筹集资金,政府的投入也在逐年增加如 2015 年各级财政对新农合的人均补助标准在 2014 年的基础上提高 60 元,达到 380 元。保险费和保险率每年也都稳步增长,覆盖面也逐年增加,截至 2009 年底,覆盖人数 8.33 亿人。

### (三) 商业医疗保险

我国商业医疗保险还没有形成完整的体系,购买商业保险多是根据自身的经济实力和保险意识决定的。保险购买的多少多是根据收入决定的。在医疗卫生费用支付中商业保险占总额的 3%。

### (四) 现金支付

现金支付是医疗其他支付的一种互补机制,提高了医疗系统的效率和质量。它成为中国医疗系统的主要来源。随着医疗成本的增加及对现金支付的依赖,现金支付已经成为导致那些缺乏足够医疗保险的人群贫困的主要原因。超过 35% 的城市人口及 43% 的农村家庭对承担医疗费用有困难。虽然政府在努力减少直接支付的医疗费用,但是现金支付仍然在医疗系统支付费用中占主要份额。有两个原因导致现金支付的比例高,即经济困难又没有医疗保障和持续治疗的巨大医疗费。

我国仍需不断地完善医疗保障制动。优化公共医疗保险体系,扩大政府投入资金,完善管理机制,扩大受益人群。尽可能地减少自付医疗,因为自付医疗会让贫困人群因为难以支付医疗费用而终止治疗。

## 三、精神卫生服务经费的分配

如何让精神卫生服务经费更加有效合理的利用是精神卫生服务关键问题之一。WHO 对全球 113 个国家的精神卫生服务资源流向调查中发现,64% 的资源投向了精神病医院,21% 的资源投向了综合医院,仅有不足 16% 的资源投向了地方设施和社区医疗。可见经费预算更多的投入到住院患者的服务中。因此如何在经费预算上进行合理有效的分配,让更多的经费从医疗机构中转而投入到社区服务中是一个挑战。

在为精神疾病患者提供服务的机构或个人(如医院、独立的项目及个体精神卫生服务提供者如精神科医生)的费用支付问题上,最简单的处理方式是根据每年通货膨胀率来上调总体支付给机构和项目的预算,即为个体工作者提供薪金。这种方式在行政管理上简单易行,但是具有两个很致命的缺点:首先,他们不论对增加服务数量或质量上都没有任何奖励机制。其次,人口的变化也可能导致对服务提供者需要的变化,没有考虑到当地需求的变化,会影响到不同的服务提供者之间的公平性,随时间的推移会加重这种不公平性,导致有些服务提供者负担过于沉重。因此,从技术和行政层面上国家都应该考虑纳入更为复杂的支付体系。

在医院的经费预算支付上,一个简单的替代方案即根据该机构所负责的人口数量为基础来调整经费预算。随着国家技术能力的发展,希望能够根据已知的住院精神疾病患者的需求(如贫困)等社会人口学变量来调整人均缴费水平。在医院的经费预算支付上可采用组合的形式,即前瞻性支付(根据可容纳人数为基础)和追溯支付(根据实际床位使用数为基础),这可能比单纯使用其中一种方式更合理。追溯性支付可以鼓励提供服务,而前瞻性付款在可靠评估个体精神疾病护理需求的程度上有一定困难,可能会鼓励不足。

项目及个体服务提供者除了固定的预算或工资费用外,还有两种支付方式即(一次一付)医疗费和按人头收费。医疗费用的支付可以鼓励提供更高的服务质量,也会影响多样化服务的提供。此外,用医疗费用支付的这种方式会使得服务提供者更倾向于治疗那些疾病程度更轻、更容易治疗的患者。而病情更严重或更难治疗的患者则可能获得较少的医疗服务,除非医疗支付可以根据病情严重性组合调整。且这种支付方式也会使得通过电话或电脑对患者进行临床治疗随访等方式被忽略,因为这些方式不能报销。

按人头支付可以增加服务的人数,让机构为更多的患者提供服务。就其本身而言,除非存在有相互竞争的服务提供者,不然它对服务质量的提升并没有促进作用。此外,项目需要提升自身能力,并且存在把患者转移到低密集型服务上存在困难。

有技术及管理能力的国家应该考虑引入激励政策来促进医院、项目及个体服务提供者提高服务质量。质量通常概念化为结构、过程和成效这几个方面。给医院、项目或个体服务提供者的支付方式可以根据结构或过程指标进行调整(如通过标准化的员工成效评分标准,评估这些提供者实际提供的服务质量)。在某种程度上,这种激励机制是有效的,这样就会为服务提供者在选择服务对象上有一定的客观的判断。

如果根据成效(如生理代谢综合征指标、再入院率、就业率)来调整支付就会促使服务提供者选择疾病更轻的患者。因此还需要更多的研究来探讨如何设计更有效的系统以提升以社区为基础的精神卫生服务的质量,使其具有可行性。

总之,支付系统会影响到患者的选择、治疗的数量和质量以及成效。不同的方式都有其利弊的地方,不同的地区需要根据其具体情况选择合适的方式。确定最优化的方式很大程度上还依赖于既往的习惯、基础设施、资金资源、人力资源及其他因素。

综上,精神障碍不仅普遍存在且也导致严重的疾病负担,相对于精神障碍带来的疾病负担,在全球尤其是中低收入国家,无论是人力资源,政策与设施资源,还是财力资源均显不足,并且存在明显的地区差异。同时,在倡导医院-社区精神卫生的平衡服务中,如何将现有的各种资源从精神病专科医院向社区转移,如何注重精神卫生人力资源的开发与补充,如何促进现有社区精神卫生工作者的服务能力与领导力以及不断加大对社区精神卫生服务的财力投入包括专项科研基金是目前社区资源所面对的主要问题。

(李 洁 邓 红 陈 颖)

 **复习思考题**

1. 精神卫生人力资源包括哪几类人员?
2. 目前,WHO 倡导的精神卫生服务模式是什么?

# 附录一

## 社区精神病学相关法律法规政策（节录）

### 第一节　国务院和相关部委与社区精神病学相关的最新的法律法规政策文件

#### 《中华人民共和国精神卫生法》（节选）

第七条　县级以上人民政府领导精神卫生工作，将其纳入国民经济和社会发展规划，建设和完善精神障碍的预防、治疗和康复服务体系，建立健全精神卫生工作协调机制和工作责任制，对有关部门承担的精神卫生工作进行考核、监督。

乡镇人民政府和街道办事处根据本地区的实际情况，组织开展预防精神障碍发生、促进精神障碍患者康复等工作。

第十条　中国残疾人联合会及其地方组织依照法律、法规或者接受政府委托，动员社会力量，开展精神卫生工作。

村民委员会、居民委员会依照本法的规定开展精神卫生工作，并对所在地人民政府开展的精神卫生工作予以协助。

国家鼓励和支持工会、共产主义青年团、妇女联合会、红十字会、科学技术协会等团体依法开展精神卫生工作。

第十三条　各级人民政府和县级以上人民政府有关部门应当采取措施，加强心理健康促进和精神障碍预防工作，提高公众心理健康水平。

第十四条　各级人民政府和县级以上人民政府有关部门制定的突发事件应急预案，应当包括心理援助的内容。发生突发事件，履行统一领导职责或者组织处置突发事件的人民政府应当根据突发事件的具体情况，按照应急预案的规定，组织开展心理援助工作。

第十五条　用人单位应当创造有益于职工身心健康的工作环境，关注职工的心理健康；对处于职业发展特定时期或者在特殊岗位工作的职工，应当有针对性地开展心理健康教育。

第十六条　各级各类学校应当对学生进行精神卫生知识教育；配备或者聘请心理健康教育教师、辅导人员，并可以设立心理健康辅导室，对学生进行心理健康教育。学前教育机构应当对幼儿开展符合其特点的心理健康教育。

发生自然灾害、意外伤害、公共安全事件等可能影响学生心理健康的事件，学校应当及时组织专业人员对学生进行心理援助。

教师应当学习和了解相关的精神卫生知识，关注学生心理健康状况，正确引导、激励学生。地方各级人民政府教育行政部门和学校应当重视教师心理健康。

学校和教师应当与学生父母或者其他监护人、近亲属沟通学生心理健康情况。

第十八条　监狱、看守所、拘留所、强制隔离戒毒所等场所,应当对服刑人员,被依法拘留、逮捕、强制隔离戒毒的人员等,开展精神卫生知识宣传,关注其心理健康状况,必要时提供心理咨询和心理辅导。

第十九条　县级以上地方人民政府人力资源社会保障、教育、卫生、司法行政、公安等部门应当在各自职责范围内分别对本法第十五条至第十八条规定的单位履行精神障碍预防义务的情况进行督促和指导。

第二十条　村民委员会、居民委员会应当协助所在地人民政府及其有关部门开展社区心理健康指导、精神卫生知识宣传教育活动,创建有益于居民身心健康的社区环境。

乡镇卫生院或者社区卫生服务机构应当为村民委员会、居民委员会开展社区心理健康指导、精神卫生知识宣传教育活动提供技术指导。

第二十一条　家庭成员之间应当相互关爱,创造良好、和睦的家庭环境,提高精神障碍预防意识;发现家庭成员可能患有精神障碍的,应当帮助其及时就诊,照顾其生活,做好看护管理。

第二十二条　国家鼓励和支持新闻媒体、社会组织开展精神卫生的公益性宣传,普及精神卫生知识,引导公众关注心理健康,预防精神障碍的发生。

第二十四条　国务院卫生行政部门建立精神卫生监测网络,实行严重精神障碍发病报告制度,组织开展精神障碍发生状况、发展趋势等的监测和专题调查工作。精神卫生监测和严重精神障碍发病报告管理办法,由国务院卫生行政部门制定。

国务院卫生行政部门应当会同有关部门、组织,建立精神卫生工作信息共享机制,实现信息互联互通、交流共享。

第五十四条　社区康复机构应当为需要康复的精神障碍患者提供场所和条件,对患者进行生活自理能力和社会适应能力等方面的康复训练。

第五十五条　医疗机构应当为在家居住的严重精神障碍患者提供精神科基本药物维持治疗,并为社区康复机构提供有关精神障碍康复的技术指导和支持。

社区卫生服务机构、乡镇卫生院、村卫生室应当建立严重精神障碍患者的健康档案,对在家居住的严重精神障碍患者进行定期随访,指导患者服药和开展康复训练,并对患者的监护人进行精神卫生知识和看护知识的培训。县级人民政府卫生行政部门应当为社区卫生服务机构、乡镇卫生院、村卫生室开展上述工作给予指导和培训。

第五十六条　村民委员会、居民委员会应当为生活困难的精神障碍患者家庭提供帮助,并向所在地乡镇人民政府或者街道办事处以及县级人民政府有关部门反映患者及其家庭的情况和要求,帮助其解决实际困难,为患者融入社会创造条件。

第五十七条　残疾人组织或者残疾人康复机构应当根据精神障碍患者康复的需要,组织患者参加康复活动。

第五十八条　用人单位应当根据精神障碍患者的实际情况,安排患者从事力所能及的工作,保障患者享有同等待遇,安排患者参加必要的职业技能培训,提高患者的就业能力,为患者创造适宜的工作环境,对患者在工作中取得的成绩予以鼓励。

第五十九条　精神障碍患者的监护人应当协助患者进行生活自理能力和社会适应能力等方面的康复训练。

精神障碍患者的监护人在看护患者过程中需要技术指导的,社区卫生服务机构或者乡镇卫生院、村卫生室、社区康复机构应当提供。

第六十条　县级以上人民政府卫生行政部门会同有关部门依据国民经济和社会发展规划的要求,制定精神卫生工作规划并组织实施。

第六十一条　省、自治区、直辖市人民政府根据本行政区域的实际情况,统筹规划,整合资源,建设和完善精神卫生服务体系,加强精神障碍预防、治疗和康复服务能力建设。

县级人民政府根据本行政区域的实际情况,统筹规划,建立精神障碍患者社区康复机构。

县级以上地方人民政府应当采取措施,鼓励和支持社会力量举办从事精神障碍诊断、治疗的医疗机构和精神障碍患者康复机构。

第六十二条　各级人民政府应当根据精神卫生工作需要,加大财政投入力度,保障精神卫生工作所需经费,将精神卫生工作经费列入本级财政预算。

第六十三条　国家加强基层精神卫生服务体系建设,扶持贫困地区、边远地区的精神卫生工作,保障城市社区、农村基层精神卫生工作所需经费。

第六十八条　县级以上人民政府卫生行政部门应当组织医疗机构为严重精神障碍患者免费提供基本公共卫生服务。

# 《全国精神卫生工作规划(2015—2020年)》(节选)

## 二、总体要求

(一)指导思想。以邓小平理论、"三个代表"重要思想、科学发展观为指导,深入贯彻党的十八大和十八届二中、三中、四中全会精神,认真实施《中华人民共和国精神卫生法》,按照党中央、国务院部署要求,以健全服务体系为抓手,以加强患者救治管理为重点,以维护社会和谐为导向,统筹各方资源,完善工作机制,着力提高服务能力与水平,健全患者救治救助制度,保障患者合法权益,维护公众身心健康,推动精神卫生事业全面发展。

(二)总体目标。到2020年,普遍形成政府组织领导、各部门齐抓共管、社会组织广泛参与、家庭和单位尽力尽责的精神卫生综合服务管理机制。健全完善与经济社会发展水平相适应的精神卫生预防、治疗、康复服务体系,基本满足人民群众的精神卫生服务需求。健全精神障碍患者救治救助保障制度,显著减少患者重大肇事肇祸案(事)件发生。积极营造理解、接纳、关爱精神障碍患者的社会氛围,提高全社会对精神卫生重要性的认识,促进公众心理健康,推动社会和谐发展。

(三)具体目标。

到2020年:

1. 精神卫生综合管理协调机制更加完善。省、市、县三级普遍建立精神卫生工作政府领导与部门协调机制。70%的乡镇(街道)建立由综治、卫生计生、公安、民政、司法行政、残联、老龄等单位参与的精神卫生综合管理小组。

2. 精神卫生服务体系和网络基本健全。健全省、市、县三级精神卫生专业机构,服务人口多且地市级机构覆盖不到的县(市、区)可根据需要建设精神卫生专业机构,其他县(市、区)至少在一所符合条件的综合性医院设立精神科。积极探索通过政府购买服务方式鼓励社会力量参与相关工作。

3. 精神卫生专业人员紧缺状况得到初步缓解。全国精神科执业(助理)医师数量增加到4万名。东部地区每10万人口精神科执业(助理)医师数量不低于3.8名,中西部地区不低于2.8名。基层医疗卫生机构普遍配备专职或兼职精神卫生防治人员。心理治疗师、社会工作师基本满足工作需要,社会组织及志愿者广泛参与精神卫生工作。

4. 严重精神障碍救治管理任务有效落实。掌握严重精神障碍患者数量,登记在册的严重精神障碍患者管理率达到80%以上,精神分裂症治疗率达到80%以上,符合条件的贫困严重精神障碍患者全部纳入医疗救助,患者肇事肇祸案(事)件特别是命案显著减少,有肇事肇祸行为的患者依法及时得到强制医疗或住院治疗。

5. 常见精神障碍和心理行为问题防治能力明显提升。公众对抑郁症等常见精神障碍的认识和主动就医意识普遍提高,医疗机构识别抑郁症的能力明显提升,抑郁症治疗率在现有基础上提高50%。各地普遍开展抑郁症等常见精神障碍防治,每个省(区、市)至少开通1条心理援助热线电话,100%的省(区、市)、70%的市(地、州、盟)建立心理危机干预队伍;发生突发事件时,均能根据需要及时、科学开展心理援助工作。

6.精神障碍康复工作初具规模。探索建立精神卫生专业机构、社区康复机构及社会组织、家庭相互支持的精神障碍社区康复服务体系。70%以上的县(市、区)设有精神障碍社区康复机构或通过政府购买服务等方式委托社会组织开展康复工作。在开展精神障碍社区康复的县(市、区),50%以上的居家患者接受社区康复服务。

7.精神卫生工作的社会氛围显著改善。医院、学校、社区、企事业单位、监管场所普遍开展精神卫生宣传及心理卫生保健。城市、农村普通人群心理健康知识知晓率分别达到70%、50%。高等院校普遍设立心理咨询与心理危机干预中心(室)并配备专职教师,中小学设立心理辅导室并配备专职或兼职教师,在校学生心理健康核心知识知晓率达到80%。

## 三、策略与措施

**(一)全面推进严重精神障碍救治救助。**

加强患者登记报告。各级卫生计生、综治、公安、民政、司法行政、残联等单位要加强协作,全方位、多渠道开展严重精神障碍患者日常发现登记和发病报告。村(居)民委员会要积极发现辖区内的疑似精神障碍患者,可应其家属请求协助其就医。具有精神障碍诊疗资质的医疗机构要落实严重精神障碍发病报告管理制度,按要求报告确诊的严重精神障碍患者。基层医疗卫生机构发现辖区内的确诊严重精神障碍患者要及时登记,并录入国家严重精神障碍信息管理系统。

做好患者服务管理。各地要按照"应治尽治、应管尽管、应收尽收"的要求,积极推行"病重治疗在医院,康复管理在社区"的服务模式,对于急性期和病情不稳定的患者,基层医疗卫生机构要及时转诊到精神卫生专业机构进行规范治疗,病情稳定后回到村(社区)接受精神科基本药物维持治疗。各级综治组织应当协调同级相关部门,推动乡镇(街道)建立精神卫生综合管理小组,动员社区组织、患者家属参与居家患者管理。基层医疗卫生机构要按照国家基本公共卫生服务规范要求,为辖区内严重精神障碍患者建立健康档案,提供随访管理、危险性评估、服药指导等服务。基层医务人员、民警、民政干事、综治干部、网格员、残疾人专职委员等要协同随访病情不稳定患者,迅速应对突发事件苗头,协助患者及其家属解决治疗及生活中的难题。各级政府及相关部门要研究建立肇事肇祸精神障碍患者收治管理机制,畅通有肇事肇祸行为或危险的严重精神障碍患者收治渠道,设立应急医疗处置"绿色通道",并明确经费来源及其他保障措施。中央财政继续通过重大公共卫生专项对各地严重精神障碍管理治疗工作予以支持。

完善康复服务。各地要逐步建立健全精神障碍社区康复服务体系,大力推广社会化、综合性、开放式的精神障碍和精神残疾康复工作模式,建立完善医疗康复和社区康复相衔接的服务机制,加强精神卫生专业机构对社区康复机构的技术指导。研究制定加快精神卫生康复服务发展的政策意见,完善精神卫生康复服务标准和管理规范。加强复员退伍军人、特困人员、低收入人员、被监管人员等特殊群体中精神障碍患者的康复服务保障。随着保障能力的提升,逐步扩大基本医疗保险对符合条件的精神障碍治疗性康复服务项目的支付范围。开展精神障碍社区康复机构示范性项目建设,促进社区康复机构增点拓面,通过政府购买服务鼓励和引导社会资源提供精神障碍社区康复服务,促进精神障碍患者回归社会。

**(二)逐步开展常见精神障碍防治。**

各级各类医疗卫生机构要开展医务人员精神障碍相关知识与技能培训,高等院校要加强对其心理咨询机构工作人员和学生工作者相关知识与技能培训,对就诊或求助者中的疑似精神障碍患者及时提供就医指导或转诊服务。精神卫生专业机构要建立会诊、转诊制度,指导其他医疗机构正确识别并及时转诊疑似精神障碍患者;要按照精神障碍分类及诊疗规范,提供科学规范合理的诊断与治疗服务,提高患者治疗率。各地要将抑郁症、儿童孤独症、老年痴呆症等常见精神障碍作为工作重点,关注妇女、儿童、老年人、职业人群的心理行为问题,探索适合本地区实际的常见精神障碍防治模式,鼓励有条件的地区为抑郁症患者提供随访服务。充分发挥中医药的作用,加强中医医疗机构精神类临床科室能力建设,鼓励中医专业人员开展常见精神障碍及心理行为问题防治和研究。

（三）积极开展心理健康促进工作。

各地要依法将心理援助内容纳入地方各级政府突发事件应急预案,依托现有精神科医师、心理治疗师、社会工作师和护士,分级组建突发事件心理危机干预队伍,定期开展培训和演练,发生突发事件后及时组织开展心理援助。鼓励、支持社会组织提供规范的心理援助服务信息,引导其有序参与灾后心理援助。具备条件的城市要依托12320热线及精神卫生专业机构建设心理援助热线和网络平台,向公众提供心理健康公益服务。精神卫生专业机构应当配备心理治疗人员,为精神障碍患者及高危人群提供专业的心理卫生服务。综合性医院及其他专科医院要对就诊者进行心理健康指导,基层医疗卫生机构要向辖区内居民提供心理健康指导。各级各类学校应当设置心理健康教育机构并配备专职人员,建立学生心理健康教育工作机制,制订校园突发危机事件处理预案。高等院校要与精神卫生专业机构建立稳定的心理危机干预联动协调机制,并设立心理健康教育示范中心。用人单位应当将心理健康知识纳入岗前和岗位培训,创造有益于职工身心健康的工作环境。监狱、看守所、拘留所、强制隔离戒毒所等要加强对被监管人员的心理咨询和心理辅导。

（四）着力提高精神卫生服务能力。

加强机构能力建设。"十三五"期间,国家有关部门重点支持各地提高基层精神卫生服务能力。各地要充分利用现有资源,大力加强县级精神卫生专业机构和精神障碍社区康复机构服务能力建设。各级卫生计生部门要委托同级精神卫生专业机构承担精神卫生技术管理和指导职能,负责医疗、预防、医学康复、健康教育、信息收集、培训和技术指导等工作。暂无精神卫生专业机构的地区,卫生计生部门要委托上一级或邻近地区精神卫生专业机构承担技术指导任务,并指定同级疾病预防控制机构负责相关业务管理。要鼓励社会资本举办精神卫生专业机构和社区康复机构,并通过政府购买服务发挥其在精神卫生防治管理工作中的作用。尚未建立强制医疗所的省（区、市）,当地政府应当指定至少一所精神卫生专业机构履行强制医疗职能,并为其正常运转提供必要保障。

加强队伍建设。各地要建立健全精神卫生专业队伍,合理配置精神科医师、护士、心理治疗师,探索并逐步推广康复师、社会工作师和志愿者参与精神卫生服务的工作模式。各级精神卫生专业机构要按照区域内人口数及承担的精神卫生防治任务配置公共卫生人员,确保预防工作落实。每个基层医疗卫生机构至少配备1名专职或兼职人员承担严重精神障碍患者服务管理任务。教育部门要加强精神医学、应用心理学、社会工作学等精神卫生相关专业的人才培养工作;鼓励有条件的地区和高等院校举办精神医学本科专业;在医学教育中保证精神病学、医学心理学等相关课程的课时。卫生计生部门要加强精神科住院医师规范化培训、精神科护士培训;开展在精神科从业但执业范围为非精神卫生专业医师的变更执业范围培训,以及县级综合医院和乡镇卫生院（社区卫生服务中心）中临床类别执业医师或全科医师增加精神卫生执业范围的上岗培训。开展中医类别医师精神障碍防治培训,鼓励基层符合条件的精神卫生防治人员取得精神卫生执业资格。制订支持心理学专业人员在医疗机构从事心理治疗工作的政策,卫生计生、人力资源社会保障部门共同完善心理治疗人员职称评定办法。落实国家对精神卫生工作人员的工资待遇政策,提高其待遇水平,稳定精神卫生专业队伍。

（五）逐步完善精神卫生信息系统。

国家有关部门将精神卫生纳入全民健康保障信息化工程。省级卫生计生部门要统筹建设本地区精神卫生信息系统,并使其逐步与居民电子健康档案、电子病历和全员人口数据库对接。承担精神卫生技术管理与指导任务的机构要做好严重精神障碍患者信息审核、分析等,定期形成报告,为相关部门决策提供依据。各地应当逐级建立卫生计生、综治、公安、民政、人力资源社会保障、司法行政、残联等单位的严重精神障碍患者信息共享机制,重视并加强患者信息及隐私保护工作。要依法建立精神卫生监测网络,基本掌握精神障碍患者情况和精神卫生工作信息,有条件的地区每5年开展一次本地区精神障碍流行病学调查。

（六）大力开展精神卫生宣传教育。

各地要将宣传教育摆到精神卫生工作的重要位置。宣传部门要充分发挥传统媒体和新媒体作用，广泛宣传"精神疾病可防可治，心理问题及早求助，关心不歧视，身心同健康"等精神卫生核心知识，以及患者战胜疾病、回归社会的典型事例，引导公众正确认识精神障碍和心理行为问题，正确对待精神障碍患者。要规范对有关肇事肇祸案（事）件的报道，未经鉴定避免使用"精神病人"称谓进行报道，减少负面影响。教育、司法行政、工会、共青团、妇联、老龄等单位要针对学生、农村妇女和留守儿童、职业人群、被监管人员、老年人等重点人群分别制订宣传教育策略，有针对性地开展心理健康教育活动。各级卫生计生部门要组织医疗卫生机构开展多种形式的精神卫生宣传，增进公众对精神健康及精神卫生服务的了解，提高自我心理调适能力。

## 四、保障措施

（一）加强政府领导。各地要认真贯彻实施《中华人民共和国精神卫生法》，将精神卫生工作纳入当地国民经济和社会发展总体规划，制订年度工作计划和实施方案。建立完善精神卫生工作政府领导和部门协调机制。充分发挥基层综合服务管理平台作用，统筹规划，整合资源，切实加强本地区精神卫生服务体系建设。要将精神卫生有关工作作为深化医药卫生体制改革的重点内容，统筹考虑精神障碍患者救治救助、专业人才培养、专业机构运行保障等，推动精神卫生事业持续、健康、稳定发展。

（二）落实部门责任。各有关部门要按照《中华人民共和国精神卫生法》规定及相关政策要求，切实履行责任，形成工作合力，确保工作落到实处。综治组织要发挥综合治理优势，推动精神卫生工作重点、难点问题的解决。各级综治组织要加强调查研究、组织协调和督导检查，将严重精神障碍患者救治救助工作纳入社会治安综合治理（平安建设）考评，加大检查考核力度，对因工作不重视、监督不到位、救治不及时，导致发生已登记严重精神障碍患者肇事肇祸重大案（事）件的，严肃追究相关责任人和部门的责任。发展改革、卫生计生、公安、民政、司法行政等部门要按照"应治尽治、应管尽管、应收尽收"的要求，切实加强精神卫生防治网络建设。综治、卫生计生、公安、民政、司法行政、残联等单位要强化协作，进一步完善严重精神障碍防治管理与康复服务机制。发展改革、卫生计生、人力资源社会保障等部门要加强对包括精神障碍在内的医疗服务价格形成机制的研究与指导。民政部门要会同残联、发展改革、卫生计生、财政等单位探索制订支持精神障碍患者康复服务工作发展的保障政策，加强康复服务机构管理，不断提高康复服务规范化、专业化水平。各级残联组织要认真贯彻落实《中华人民共和国残疾人保障法》有关规定和中国残疾人事业发展纲要提出的精神残疾防治康复工作要求，推行有利于精神残疾人参与社会生活的开放式管理模式，依法保障精神残疾人的合法权益。卫生计生、人力资源社会保障、工商行政管理等部门要加强研究论证，探索心理咨询机构的管理模式，制订发展和规范心理咨询机构的相关政策。

（三）保障经费投入。各级政府要将精神卫生工作经费列入本级财政预算，根据精神卫生工作需要，加大财政投入力度，保障精神卫生工作所需经费，并加强对任务完成情况和财政资金使用绩效的考核，提高资金使用效益。各地要扎实推进基本公共卫生服务项目和严重精神障碍管理治疗工作，落实政府对精神卫生专业机构的投入政策。要建立多元化资金筹措机制，积极开拓精神卫生公益性事业投融资渠道，鼓励社会资本投入精神卫生服务和社区康复等领域。

## 《中华人民共和国残疾人保障法》（最新修订本，节选）

第十五条：国家保障残疾人享有康复服务的权利。

第十六条：康复工作应当从实际出发，将现代康复技术与我国传统康复技术相结合；以社区康复为基础，康复机构为骨干，残疾人家庭为依托；以实用、易行、受益广的康复内容为重点，优先开展残疾儿童抢救性治疗和康复；发展符合康复要求的科学技术，鼓励自主创新，加强康复新技术的研究、开发和应用，为残疾人提供有效的康复服务。

第十七条:各级人民政府鼓励和扶持社会力量兴办残疾人康复机构。

## 《国务院关于加快推进残疾人小康进程的意见》
### (国发〔2015〕7 号)(节选)

(三)主要目标。

到 2020 年,残疾人权益保障制度基本健全、基本公共服务体系更加完善,残疾人事业与经济社会协调发展;残疾人社会保障和基本公共服务水平明显提高,帮助残疾人共享我国经济社会发展成果。

### 二、扎实做好残疾人基本民生保障

(一)加大残疾人社会救助力度。

(二)建立完善残疾人福利补贴制度。建立困难残疾人生活补贴制度和重度残疾人护理补贴制度。补贴标准要与当地经济社会发展实际和残疾人基本需求相适应,与最低生活保障等制度相衔接。落实低收入残疾人家庭生活用电、水、气、暖等费用优惠和补贴政策。

(三)帮助残疾人普遍参加基本养老保险和基本医疗保险。落实贫困和重度残疾人参加城乡居民基本养老保险、城镇居民医疗保险、新型农村合作医疗个人缴费资助政策,有条件的地方要扩大资助范围、提高资助标准,帮助城乡残疾人普遍按规定加入基本医疗保险和基本养老保险。逐步扩大基本医疗保险支付的医疗康复项目。完善重度残疾人医疗报销制度,做好重度残疾人就医费用结算服务。

(四)优先保障城乡残疾人基本住房。

(五)切实加强残疾人就业服务和劳动保障监察。

### 四、着力提升残疾人基本公共服务水平

(一)强化残疾预防、康复等服务。

(二)提高残疾人受教育水平。

(三)强化残疾人服务设施建设。

### 五、充分发挥社会力量和市场机制作用

(一)大力发展残疾人慈善事业。鼓励和支持社会公众、社会组织通过捐款捐物、扶贫开发、助学助医等方式,为残疾人奉献爱心,提供慈善帮扶。鼓励以服务残疾人为宗旨的各类公益慈善组织发展,采取公益创投等多种方式,在资金、场地、设备、管理、岗位购买、人员培训等方面给予扶持,引导和规范其健康发展。大力培育"集善工程"等残疾人慈善项目品牌。倡导社会力量兴办以残疾人为服务对象的公益性医疗、康复、特殊教育、托养照料、社会工作服务等机构和设施。

(二)广泛开展志愿助残服务。健全志愿助残工作机制,完善志愿者招募注册、服务对接、服务记录、组织管理、评价激励、权益维护等制度,鼓励更多的人参加志愿助残服务。广泛开展"志愿助残阳光行动"、"万村千乡市场工程助残扶贫"、"手拉手红领巾助残"等群众性助残活动。提倡在单位内部、城乡社区开展群众性助残活动,鼓励青少年参与助残公益劳动和志愿服务。

(三)加快发展残疾人服务产业。

(四)加大政府购买服务力度。以残疾人康复、托养、护理等服务为重点,逐步建立完善政府购买服务指导性目录,加大政府购买服务力度,强化事前、事中和事后监管,实现政府购买服务对扩大残疾人服务供给的放大效应。

## 《社会救助暂行办法》(中华人民共和国国务院令第 649 号)(节选)

第九条:国家对共同生活的家庭成员人均收入低于当地最低生活保障标准,且符合当地最低生活

保障家庭财产状况规定的家庭,给予最低生活保障。

第十二条:对于获得最低生活保障后生活仍有困难的老年人、未成年人、重度残疾人和重病患者,县级以上地方人民政府应当采取必要措施给予生活保障。

低保家庭中的严重精神障碍患者被作为重度残疾人适当提高救助水平。

第三十七条:国家对因火灾、交通事故等意外事件,家庭成员突发重大疾病等原因,导致基本生活暂时出现严重困难的家庭,或者因生活必需支出突然增加超出家庭承受能力,导致基本生活暂时出现严重困难的最低生活保障家庭,以及遭遇其他特殊困难的家庭,给予临时救助。

## 《关于加快民政精神卫生福利服务发展的意见》(民发〔2013〕213号)

### 一、高度重视民政精神卫生福利服务发展

(一)充分认识发展民政精神卫生福利服务的重要意义。加快民政精神卫生福利服务,是进一步发挥民政部门职能作用,做好全国精神卫生防治工作的重要举措,也是建立健全适度普惠型残疾人福利制度,保障和改善民生、促进社会和谐稳定的迫切需要。各级民政部门要进一步提高认识,加大投入,加强管理,创新服务,切实推进民政精神卫生福利服务又好又快发展。

(二)进一步明确民政精神卫生福利服务的职责内涵。民政精神卫生福利服务是以民政直属精神病医院(含福利精神病医院、复员退伍军人精神病医院)、精神病人社会福利院、智障人员社会福利院、农疗站、工疗站、社区精神康复机构等社会福利机构(统称民政精神卫生福利机构)为骨干,面向复员退伍军人、城镇"三无"、农村五保、贫困人员等特殊困难精神障碍患者开展的救治、救助、康复、护理和照料等服务。在满足特殊困难群体服务需求的基础上,积极拓展功能,面向社会提供精神卫生服务。

### 二、推进设施建设

(三)布局规划。加强民政精神卫生福利机构在空白区域的布点建设,改善现有设施水平,逐步形成布局合理、功能完善的民政精神卫生福利服务网络。到2020年,基本实现每个市(地、州、盟)拥有1所民政直属精神病医院或精神病人社会福利院,各级综合性社会福利院、荣誉军人康复医院根据需要设置慢性期、康复期精神障碍患者的专门服务区,基本满足特殊困难精神障碍患者的集中服务需要。

(四)建设一批示范性服务机构。到2020年,新建、改扩建一批设施完备、管理规范、服务优质、队伍一流、具有辐射示范作用的民政直属精神病医院、精神病人社会福利院和智障人员社会福利院,推动民政精神卫生福利机构建设发展。

(五)改善设施水平。到2015年前,所有民政精神卫生福利机构应配备安防监控系统,建筑设计和设施设备达到相关安全管理标准。加强标识系统、内饰装修、设施设备的改造更新,塑造民政精神卫生福利机构安全、温馨、以人为本的服务环境和良好形象。

### 三、切实加强管理

(六)依法规范出入院程序。

(七)抓好安全管理。

(八)建立标准化工作体系。在贯彻落实相关专业标准的同时,建立健全符合民政精神卫生福利服务特点的标准化工作体系,积极开展贯彻达标活动,探索等级管理制度。到2015年前,所有民政精神卫生福利机构达到基本标准要求,建立管理服务可持续改善机制。

(十)加强服务统筹指导。有条件的地区,可指定一所管理服务水平较高的民政精神卫生福利机构,作为本区域民政精神卫生福利服务的业务牵头单位,或设立民政精神卫生福利服务指导中心。通

过定期业务交流、培训指导、建立服务网络、结对帮扶等方式,加强民政精神卫生福利服务的区域统筹,促进资源共享,提升整体管理服务水平。

## 四、鼓励创新发展

(十一)增强医疗服务能力。鼓励有条件的民政精神卫生福利机构申请设立医疗机构,采取加挂精神病医院、精神病人社会福利院两块牌子的做法,兼顾救治、康复、护理和长期照料服务。不具备条件的,应设立医务室,并加强与医疗卫生机构的合作,提高医疗、康复和护理服务能力。支持民政精神卫生福利机构的医务室取得医保定点单位资质。

(十二)探索"大专科、小综合"发展模式。民政直属精神病医院在做好精神卫生福利服务的基础上,可增设老年病、脑瘫、智障、自闭症治疗和康复等特色科室,积极参与老年人、残疾人、儿童服务,不断提高专业水平,逐步成为社会福利服务领域的医疗、护理、康复技术中心。

(十三)推动社会工作介入。到2015年,民政精神卫生福利机构均单独设立或与相关业务科室合并设立社会工作科室,广泛开展社会工作服务,形成精神障碍患者救治、康复、护理、长期照料与社会工作服务相互支持的服务模式。

(十四)强化康复服务。在民政精神卫生福利机构中大力开展康复服务,鼓励依托民政精神卫生福利机构建立工疗站、农疗站等康复训练基地,创新和规范康复服务项目,确保特殊困难精神障碍患者每天接受一定时间的康复服务,增强生活、社交、劳动或工作技能。

(十五)鼓励服务创新。支持有条件的民政精神卫生福利机构探索开放式服务模式,尽量营造正常化的服务环境和条件。发挥民政精神卫生福利机构的辐射示范作用,探索开展定期巡诊、居家照顾、社区康复等外展服务,促进特殊困难精神障碍患者融入社会。

## 五、保障措施

(十六)强化部门协调。加强与卫生、发展改革、公安、教育等精神卫生工作联席会议单位的沟通协调,促进民政精神卫生福利服务与精神卫生防治工作的衔接协作。建立社会福利、社会救助、优抚安置、社区服务、流浪乞讨等业务主管部门的协作机制,促进民政精神卫生福利服务与相关民政业务的有效衔接。

(十七)加大建设投入。将民政精神卫生福利机构纳入各地基本公共服务设施建设规划。加大福利彩票公益金支持力度,积极争取多方资金,推动民政精神卫生福利机构床位数量显著增长、设施水平明显改善。

(十八)加大服务投入。各级民政部门要会同相关部门,研究制定特殊困难精神障碍患者救治、供养经费标准动态增长机制。将精神卫生福利服务纳入政府购买服务范围,倡导社会力量支持民政精神卫生福利服务工作。

(十九)加强队伍建设。开展民政精神卫生福利服务工作人员培训,大力培养和引进精神卫生专科医生、护士、社会工作者、康复治疗师等专业人才。推动建立民政精神卫生福利机构工作人员津贴制度,不断提高工作人员待遇水平。积极协调卫生、人力资源社会保障部门,加强民政精神卫生福利机构医护人员的管理、培训和业务指导,将其专业技术资格纳入统一管理。通过社会保险等方式,做好工作人员的职业保护。

(二十)加强探索创新。设立全国精神卫生福利服务观察点,推动有条件的地区先行先试,探索民政精神卫生福利服务创新发展。鼓励社会力量创办社会福利类精神卫生服务机构,鼓励我国香港、澳门、台湾地区的组织和个人在内地参与精神卫生福利服务及兴办相关服务机构。加强民政精神卫生福利服务科研和理论创新,形成一批理论研究成果,促进国内外行业学术交流与信息共享。

# 《重性精神疾病管理治疗工作规范(2012年版)》(节选)

1. 机构、职责及保障条件

1.1　机构与职责

1.1.1　精神卫生工作领导与协调制度

精神卫生工作部际联席会议制度为国家级精神卫生工作领导与协调机制,联席会议办公室设在卫生部疾病预防控制局。

主要职责为:在国务院领导下,研究拟订精神卫生工作的重大政策措施,向国务院提出建议;协调解决推进精神卫生工作发展的重大问题;讨论确定年度重点工作并协调落实;指导、督促、检查精神卫生各项工作。

县级以上人民政府建立的精神卫生工作领导与协调组织,负责协调本地区各部门精神卫生工作任务的落实与督导。

1.1.2　卫生行政部门

1.1.2.1　卫生部

负责全国重性精神疾病管理治疗工作的组织领导与协调。主要职责为:

(1)制订全国重性精神疾病管理治疗工作计划并推动实施,建设全国重性精神疾病管理治疗网络。

(2)加强与财政部等的沟通与协调,申请中央转移地方资金开展重性精神疾病管理治疗工作。

(3)组织开展全国重性精神疾病管理治疗师资培训。

(4)组织开展全国重性精神疾病管理治疗工作督导、考核与评估。

(5)建立重性精神疾病病例报告制度,建设国家重性精神疾病信息管理系统。

1.1.2.2　省(区、市)卫生行政部门

负责全省(区、市)重性精神疾病管理治疗工作的组织领导与协调。主要职责为:

(1)制订全省(区、市)重性精神疾病管理治疗工作计划,保障必要的工作经费。

(2)设立省级精神卫生防治技术管理机构(以下简称精防机构),承担全省(区、市)重性精神疾病管理治疗工作的组织实施任务。

(3)组织开展地市级、县级重性精神疾病管理治疗人员培训。

(4)负责全省(区、市)重性精神疾病管理治疗工作的质量控制,开展工作督导、考核与评估。

(5)负责本省(区、市)重性精神疾病信息管理系统的建设、部署与运行维护。

1.1.2.3　地市级卫生行政部门

负责区域内重性精神疾病管理治疗工作的组织领导与协调。主要职责为:

(1)制订本区域重性精神疾病管理治疗工作计划,保障必要的工作经费。

(2)根据区域卫生规划和《医疗机构设置规划》,统筹安排、组建由区域内精神卫生医疗机构(指精神专科医院和综合医院精神科,下同)与基层医疗卫生机构等组成的重性精神疾病管理治疗网络。

(3)设立地市级精防机构,承担区域内重性精神疾病管理治疗工作的组织实施任务。

(4)组织开展基层医疗卫生机构专业人员师资培训。

(5)负责区域内重性精神疾病管理治疗工作的质量控制,开展工作督导、考核与评估。

(6)负责本级重性精神疾病信息管理系统的运行维护。

1.1.2.4　县级卫生行政部门

负责区域内重性精神疾病管理治疗工作的组织领导与协调。主要职责为:

(1)制订本区域重性精神疾病管理治疗工作计划,保障必要的工作经费。

(2)负责与有关部门协调,推动建立区域内精神疾病社区康复机构和网络。

(3)设立县级精防机构,承担区域内重性精神疾病管理治疗工作的组织实施任务。

(4)组织基层医疗卫生机构、街道和乡镇相关部门工作人员,开展重性精神疾病管理治疗相关知识与技能培训。

(5)负责区域内重性精神疾病管理治疗工作的质量控制,开展工作督导、考核与评估。

(6)负责本级重性精神疾病信息管理系统的运行维护。

### 1.1.3 医疗机构

#### 1.1.3.1 精神卫生医疗机构

(1)地市级及以上政府部门举办的精神卫生医疗机构。主要职责为:

A. 提供门诊诊疗和急诊住院治疗服务。

B. 对初诊病情严重患者,民政、公安、城建城管监察等部门转送的急诊患者,司法部门送诊患者,以及基层医疗卫生机构转诊的急诊患者等提供诊疗服务。

C. 根据知情同意原则(有地方立法规定的除外),向本级精防机构提供出院的重性精神疾病患者信息。

D. 按照所在地市重性精神疾病管理治疗网络相关工作要求,成立至少由1名副主任医师以上职称人员参加的社区管理治疗组,对精神疾病防治责任区域内的社区卫生服务中心和乡镇卫生院上报的疑似患者进行诊断或复核诊断;定期派员到社区(乡镇)检查社区/乡镇管理患者状况和处理社区管理的疑难患者,调整药物治疗方案,指导基层医疗卫生机构人员开展患者个案管理。

E. 组建应急医疗处置组,承担本辖区患者应急医疗处置任务;设立应急医疗处置专用电话。

F. 派出专业人员协助精防机构工作。

根据情况,疑难病症患者的诊疗可以由省级及以上精神卫生医疗机构承担。

(2)县级政府部门举办的精神卫生医疗机构。主要职责为:

A. 提供门诊诊疗、患者应急状况处置和患者慢性住院治疗服务。

B. 对初诊普通患者、由上级精神卫生医疗机构转诊的患者、基层医疗卫生机构转诊的慢性患者等提供诊疗服务。

C. 根据知情同意(有地方立法规定的除外)原则,向本级精防机构提供出院的重性精神疾病患者情况。

D. 按所在地市重性精神疾病管理治疗网络工作要求,建立至少由1名主治医师以上职称人员参加的社区管理治疗组,对精神疾病防治责任区域内的社区卫生服务中心和乡镇卫生院上报的疑似患者进行诊断或诊断复核;定期派员到社区(乡镇)检查社区/乡镇管理患者状况和处理社区/乡镇管理的疑难患者,调整药物治疗方案,指导基层医疗卫生机构人员开展患者个案管理。

E. 派出专业人员协助精防机构工作。

在交通不便的偏远县,县级精神卫生医疗机构同时承担患者急诊住院治疗服务。

#### 1.1.3.2 基层医疗卫生机构

(1)社区卫生服务中心。主要职责为:

A. 在县级精防机构指导下,承担辖区内重性精神疾病患者信息收集与网络报告工作,开展重性精神疾病患者线索调查,登记已确诊的重性精神疾病患者并建立居民健康档案;必要时联系县级精防机构安排精神卫生医疗机构对未确诊患者进行诊断复核。

B. 在精神卫生医疗机构指导下,定期随访患者,指导患者服药,向患者家庭成员提供护理和康复指导。有条件的地方,可实施患者个案管理计划。

C. 协助精神卫生医疗机构开展重性精神疾病患者应急医疗处置。

D. 向精神卫生医疗机构转诊病情不稳定患者。

E. 参与重性精神疾病防治知识健康教育工作。

(2)社区卫生服务站。主要职责为:

协助社区卫生服务中心开展辖区内患者信息收集与报告等相关工作,指导监护人落实对患者的护理、康复措施等。

(3)乡镇卫生院。主要职责为:

A. 协助上级卫生行政部门及精神卫生医疗机构开展村医重性精神疾病防治知识培训,并对其工作进行考核。

B. 在县级精防机构的指导之下,承担辖区内重性精神疾病患者信息收集与网络报告工作,开展重性精神疾病患者线索调查,登记已确诊的重性精神疾病患者并建立居民健康档案;必要时联系县级精防机构安排精神卫生医疗机构对未确诊患者进行诊断复核。

C. 在精神卫生医疗机构指导下,定期随访患者,指导患者服药,向患者家庭成员提供护理和康复指导。有条件的地方,可实施患者个案管理计划。

D. 向精神卫生医疗机构转诊病情不稳定患者。

E. 参与重性精神疾病防治知识健康教育工作。

(4)村卫生室。主要职责为:

A. 协助乡镇卫生院开展辖区内重性精神疾病患者的线索调查、登记、报告和患者家庭成员护理指导工作。

B. 协助精神卫生医疗机构开展重性精神疾病患者应急医疗处置。

C. 定期随访患者,指导监护人督促患者按时按量服药,督促患者按时复诊。

D. 参与重性精神疾病防治知识健康教育工作。

E. 及时向上级医疗机构转诊病情不稳定患者。

1.1.4 技术指导与管理机构

1.1.4.1 精神卫生防治技术管理机构

(1)国家级精防机构。主要职责为:

A. 协助卫生部起草全国重性精神疾病管理治疗工作计划、实施方案等,起草相关规范和技术要求等。

B. 指导下级精防机构工作;开展技术指导和质量评估;定期调查、统计、分析和报告相关数据和工作信息;完成全国重性精神疾病管理治疗年度工作报表并上报卫生部。

C. 承担有关重性精神疾病管理治疗的省级师资培训,督导开展培训效果评估;评估省级、地市级精防机构人员培训的质量和效果。

D. 开展重性精神疾病防治的健康教育和宣传。

E. 负责国家重性精神疾病信息管理系统日常管理,定期编制信息简报。

F. 承担卫生部交办的相关任务。

(2)省级精防机构。主要职责为:

A. 协助省级卫生行政部门起草有关重性精神疾病管理治疗工作计划、实施方案等。

B. 指导地市级、县级精防机构工作;定期调查、统计、分析、评估和报告相关数据和工作信息;完成全省重性精神疾病管理治疗年度工作报表并上报省级卫生行政部门。

C. 承担地市级、县级相关人员培训,督导开展培训效果评估,评估地市级精防机构人员培训的质量和效果。

D. 开展重性精神疾病防治的健康教育和宣传。

E. 负责重性精神疾病信息管理系统省级管理及网络报告工作,定期编制信息简报。

F. 承担省级卫生行政部门交办的相关任务。

(3)地市级精防机构。主要职责为:

A. 协助地市级卫生行政部门规划并建立重性精神疾病管理治疗网络,起草相关工作要求、实施方案等;开展精神疾病防治健康教育和宣传。

B. 对辖区内精神卫生医疗机构开展患者应急医疗处置提供支持。

C. 指导县级精防机构工作;定期统计、分析、评估和报告相关数据和工作信息;完成本辖区重性精神疾病管理治疗年度工作报表并上报本级卫生行政部门。

D. 承担基层医疗卫生机构人员相关专业和管理的师资培训,开展培训效果评估。

E. 负责重性精神疾病信息管理系统市级管理及网络报告工作。

F. 承担地市级卫生行政部门交办的相关任务。

(4)县级精防机构。主要职责为:

A. 协助县级卫生行政部门起草有关重性精神疾病管理治疗工作计划、实施方案等;协助相关部门建立区域内精神疾病社区康复网络;开展精神疾病防治健康教育和宣传。

B. 指导社区卫生服务中心和乡镇卫生院开展辖区内重性精神疾病患者线索调查工作。

C. 组织诊断或者复核诊断基层医疗卫生机构筛查上报的疑似患者。

D. 接收精神卫生医疗机构和上级精防机构提供的重性精神疾病患者出院信息,遵照知情同意原则,将患者纳入本辖区重性精神疾病管理服务范围,通知患者居住地社区卫生服务中心或乡镇卫生院开展建档及随访管理。

E. 负责重性精神疾病信息管理系统县级管理工作。

F. 指导基层医疗卫生机构制定社区/乡镇管理工作方案,开展工作效果评估;定期统计、分析、评估和报告社区卫生服务中心和乡镇卫生院患者管理的相关数据和工作信息,提出改进意见和建议;完成年度工作报表并上报本级卫生行政部门。

G. 承担基层医疗卫生机构、街道和乡镇相关部门工作人员的专业培训和管理培训,开展培训效果评估。

H. 承担县级卫生行政部门交办的相关任务。

1.1.4.2　疾病预防控制机构

主要职责为:

A. 承担同级卫生行政部门委托的相关工作。

B. 参与本地区重性精神疾病防治健康教育活动。

C. 负责本级重性精神疾病信息管理系统平台的建立与维护。

1.2　人员及保障条件

1.2.1　人员

1.2.1.1　精神卫生医疗机构

精神卫生医疗机构应根据所在地市重性精神疾病管理治疗网络工作要求和承担的任务,确定适当数量、业务能力强的精神科执业医师、精神科专业护士专职或者兼职开展重性精神疾病管理治疗工作。所有人员在上岗前必须经过相关培训并通过考试。

精神卫生医疗机构要采取措施,保持从事重性精神疾病管理治疗工作的人员稳定。从事重性精神疾病管理治疗工作的精神科执业医师,每月应当有一定比例时间参加临床诊疗工作,每年参加国家或省级继续教育学习,以保持其临床诊疗能力和知识得到不断更新。

1.2.1.2　精神卫生防治技术管理机构

精防机构应根据工作量,确定适当数量、业务能力强的精神科执业医师、精神科专业护士以及公共卫生专业人员专职开展重性精神疾病管理治疗工作。所有人员在上岗前必须经过相关培训并通过考试。

精防机构要采取措施,保持人员稳定,提高工作能力。

1.2.1.3　基层医疗卫生机构

社区卫生服务中心、乡镇卫生院应当根据本辖区管理的重性精神疾病患者数量,确定适当数量的执业(助理)医师、注册护士专职或者兼职开展重性精神疾病的社区(乡镇)防治工作。所有人员在上岗前必须经过相关培训和考核。

社区卫生服务中心、乡镇卫生院要采取措施,保持从事精神疾病社区(乡镇)防治工作的医师或者护士(以下简称"精防医师"、"精防护士")人员稳定,不断提高专业能力。

1.2.1.4 疾病预防控制机构

疾病预防控制机构应根据其在重性精神疾病管理治疗工作中承担的不同工作任务以及工作量,确定适当数量、业务能力强的相应专业人员专职工作。所有人员在上岗前必须具备相应岗位的工作能力,经过相关培训并通过考试。

疾病预防控制机构要采取措施,保持人员稳定,提高工作能力。

1.2.2 保障条件

根据承担重性精神疾病管理治疗工作任务的各级机构职责,参照国家有关部门制定的精神专科机构基本建设标准,为重性精神疾病管理治疗任务提供工作用房,安排人员和工作经费,配置相应的仪器设备。

2. 患者的发现和登记

2.1 发现疑似患者

2.1.1 线索调查

2.1.2 患者报告

2.1.3 精神专科诊断与诊断复核

2.2 出院病例通知

2.3 登记确诊患者

3. 社区/乡镇管理

3.1 患者基础管理

3.1.1 危险性评估

3.1.2 危重情况处置

3.1.3 分类干预

3.1.4 其他要求

3.1.5 记录和网络报告

3.2 患者个案管理

3.2.1 人员组成

3.2.2 制定个案管理计划

3.2.3 实施个案管理计划

3.2.3.1 分级管理

3.2.3.2 分级干预与报告

3.2.3.3 会商与专业指导

3.3 社区/乡镇管理中的药物治疗原则

3.4.1 个体效果评估

3.4.2 群体效果评估

(1)患者检出率

(2)检出患者管理率

(3)检出患者规范管理率

(4)在管患者病情稳定率

(5)检出患者轻度滋事率

(6)检出患者肇事肇祸率

4. 应急医疗处置

4.1 处置原则

4.2 处置前准备

# 《国家基本公共卫生服务-重性精神疾病患者管理服务规范
# (2011 版)》(节选)

## 一、服务对象

辖区内诊断明确、在家居住的重性精神疾病患者。重性精神疾病是指临床表现有幻觉、妄想、严重思维障碍、行为紊乱等精神病性症状,且患者社会生活能力严重受损的一组精神疾病。主要包括精神分裂症、分裂情感性障碍、偏执性精神病、双相障碍、癫痫所致精神障碍、精神发育迟滞伴发精神障碍。

## 二、服务内容

(一) 患者信息管理

在将重性精神疾病患者纳入管理时,需由家属提供或直接转自原承担治疗任务的专业医疗卫生机构的疾病诊疗相关信息,同时为患者进行一次全面评估,为其建立一般居民健康档案,并按照要求填写重性精神疾病患者个人信息补充表。

(二) 随访评估

对应管理的重性精神疾病患者每年至少随访4次,每次随访应对患者进行危险性评估;检查患者的精神状况,包括感觉、知觉、思维、情感和意志行为、自知力等;询问患者的躯体疾病、社会功能情况、服药情况及各项实验室检查结果等。其中,危险性评估分为6级(0级:无符合以下1~5级中的任何行为;1级:口头威胁,喊叫,但没有打砸行为;2级:打砸行为,局限在家里,针对财物。能被劝说制止;3级:明显打砸行为,不分场合,针对财物;不能接受劝说而停止;4级:持续的打砸行为,不分场合,针对财物或人,不能接受劝说而停止。包括自伤、自杀;5级:持管制性危险武器的针对人的任何暴力行为,或者纵火、爆炸等行为,无论在家里还是公共场合)。

(三) 分类干预

根据患者的危险性分级、精神症状是否消失、自知力是否完全恢复,工作、社会功能是否恢复,以及患者是否存在药物不良反应或躯体疾病情况对患者进行分类干预。

1. 病情不稳定患者。若危险性为3~5级或精神病症状明显、自知力缺乏、有急性药物不良反应或严重躯体疾病,对症处理后立即转诊到上级医院。必要时报告当地公安部门,协助送院治疗。对于未住院的患者,在精神专科医师、居委会人员、民警的共同协助下,2周内随访。

2. 病情基本稳定患者。若危险性为1~2级,或精神症状、自知力、社会功能状况至少有一方面较差,首先应判断是病情波动或药物疗效不佳,还是伴有药物不良反应或躯体症状恶化。分别采取在规定剂量范围内调整现用药物剂量和查找原因对症治疗的措施,必要时与患者原主管医生取得联系,或在精神专科医师指导下治疗,经初步处理后观察 2 周,若情况趋于稳定,可维持目前治疗方案,3 个月时随访;若初步处理无效,则建议转诊到上级医院,2 周内随访转诊情况。

3. 病情稳定患者。若危险性为 0 级,且精神症状基本消失,自知力基本恢复,社会功能处于一般或良好,无严重药物不良反应,躯体疾病稳定,无其他异常,继续执行上级医院制定的治疗方案,3 个月时随访。

4. 每次随访根据患者病情的控制情况,对患者及其家属进行有针对性的健康教育和生活技能训练等方面的康复指导,对家属提供心理支持和帮助。

### (四)健康体检

在患者病情许可的情况下,征得监护人与患者本人同意后,每年进行 1 次健康检查,可与随访相结合。内容包括一般体格检查、血压、体重、血常规(含白细胞分类)、转氨酶、血糖、心电图。

## 三、服 务 流 程

## 四、服 务 要 求

(一)配备接受过重性精神疾病管理相关培训的专(兼)职人员,开展相关健康管理工作。

(二)与相关部门加强联系,及时为辖区内新发现的重性精神疾病患者建立健康档案并按时更新。

(三)随访包括预约患者到门诊就诊、电话追踪和家庭访视等方式。

(四)加强宣传,鼓励和帮助病人进行生活功能康复训练,指导患者参与社会活动,接受职业训练。

## 五、考 核 指 标

(一)重性精神疾病患者管理率 = 所有登记在册的确诊重性精神疾病患者数/(辖区内 15 岁及以上人口总数 × 患病率) × 100% 。

(二)重性精神疾病患者规范管理率 = 每年按照规范要求进行管理的确诊重性精神疾病患者数/所有登记在册的确诊重性精神疾病患者数 × 100% 。

(三)重性精神疾病患者稳定率 = 最近一次随访时分类为病情稳定的患者数/所有登记在册的确诊重性精神疾病患者数 × 100% 。

## 第二节　地方与社区精神病学相关的最新的政策文件

### 《上海市精神卫生条例》(2014 年 11 月 20 日修订)(节选)

第九条　本市建立以精神卫生专科医疗机构和精神疾病预防控制机构为主体,设置精神科门诊或者心理治疗门诊的综合性医疗机构、专门从事心理治疗的医疗机构为辅助,社区卫生服务机构、精神障碍患者社区康复机构、精神障碍患者社区养护机构和心理咨询机构等为依托的精神卫生服务体系。

第十条　精神卫生服务内容包括:

(一)精神障碍的预防;

(二)心理咨询;

(三)心理治疗以及精神障碍的诊断与治疗;

(四)社区精神康复和慢性精神障碍患者养护;

(五)有助于市民心理健康的其他服务。

第十一条　市和区、县精神疾病预防控制机构根据同级卫生计生部门的要求,组织开展精神障碍的预防和监测,社区精神障碍防治工作的指导、评估、培训等工作。

第十三条　精神卫生专科医疗机构和设置精神科门诊的综合性医疗机构(以下统称精神卫生医疗机构)开展精神障碍的诊断与治疗服务。

设置心理治疗门诊的综合性医疗机构、专门从事心理治疗的医疗机构开展心理治疗服务。

社区卫生服务机构开展精神障碍的社区预防和康复服务。精神疾病预防控制机构与精神卫生专科医疗机构应当主动向社区卫生服务机构提供相关技术支持。

第十四条　精神障碍患者社区康复机构为精神障碍患者提供生活自理能力和社会适应能力等方面的康复训练。

精神障碍患者社区养护机构为生活自理困难的精神障碍患者提供护理和照料服务。

第二十九条　精神障碍患者的监护人在对精神障碍患者进行看护管理时,应当履行下列职责:

(一)妥善看护未住院治疗的精神障碍患者,避免其因病伤害自身或者危害他人安全;

(二)根据医嘱,督促精神障碍患者接受门诊或者住院治疗,协助办理精神障碍患者的住院或者出院手续;

(三)协助精神障碍患者进行康复治疗或者职业技能培训,帮助其融入社会。

第三十条　公安机关、精神障碍患者所在地居民委员会或者村民委员会,应当为精神障碍患者的监护人提供必要的帮助。

精神障碍患者就诊的精神卫生医疗机构及其精神科执业医师、社区卫生服务机构,应当为精神障碍患者的监护人提供专业指导和必要的帮助。

第四十四条　严重精神障碍患者出院时,经具有主治医师以上职称的精神科执业医师病情评估,认为有接受定期门诊治疗和社区随访必要的,严重精神障碍患者的监护人应当协助其接受定期门诊治疗和社区随访。

市卫生计生部门应当会同市公安等行政部门制定定期门诊和社区随访的工作规范。

第五十条　市和区、县人民政府应当根据精神卫生事业的发展要求,组织推进精神障碍患者社区康复机构和养护机构的布点建设,逐步形成布局合理、功能完善的康复、养护服务网络。

乡、镇人民政府和街道办事处应当为公益性社区康复机构的建设、改造和管理提供支持,组织社区康复机构为精神障碍患者提供就近康复的场所和生活技能、职业技能训练,满足精神障碍患者社区康复和生活的基本需求。使用残疾人就业保障金对社区康复机构和养护机构的相关费用予以补贴的,按照有关规定执行。

鼓励社会力量建设精神障碍患者社区康复机构和养护机构,或者提供康复、养护服务。

税务部门应当按照国家有关规定,给予精神障碍患者社区康复机构和养护机构税收减免优惠。

鼓励企业扶持社区康复机构,将适合精神障碍患者生产、经营的产品、项目优先安排给社区康复机构生产或者经营。

第五十一条　区、县民政部门会同残疾人联合会指导街道、乡、镇精神障碍患者社区康复机构和养护机构的组建和管理,组织开展精神障碍患者生活技能、职业技能康复及护理和照料服务等工作。

第五十二条　精神障碍患者社区康复机构应当配备康复治疗专业人员,为精神障碍患者提供专业化的精神康复服务,并安排精神障碍患者参加有利于康复的职业技能训练、文化娱乐、体育等活动,提供工作能力、社交技巧、日常生活能力等方面的康复训练,增强精神障碍患者生活自理能力和社会适应能力,帮助精神障碍患者参与社会生活。参加劳动的精神障碍患者应当获得相应的报酬。

第五十三条　精神卫生医疗机构应当为接受治疗的精神障碍患者提供康复服务,帮助精神障碍患者进行自我管理能力和社会适应能力的训练。

有条件的精神卫生医疗机构可以为精神障碍患者提供社区康复和社区养护服务。

精神卫生医疗机构和社区卫生服务机构应当对精神障碍患者社区康复机构开展精神障碍康复训练进行专业指导,向精神障碍患者及其监护人普及康复知识,传授康复方法。

## 《深圳经济特区心理卫生条例》(2011 年 8 月 30 日通过)(节选)

第十四条　社区健康服务机构应当把心理卫生知识的宣传教育纳入日常服务范围,提高居民对精神障碍及其预防措施的认识。鼓励心理卫生咨询机构为社区居民心理健康提供公益性服务。

第四十一条　市、区政府应当按照实际需要,设置精神障碍康复机构,提供精神障碍康复服务。

各级残疾人联合会应当组织康复期精神障碍患者参加力所能及的康复活动,增强其生活自理和社会适应能力。

鼓励企事业单位、社会团体和个人举办精神障碍康复机构,或者以各种方式支持精神障碍康复活动。精神障碍康复机构应当在心理卫生医疗机构的技术指导下开展康复工作。

第四十二条　心理卫生医疗机构应当设置康复科室,为精神障碍患者提供适宜的康复服务。

区心理卫生疾病预防控制机构和社区健康服务机构应当为辖区内有需求的精神障碍患者提供访视服务,帮助其巩固治疗和参加康复活动,所在地街道办事处、居民委员会应当提供协助。

## 《北京市精神卫生条例》(2006 年 12 月 8 日通过)(节选)

第三条　本市精神卫生工作遵循属地管理原则,坚持预防为主、防治结合、重点干预、广泛覆盖、依法管理的方针,建立政府领导、部门合作、社会参与的工作机制。

第四条　精神卫生工作是本市公共卫生体系建设的重要组成部分,应当纳入国民经济和社会发展规划。

本市根据经济社会发展水平和精神卫生工作需要,建立精神卫生工作经费保障制度,完善精神卫生服务网络,推动精神卫生事业的发展。

第五条　市和区、县人民政府统一组织领导本行政区域内的精神卫生工作。

第三十四条　本市逐步建立以社区康复为基础、家庭康复为依托、精神卫生机构提供专业技术指导的精神疾病康复体系。

第三十五条　区、县人民政府应当根据本辖区的实际需要,规划和建设社会福利性质的社区康复机构,为精神疾病患者提供康复服务。

市和区、县民政、卫生等行政部门以及残联,应当在技术指导、资金投入等方面对社区康复机构给予支持。

第三十六条　社区康复机构应当安排精神疾病患者参加有利于康复的活动。有条件的社区康复机构,应当组织精神疾病患者从事职业康复活动,提高其生活自理能力和社会适应能力。

鼓励企业将适合精神疾病患者生产的产品安排给社区康复机构生产。

第三十七条　精神卫生医疗机构应当安排适当的人员和场地,为住院治疗的精神疾病患者提供医疗康复服务;精神疾病患者的监护人或者近亲属应当协助住院治疗的精神疾病患者进行康复训练,使其恢复社会适应能力,协助其回归社会。

第三十八条　精神疾病患者的家庭成员应当营造有利于精神疾病患者康复的环境,协助其进行家庭治疗以及生活自理能力、社会适应能力等方面的康复训练。

第三十九条　精神疾病预防控制机构、精神卫生医疗机构和社区卫生服务机构,应当指导社区康复机构和精神疾病患者家庭开展精神疾病的康复治疗,向精神疾病患者或者其监护人、近亲属传授康复方法、普及康复知识。

## 《宁波市精神卫生条例》(2005 年 12 月 23 日通过)(节选)

第十一条　街道办事处和镇(乡)人民政府应当根据实际情况单独或者联合设立社会福利性或者公益性的社区精神康复机构,为精神障碍者提供就近康复的场所。

第十五条　各级人民政府应当采取措施,发展教育、增加就业、改善居住条件和生态环境,促进社会和谐,提高市民的精神健康水平,预防精神障碍的发生。

各单位应当把精神健康促进工作作为精神文明建设的重要内容,采取措施消除或者减轻不良精神刺激,创造有利于劳动者身心健康的工作环境。

社区应当重视每个成员的精神健康需求,创造和睦、文明、安全的生活环境。

市民应当积极了解精神卫生知识,参与精神健康促进活动,保持和增进自身的精神健康水平。

第三十七条 精神障碍者的监护人应当履行下列看护职责:

(一)妥善保护精神障碍者,避免其因病伤害自身、危害他人或者社会;

(二)根据医嘱,确保精神障碍者接受门诊或者住院治疗,代为、协助办理住院或者出院手续;

(三)协助精神障碍者进行康复治疗或者职业技能培训,增强其参与社会生活的能力。

监护人可以委托他人代为履行前款规定的看护职责。

第三十八条 精神障碍者的监护人在履行看护职责时,可以请求具备监护资格的近亲属给予协助。

精神障碍者的监护人在履行看护职责时,可以请求社区精神康复机构、社区卫生服务中心、精神障碍者就诊的医疗机构及其精神科执业医师为其提供专业指导和帮助。

精神障碍者的监护人在履行看护职责时,可以请求卫生行政部门、民政部门、公安部门、居(村)民委员会提供相应的帮助。

第四十一条 社区精神康复机构应当安排精神障碍者参加有利于康复的劳动、娱乐、体育活动,增强其生活自理和社会适应能力。参加劳动的精神障碍者应当获得相应的报酬。

精神障碍者的家庭成员应当创造有利于精神障碍者康复的家庭环境,在就医、生活等方面给予必要的照顾,帮助精神障碍者提高社会适应能力和就学、就业能力,并努力维护其合法权益。

市民应当理解和关怀精神障碍者,为精神障碍者提供力所能及的帮助。鼓励市民自愿参与社区精神康复机构的工作,对精神障碍者的治疗和康复给予援助。

第四十二条 街道办事处、镇(乡)人民政府建设、改造和管理社区精神康复机构的费用,县(市)区财政部门应当给予支持。

税务部门应当按照国家的有关规定,给予社区精神康复机构税收减免优惠。

鼓励企业将适合精神障碍者生产的产品安排给社区精神康复机构生产。

第四十三条 精神卫生医疗机构和社区卫生服务中心应当指导社区精神康复机构开展精神障碍康复治疗,向精神障碍者及其监护人、近亲属普及康复知识,传授康复方法。

第四十四条 精神障碍者病愈后,依法享有入学、应试、就业等方面的权利,除国家另有规定外,有关单位不得以其曾患精神障碍为由,取消其入学、应试、就业等方面的资格。

精神障碍者病愈后,有权参加各种形式的职业技能培训,提高就业能力。劳动和社会保障部门、残联应当为精神障碍者提供就业培训和推荐就业服务。

精神障碍者病愈后,在劳动关系存续期间或者聘用合同期内,其所在单位应当为其安排适当的工种和岗位,在待遇和福利等方面不得歧视。

## 《杭州市精神卫生条例》(2006 年 8 月 24 日通过)(节选)

第十一条 各级人民政府应当建立和完善精神卫生工作的组织体系和工作机制,将心理健康促进和精神卫生服务纳入社区卫生服务体系,形成功能完善的精神卫生服务网络。

卫生行政部门应当建立精神疾病信息治理系统,及时把握精神疾病流行情况、疾病负担和公民对精神卫生服务的需求。

第十二条 街道办事处、乡(镇)人民政府、社区居民委员会、村民委员会应当及时了解本行政区内公民的精神疾病患病情况。

街道办事处、乡(镇)人民政府应当为本行政区内的精神疾病患者建立档案、配合卫生行政部门定期随访,并根据病情需要,协助或督促精神疾病患者进行治疗。

第十三条　综合性医疗机构应当开展心理健康咨询服务,有条件的可开设精神科门诊。社区卫生服务机构应当根据精神卫生服务的需求,开展心理健康咨询服务及其他精神卫生服务。

第十四条　街道办事处、乡(镇)人民政府应当根据本地实际设立社会福利性质的康复机构,为精神疾病患者提供康复场所。康复机构应当按照有关规定进行登记,其建设、维护和治理费用由各级人民政府共同承担。

鼓励社会力量开办康复机构。

第十五条　医疗机构、社区卫生服务机构应当指导康复机构开展精神疾病康复治疗。

第四十条　精神疾病患者的医疗看护人由其近亲属担任。精神疾病患者经法定程序被宣告为无民事行为能力人或者限制民事行为能力人的,医疗看护人由其监护人担任。

精神疾病患者的监护人、近亲属不具备医疗看护能力的,可以书面委托他人承担医疗看护职责,但非自然人担任监护人的除外。

第四十一条　精神疾病患者的医疗看护人应当履行下列职责:

(一)妥善保护精神疾病患者,避免其因精神疾病伤害自身、危害他人或者危害社会;

(二)根据病情和医学建议,确保精神疾病患者接受门诊或者住院治疗,协助办理入院或者出院手续;

(三)协助精神疾病患者进行康复治疗或者职业技能培训,提高其生活自理能力和社会适应能力。

第四十二条　精神疾病患者的医疗看护人可以请求其他具备医疗看护能力的近亲属给予协助。

精神疾病患者的医疗看护人可以请求康复机构、社区卫生服务机构、精神疾病患者就诊的医疗机构及其精神科执业医师提供专业指导,可以请求卫生、公安、民政等行政治理部门和社区居民委员会、村民委员会提供帮助。

第四十三条　医疗机构应当为住院治疗的精神疾病患者提供康复服务。

医疗机构、精神疾病患者的监护人或者近亲属应当帮助住院治疗的精神疾病患者进行生活自理能力和社会适应能力的练习。

第四十四条　康复机构应当安排精神疾病患者参加有利于其康复的劳动、娱乐、体育活动,提高其生活自理能力和社会适应能力。

鼓励企业将有利于精神疾病患者康复的产品提供给康复机构生产。

第四十五条　精神疾病患者的监护人或者近亲属应当创造有利于精神疾病患者康复的家庭环境,在治疗、生活和社会活动等方面给予必要的照顾,帮助精神疾病患者提高生活自理能力和社会适应能力,并维护其合法权益。

第四十六条　医疗机构、社区卫生服务机构、康复机构应当向精神疾病患者及其监护人、近亲属提供康复知识和康复方法的指导。

## 《香港精神健康条例》(2007年7月1日)(节选)

42B 条文标题:有暴力倾向病人的有条件释放

(1)凡——

(a)院长觉得,某名病人有刑事暴力的病历,或有使用刑事暴力的倾向;但

(b)院长认为,在释放令所指明条件的规限下,可安全地将该病人释放,

则院长在行使第42A 条所订权力,并在第Ⅳ部条文对该项权力所施加的限制下,可作出释放令,并可规定该名获得释放的病人(在本条及第43 条中称为"获有条件释放的病人")须遵守若干条件。

(2)在不影响或损害院长行使第(1)款所订对释放令施加他认为合适并且在有关情况下属合理的条件的权力下,院长可要求获有条件释放的病人遵守下述事项——

(a)居住在院长所指明的地方;

(b)到院长所指明的医院的门诊部或所指明的诊疗所;

(c)服用医生所处方的药物;或

(d)受社会福利署署长监管。

(3)在任何情况下,凡——

(a)院长觉得,某名获有条件释放的病人没有遵守对释放令所规限的任何条件;及

(b)院长认为,为该病人的健康或安全,或为保护他人着想,有需要将该病人召回精神病院,则院长可用订明表格向该名获有条件释放的病人或负责看管该病人的人发给书面通知,将该病人召回精神病院,而在向该病人发给该通知时,或在该通知内述明的较后时间,可将该病人羁留。

（林勇强）

# 精神残疾定级及诊断工具

## 一、WHO-DAS Ⅱ残疾评定量表

**前言**

向受试者说：

此检查是关于人们由于健康原因而出现的困难。（向受试者出示提示卡1）。我指的健康原因包括：疾病或疾患、短期存在或是长久持续的其他健康问题、损伤、精神或情感问题，以及酒药问题。

您回答问题时，我提醒您记住您所有的健康问题。当我问到您在进行一项活动时所遇到的困难时，请您考虑（指着提示卡1）：

——吃力；

——不适或痛苦；

——速度减慢；

——改变您从事这种活动的方式。

（指着提示卡1）在回答问题时，请您考虑最近30天内的情况。平均而言，在最近30天内，您像往常一样从事某项活动时遇到了多大的困难。

（向受试者出示提示卡2）用这种方法评估，（大声宣读）：

无，轻度，中度，重度，极重度或不能做。

检查过程中，应让受试者始终能够看到提示卡1和提示卡2。

提示卡1：吃力；

    不适或痛苦；

    速度减慢；

    改变您从事这种活动的方式

提示卡2：无；

    轻度；

    中度；

    重度；

    极重度或不能做。

领域1：理解与交流

现在我要询问一些有关理解与交流的问题（出示提示卡1和提示卡2）；

在最近30天内，您在以下活动中存在多大困难？

| 内容 | 无 | 轻度 | 中度 | 重度 | 极重度/不能 |
|---|---|---|---|---|---|
| D1.1 集中做事 10 分钟 | 1 | 2 | 3 | 4 | 5 |
| D1.2 记住做重要的事 | 1 | 2 | 3 | 4 | 5 |
| D1.3 在日常生活中分析并找到解决问题的办法 | 1 | 2 | 3 | 4 | 5 |
| D1.4 学习新事物(如学习去一个新地方) | 1 | 2 | 3 | 4 | 5 |
| D1.5 大体上了解人们说什么 | 1 | 2 | 3 | 4 | 5 |
| D1.6 发起并继续一次谈话 | 1 | 2 | 3 | 4 | 5 |

领域 2:四处走动

现在我要询问您关于四处走动的困难(出示提示卡 1 和提示卡 2):

在最近 30 天内,您在以下活动中存在多大困难?

| 内容 | 无 | 轻度 | 中度 | 重度 | 极重度/不能 |
|---|---|---|---|---|---|
| D2.1 长时间站立(如 30 分钟) | 1 | 2 | 3 | 4 | 5 |
| D2.2 从座位上站起 | 1 | 2 | 3 | 4 | 5 |
| D2.3 在家里来回移动 | 1 | 2 | 3 | 4 | 5 |
| D2.4 走出家门 | 1 | 2 | 3 | 4 | 5 |
| D2.5 长距离行走(如 1 公里) | 1 | 2 | 3 | 4 | 5 |

领域 3:自我照料

现在我要询问您关于自我照料的困难(出示提示卡 1 和提示卡 2):

在最近 30 天内,您在以下活动中存在多大困难?

| 内容 | 无 | 轻度 | 中度 | 重度 | 极重度/不能 |
|---|---|---|---|---|---|
| D3.1 洗澡 | 1 | 2 | 3 | 4 | 5 |
| D3.2 穿衣 | 1 | 2 | 3 | 4 | 5 |
| D3.3 进食 | 1 | 2 | 3 | 4 | 5 |
| D3.4 自己生活数目 | 1 | 2 | 3 | 4 | 5 |

领域 4:与他人相处

现在我要询问您关于与他人相处的困难。请记住,我只询问由于健康问题所致的困难,这些问题包括:疾病或疾患、损伤、精神或情感问题,以及与酒、药相关的问题(出示提示卡 1 和提示卡 2):

在最近 30 天内,您在以下活动中存在多大困难?

| 内容 | 无 | 轻度 | 中度 | 重度 | 极重度/不能 |
|---|---|---|---|---|---|
| D4.1 和陌生人相处 | 1 | 2 | 3 | 4 | 5 |
| D4.2 保持友谊 | 1 | 2 | 3 | 4 | 5 |
| D4.3 与关系密切的人相处 | 1 | 2 | 3 | 4 | 5 |
| D4.4 结交新朋友 | 1 | 2 | 3 | 4 | 5 |
| D4.5 性活动 | 1 | 2 | 3 | 4 | 5 |

领域5：家务、工作和学习

家务活动

以下问题是关于这些活动的：操持家务与照料与您共同生活或关系密切的人。这些活动包括：做饭、打扫卫生、购物、照料他人和照管自己的物品（出示提示卡1和提示卡2）：

在最近30天内，您在以下活动中存在多大困难？

| 内容 | 无 | 轻度 | 中度 | 重度 | 极重度/不能 |
|---|---|---|---|---|---|
| D5.2 承担家庭责任(是不是少一条 D5.1) | 1 | 2 | 3 | 4 | 5 |
| D5.3 很好地完成您最重要的家务劳动 | 1 | 2 | 3 | 4 | 5 |
| D5.4 干完您需要做的所有家务劳动 | 1 | 2 | 3 | 4 | 5 |
| D5.5 按照需要,尽快完成家务劳动 | 1 | 2 | 3 | 4 | 5 |

工作和学习

如果受试者有工作（有偿、无偿、自雇）或是一名学生，则继续询问问题D5.8到D5.13，否则跳到下一页的领域6。

现在，我要询问一些有关您工作或学习的问题（出示提示卡1或提示卡2）：

在最近30天内，您在以下活动中存在多大困难？

| 内容 | 无 | 轻度 | 中度 | 重度 | 极重度/不能 |
|---|---|---|---|---|---|
| D5.8 您的日常工作 | 1 | 2 | 3 | 4 | 5 |
| D5.9 很好地完成您最重要的工作任务 | 1 | 2 | 3 | 4 | 5 |
| D5.10 完成您需要做的所有工作 | 1 | 2 | 3 | 4 | 5 |
| D5.11 按照需要尽快完成您的工作 | 1 | 2 | 3 | 4 | 5 |

领域6：社会参与

现在，我要询问您关于社会参与的问题，以及您的健康问题对您和您的家庭的影响。这些提问可能超出了最近30天的范围，但在回答时请您主要回答近30天的情况。我还要再次提醒您，在回答提问时考虑以下健康问题：躯体、精神和情感方面，以及与酒、药相关的问题（出示提示卡1和提示卡2）。

| 内容 | 无 | 轻度 | 中度 | 重度 | 极重度/不能 |
|---|---|---|---|---|---|
| D6.1 您周围环境的阻碍和限制,使您产生多大困难? | 1 | 2 | 3 | 4 | 5 |
| D6.2 其他人的态度和行为对您有尊严地生活造成多大困难? | 1 | 2 | 3 | 4 | 5 |
| D6.3 您同其他人一样参与社区活动(如节日活动,宗教活动或其他活动)时,存在多大困难? | 1 | 2 | 3 | 4 | 5 |
| D6.4 因为您的健康问题,您的家庭遇到多大困难? | 1 | 2 | 3 | 4 | 5 |
| D6.5 您在自己的健康或疾病结局上花费多少时间? | 1 | 2 | 3 | 4 | 5 |
| D6.6 您的健康问题对情绪的影响有多大? | 1 | 2 | 3 | 4 | 5 |
| D6.7 您和您的家庭在您的健康问题上的经济花费有多大? | 1 | 2 | 3 | 4 | 5 |
| D6.8 您自己在放松和休闲上遇到多大困难? | 1 | 2 | 3 | 4 | 5 |

（检查到此结束，谢谢您的参与）

## 二、ICD-10-AM 精神障碍症状检查

ICD-10-AM 精神障碍症状检查表是一个半定式的工具,供临床医师对 ICD-10-AM 精神卫生手册第一章类别 FOO-F69 所列出的精神障碍症状检查表 1.1 版的改编。

本工具包括首页、筛查表和下列模块:

①FOO-F19 模块:器质性精神障碍和使用精神活性物质所致的障碍;

②F20-F39 模块:精神病性障碍和情感性障碍;

③F40-F59 模块:精神症性障碍和行为综合征;

④F60-F69 模块:人格障碍。

每个模块包括一个症状列表,同时附有说明,用来帮助使用者考虑其他可能的综合征,进而采用检查表中的其他模块。

使用指南

使用者应该熟悉 ICD-10-AM 精神卫生手册第一章的诊断指南。

步骤 1:检查筛查表中列出的阳性症状(√或×);

步骤 2:仅使用筛查视屏为阳性的那些模块;

步骤 3:检查已用模块中的阳性症状(√或×);

步骤 4:根据模块的指导考虑不同的诊断或综合征。必要时使用其他模块;

步骤 5:使用 F 类别(如 F41.0)在首页中记录/编码＊阳性诊断;

步骤 6:在首页中记录任何相关的临床注释;

提示:一些病例中,模块中列出的亚分类编码的第 4 位字符被破折号取代,例如:F50.-. 这表明编码存在第 4 位字符,并可在 ICD-10-AM 精神卫生手册第一章的适当的类别中找到。

首　页

机构:_____编码:□□□□

研究项目:_____编码:□□□□

临床医生:_____编码:□□□□

日期:□□□□/□□/□□

病人:_____编码:□□□□

年龄:□□　性别:男□　女□

ICD-10-AM 诊断(F 分类)

－主要　　　　　　　　　　　　　　编码:□□□□

－附加　　　　　　　　　　　　　　编码:□□□□

－附加　　　　　　　　　　　　　　编码:□□□□

－附加　　　　　　　　　　　　　　编码:□□□□

－附加　　　　　　　　　　　　　　编码:□□□□

－附加　　　　　　　　　　　　　　编码:□□□□

临床医生的注释

筛查表

精神科病例的识别

| | |
|---|---|
| 心里主诉………………………………………………… | |
| 医学上不能解释的躯体主诉…………………………… | |
| 偏离文化可接受标准的行为…………………………… | |
| 无上述表现,但仍是一个精神科病例……………………… | |

（解释:　　　　　　　　　　　　　　　　　　　）

若以上状况均不存在,则中止筛查。

| | |
|---|---|
| 社会或职业功能残损或残疾…………………………………………… | |
| 共存的躯体疾病或状况………………………………………………… | |
| 社会心理应激…………………………………………………………… | |

### 器质性精神障碍和使用精神活性物质所致的障碍

| | |
|---|---|
| 记忆或其他职能减退…………………………………………………… | |
| 意识改变………………………………………………………………… | |
| 精神活性物质使用……………………………………………………… | |

若存在以上任何一种状况,则使用 F00-F19 模块。

### 精神病性障碍和情感性障碍

| | |
|---|---|
| 紧张性行为……………………………………………………………… | |
| 妄想或幻觉……………………………………………………………… | |
| 高涨的、膨胀的、易激惹的或多疑的情绪………………………… | |
| 情绪低落或抑郁………………………………………………………… | |
| 社会退缩或社会功能降低……………………………………………… | |

若存在以上任何一种状况,则使用 F20-F39 模块。

### 神经症性障碍和行为综合征

| | |
|---|---|
| 恐惧或焦虑(惊恐)……………………………………………………… | |
| 强迫……………………………………………………………………… | |
| 分离(转换)状态………………………………………………………… | |
| 躯体化…………………………………………………………………… | |
| 厌食或贪食……………………………………………………………… | |
| 睡眠失调或睡眠失常…………………………………………………… | |
| 性功能障碍……………………………………………………………… | |

若存在以上任何一种状况,则使用 F40-F59 模块。

### 人格障碍

| | |
|---|---|
| 人格特征或行为模式的长期偏离……………………………………… | |

若存在以上任何一种状况,则使用 F60-F69 模块。

## F00-F19 模块——器质性精神障碍和使用精神活性物质所致综合征

### 器质性精神障碍

A. 下列症状哪些存在?

| | |
|---|---|
| 1. 记忆减退……………………………………………… | |
| 2. 其他智能减退………………………………………… | |
| 3. 情绪控制、社会行为或动机减弱…………………… | |
| 4. 意识和注意力损害…………………………………… | |
| 5. 感知或定向力紊乱…………………………………… | |
| 6. 精神运动性障碍……………………………………… | |
| 7. 睡眠-觉醒节律紊乱………………………………… | |
| 8. 症状的急性起病和每日波动………………………… | |

B. 下列状态哪些可以除外？

| | |
|---|---|
| 1. 精神发育迟滞………………………………………… | |
| 2. 因治疗引起的医源性精神障碍……………………… | |

C. 下列状态哪些伴随存在？

| | |
|---|---|
| 1. 抑郁症状……………………………………………… | |
| 2. 躁狂症状……………………………………………… | |

若存在以上任何一种状况,则同时考虑情感性综合征。

3. 酒精或药物滥用:

| | |
|---|---|
| 是综合征的起因………………………………………… | |
| 与综合征共同存在……………………………………… | |

若存在以上任何一种状况,则同时考虑使用精神活性物质所致综合征。

| | |
|---|---|
| 4. 与综合征共同存在…………………………………… | |

若存在以上状况,则考虑人格障碍综合征。

| | |
|---|---|
| 5. 急性或短暂的精神性症状…………………………… | |
| 6. 精神分裂症急性症状………………………………… | |

若存在以上任何一种状况,则考虑精神病性综合征。

D. 下列诊断哪个可以成立？

| | |
|---|---|
| 1. 痴呆( F01. - to F03 )……………………………… | |
| 2. 谵妄( F05. - )……………………………………… | |
| 3. 器质性人格障碍( F07. - )………………………… | |

若存在以上任何一种诊断,则在首页标明 F 类别的相应编码。

| | |
|---|---|
| 4. 其他器质性精神障碍 ……………………………… | |

若存在以上任何一种诊断,在首页标明 F 类别的编码之前应同时考虑相应的模块。

# F00-19 模块——器质性精神障碍和使用精神活性物质所致的症状

## 使用精神活性物质所致的障碍

A. 下列症状哪些存在？

| | |
|---|---|
| 1. 对使用某种物质的强烈渴望或冲动感('渴望')……… | |
| 2. 对使用某种物质的控制力减弱('失控')…………… | |
| 3. 戒断状态…………………………………………… | |
| 4. 使用该物质以缓解或避免戒断症状………………… | |
| 5. 耐受(生理性、行为性或心理性)…………………… | |
| 6. 物质使用模式的选择范围缩小…………………… | |
| 7. 因嗜好精神活性物质而越来越忽视其他的快乐、行为或兴趣………… | |
| 8. 因使用物质所致的心理或躯体损害(可被明显确定的) | |
| 9. 固执地使用活性物质而不顾其明显的危害性后果……… | |

B. 下列物质哪些被使用？

| | |
|---|---|
| 酒精……………………………………………… | |
| 阿片类…………………………………………… | |
| 大麻……………………………………………… | |
| 催眠药…………………………………………… | |
| 可卡因…………………………………………… | |
| 兴奋剂(包括咖啡因)………………………… | |
| 致幻剂…………………………………………… | |
| 烟草……………………………………………… | |
| 挥发性溶剂……………………………………… | |
| 多种或其他精神活性物质……………………… | |

C. 下列状态哪些伴随？

| | |
|---|---|
| 1. 谵妄…………………………………………… | |
| 2. 遗忘综合征…………………………………… | |

若存在以上任何一种状况,则同时考虑器质性精神障碍。

| | |
|---|---|
| 3. 精神病性症状………………………………… | |

若存在以上状况,则考虑精神病性障碍。

D. 下列诊断哪个可以成立？

| | |
|---|---|
| 1. 有害性使用(F1-.1)………………………… | |

若存在以上状况,则记录所使用的精神活性物质：　　　　　。

| 2. 依赖综合征(F1-.2)······ | |
|---|---|

若存在以上状况,则记录所使用的精神活性物质:　　　　　　　。
若存在以上任何一种诊断,则在首页标明 F 类别的相应编码。

## F20-F39 模块——精神病性障碍和情感性障碍

### 精神病性障碍

A. 下列症状哪些存在?

| 1. 思维鸣响,思维插入,或思维被撤走,或思维被广播······ | |
|---|---|
| 2. 妄想或妄想性知觉······ | |
| 3. 幻听或持续存在的任何其他感官的幻觉······ | |
| 4. 言语不连贯,不相关的言语或语词新作······ | |
| 5. 紧张性行为······ | |
| 6. "阴性症状"(情感淡漠,言语贫乏,情感反应迟钝或不协调)······ | |
| 7. 无目的或彼此脱节的行为······ | |
| 8. 面部表情频乏的非言语性交流······ | |
| 9. 社交、学习或职业能力的显著下降,或社会退缩······ | |
| 10. 奇特、古怪或罕见的外貌,或生活自理极差······ | |
| 11. 人格解体或现实解体的体验······ | |
| 12. 情感混乱······ | |
| 13. 人物或地点的定向困难或定向错误······ | |
| 14. 活力增加或减少······ | |

B. 下列状态哪些可以除外?

| 1. 脑器质性疾病······ | |
|---|---|
| 2. 分裂样人格障碍······ | |
| 3. (亚)文化影响的表达模式······ | |
| 4. 智力低下 | |
| 5. 与酒精或药物有关的中毒或戒断引起的综合征······ | |

C. 下列状态哪些伴随?

| 1. 躁狂症状······ | |
|---|---|
| 2. 抑郁症状······ | |

若存在以上任何一种状况,则同时考虑情感性障碍。

| 3. 与综合征共存的酒精或药物滥用······ | |
|---|---|

若存在上述状况,则同时考虑使用精神活性物质所致的障碍。

D. 下列诊断哪个可以成立?

| | |
|---|---|
| 1. 精神分裂症(F20.-)…………………………………… | |
| 2. 分裂型障碍(F21.-)…………………………………… | |
| 3. 妄想性障碍(F22.-)…………………………………… | |
| 4. 急性而短暂的精神病性障碍(F23.-)………………… | |
| 5. 分裂情感性障碍(F25.-)……………………………… | |

若存在以上任何一种诊断,则在首页标明 F 类别的相应编码。

# F20-F39 模块——精神病性障碍和情感障碍

## 躁　狂

A. 下列症状哪些存在?

| | |
|---|---|
| 1. 异常的心境高涨或易激惹…………………………… | |
| 2. 活动增加或躯体不停地活动………………………… | |
| 3. 说话滔滔不绝("言语迫促")………………………… | |
| 4. 注意力分散、行为或计划多变……………………… | |
| 5. 睡眠需求减少………………………………………… | |
| 6. 性欲望增强或性行为轻率…………………………… | |
| 7. 莽撞或其他轻率或不负责任的行为………………… | |
| 8. 社交活动增加或与人过分熟悉……………………… | |
| 9. 思维奔逸或思维赛跑………………………………… | |
| 10. 膨胀的自我评价或夸大观念……………………… | |
| 11. 妄想………………………………………………… | |
| 12. 幻觉………………………………………………… | |

B. 下列状态哪些可以除外?

| | |
|---|---|
| 1. 内分泌障碍诱发……………………………………… | |
| 2. 药物治疗诱发………………………………………… | |
| 3. 神经性厌食…………………………………………… | |
| 4. 精神分裂症…………………………………………… | |

C. 下列状态哪些伴随?

1. 器质性精神障碍:

| | |
|---|---|
| 是综合征的起因………………………………………… | |
| 与综合征共同存在……………………………………… | |

若存在以上任何一种状况,则同时考虑器质性精神障碍。

| | |
|---|---|
| 2. 抑郁症状…………………………………………………… | |

若存在以上状况,则同时考虑双相情感障碍。

| | |
|---|---|
| 3. 持续的心境不稳定……………………………………… | |

若存在以上状况,则考虑环性心境。

4. 酒精或药物滥用:

| | |
|---|---|
| 是综合征的起因…………………………………………… | |
| 与综合征共同存在………………………………………… | |

若存在以上任何一种状况,则同时考虑使用精神活性物质所致的障碍。

| | |
|---|---|
| 5. 妄想或幻觉……………………………………………… | |

若存在以上状况,则考虑分裂情感性障碍。

D. 下列诊断哪个成立?

| | |
|---|---|
| 1. 轻躁狂(F30.0)…………………………………………… | |
| 2. 不伴有精神病性症状的躁狂(F30.1)………………… | |
| 3. 伴有精神病性症状的躁狂(F30.2)…………………… | |

若存在以上任何一种诊断,则在首页标明 F 类别的相应编码。

## F20-F39 模块——精神病性障碍和情感障碍

### 抑郁和双相情感障碍

A. 下列症状哪些存在?

| | | | |
|---|---|---|---|
| 1. 抑郁心境………… | | 12. 早晨抑郁加重……… | |
| 2. 兴趣或愉快感丧失…… | | 13. 性欲明显丧失……… | |
| 3. 精力降低或劳累感增加 | | 14. 经常落泪………… | |
| 4. 自我评价和自信心降低 | | 15. 绝望感………… | |
| 5. 无理由的自责或不恰当的自罪观念…… | | 16. 无法承担日常职责… | |
| 6. 自杀观念或自杀行为… | | 17. 对前途悲观或反复沉思过去………… | |
| 7. 思考或注意力集中困难 | | 18. 比平时言语减少… | |
| 8. (客观的)精神运动性激越或迟滞……… | | 19. 抑郁性木僵 | |
| 9. 睡眠障碍……… | | 20. 妄想 | |
| 10. 食欲和体重的变化(体重的 5%)……… | | 21. 幻觉 | |
| 11. 对事件或活动缺乏反应…… | | | |

B. 下列状态哪些可以除外？

| | |
|---|---|
| 1. 内分泌障碍或药物治疗诱发………………………………… | |
| 2. 精神分裂症引起的综合征………………………………… | |

C. 下列状态哪些伴随？

| | |
|---|---|
| 1. 器质性精神障碍………………………………… | |

若存在以上任何一种状况,则考虑器质性精神障碍。

| | |
|---|---|
| 2. 与综合征共同存在的精神分裂症………………………… | |

若存在以上任何一种状况,则考虑精神分裂症。

| | |
|---|---|
| 3. 轻躁狂或躁狂症状………………………… | |

若存在以上状况,则考虑双相情感障碍。

| | |
|---|---|
| 4. 持续的心境不稳定达两年或以上时间…………………… | |

若存在以上状况,则考虑环性心境。

| | |
|---|---|
| 5. 综合征持续时间少于两周………………………… | |

若存在以上状况,则考虑短暂或混合性情感障碍。

| | |
|---|---|
| 6. 妄想或幻觉………………………… | |

若存在以上状况,则考虑分裂情感性障碍。

7. 酒精或药物滥用：

| | |
|---|---|
| 是综合征起因………………………………… | |
| 与综合征共同存在………………………………… | |

若存在以上任何一种状况,则同时考虑使用精神活性物质所致的障碍。

D. 下列诊断哪个成立？

| | |
|---|---|
| 1. 轻度抑郁发作(F32.0)………………………… | |
| 2. 中度抑郁发作(F32.1)………………………… | |
| 3. 重度抑郁发作,不伴精神病性症状(F32.2)…………… | |
| 4. 重度抑郁发作,伴精神病性症状(F32.3)………… | |
| 5. 复发性抑郁发作(F33.-)………………………… | |
| 6. 环性心境(F34.0)………………………… | |
| 7. 恶劣心境(F34.1)………………………… | |
| 8. 双相情感障碍(F31.-)………………………… | |

若存在以上任何一种诊断,则在首页标明 F 类别的相应编码。

# F40-F59 模块——神经症性障碍和行为综合征

## 神经症性障碍

A. 下列症状哪些存在？

| | |
|---|---|
| 1. 恐惧…………………………………………………… | |
| 2. 惊恐发作……………………………………………… | |
| 3. 焦虑、担心、忧虑…………………………………… | |
| 4. 自主神经性焦虑的症状……………………………… | |
| 5. 强迫思维或行为……………………………………… | |
| 6. 面临异乎寻常的精神、躯体或社会应激源………… | |
| 7. 对应激源的持续记忆或"重演"……………………… | |
| 8. 回避应激相关的环境………………………………… | |
| 9. 心理敏感和警觉增强的症状………………………… | |
| 10. 分离（转换）症状或状态…………………………… | |
| 11. 用任何躯体残疾病无法解释的多种反复多变的躯体主诉………… | |
| 12. 反复向医务人员咨询,并坚持拒绝接受（医务人员的）劝告……… | |
| 13. 持续的精神或躯体疲劳感…………………………… | |

B. 下列状态哪些可以除外？

| | |
|---|---|
| 1. 精神病性症状或障碍………………………………… | |
| 2. 过度的药物使用或戒断……………………………… | |
| 3. 蓄意装病……………………………………………… | |

C. 下列状态哪些伴随？

| | |
|---|---|
| 1. 情感性症状…………………………………………… | |

若存在以上状况,则同时考虑情感症状。

| | |
|---|---|
| 2. 人格解体或现实解体体验…………………………… | |

若存在以上状况,则同时考虑精神病性症状。

D. 下列症状哪个成立？

| | |
|---|---|
| 1. 恐怖（F40.0-to F40.2）……………………………… | |
| 2. 惊恐障碍（F41.0）…………………………………… | |
| 3. 广泛性焦虑障碍（F41.1）…………………………… | |
| 4. 混合性焦虑障碍和其他焦虑障碍（F41.2,F41.3）……… | |

续表

| | |
|---|---|
| 5. 强迫性障碍(F42.-)…………………………………… | |
| 6. 急性应激反应(F43.0)………………………………… | |
| 7. 创伤后应激障碍(F43.1)……………………………… | |
| 8. 适应障碍(F43.2)……………………………………… | |
| 9. 分离(转换)性障碍(F44.-)………………………… | |
| 10. 躯体形式障碍(F45.0 to F45.4)…………………… | |
| 11. 神经衰弱(F48.0)…………………………………… | |

若存在以上任何一种诊断,则在首页标明 F 类别的相应编码。

# F40-F59 模块——神经症性障碍和行为综合征

## 行为综合征

A. 下列症状哪些存在?

| | |
|---|---|
| 1. 显著的、自我诱导的体重减轻…………………………… | |
| 2. 暴食发作………………………………………………… | |
| 3. 惧怕肥胖………………………………………………… | |
| 4. 已导致内分泌紊乱(如停经,阳痿)…………………… | |
| 5. 睡眠数量、质量或时序的紊乱………………………… | |
| 6. 在睡眠中无意识地起床并走动………………………… | |
| 7. 从睡眠中惊醒,伴有惊叫和忧虑表现………………… | |
| 8. 从噩梦中惊醒,伴有生动的回忆……………………… | |
| 9. 睡眠紊乱导致明显痛苦或影响生活或活动………… | |
| 10. 经常不能参与他/她所期望的性关系……………… | |

B. 下列状态哪些可以除外?

| | |
|---|---|
| 1. 神经科或内科状况-引起综合征……………………… | |
| 2. 前期或正在进行的药物治疗-引起的综合征………… | |

C. 下列状态哪些伴随?

| | |
|---|---|
| 1. 抑郁性障碍…………………………………………… | |

若存在以上状况,则同时考虑情感症状。

| | |
|---|---|
| 2. 酒精或药物滥用……………………………………… | |

若存在以上任何一种状况,则考虑使用精神活性物质所致的障碍。

| | |
|---|---|
| 3. 器质性精神障碍……………………………………… | |

若存在以上任何一种状况,则考虑器质性精神障碍。

D. 下列症状哪个成立?

| | |
|---|---|
| 1. 神经性厌食(F50.0)……………………………………… | |
| 2. 神经性贪食(F50.2)……………………………………… | |
| 3. 非器质性睡眠障碍(F51.-)……………………………… | |
| 4. 非器质性性功能障碍(F52.-)…………………………… | |

若存在以上任何一种诊断,则在首页标明 F 类别的相应编码。

## F60-F69 模块——人格障碍

## 人 格 障 碍

A. 下列症状哪些存在?

| | |
|---|---|
| 1. 持久和稳定地偏离文化所接受的标准的人格特征和行为………………… | |
| 2. 涉及广泛人格状况和社会状况的、顽固的、适应不良的或其他不健全的行为…… | |
| 3. 个人的苦恼或对社会环境的负面影响………………………………………… | |

B. 下列特征和行为哪些存在?

1. 偏执型:

| | |
|---|---|
| – 对挫折和拒绝过分敏感………………………………… | |
| – 不肯原谅侮辱和伤害…………………………………… | |
| – 猜疑…………………………………………………… | |
| – 好斗及顽固地维护个人的权利………………………… | |
| – 病态嫉妒倾向………………………………………… | |
| – 将自己看的过分重要的倾向…………………………… | |
| – 对事件做无根据的"阴谋"解释的先占观念…………… | |

2. 分裂样:

| | |
|---|---|
| – 无法体验愉快(快感缺失)……………………………… | |
| – 情绪冷漠,隔膜或平淡的情感………………………… | |
| – 无论对批评或者表扬都无动于衷……………………… | |
| – 对于他人发生性接触毫无兴趣………………………… | |
| – 偏爱幻想、单独活动和内省…………………………… | |
| – 不能建立密切的人际关系……………………………… | |
| – 很难辨别和遵守社会习俗(行为的古怪性)…………… | |

### 3. 社会紊乱型：

| | |
|---|---|
| – 缺乏同情心………………………………………… | |
| – 无责任感和无视社会规范………………………… | |
| – 不能维持长久的人际关系………………………… | |
| – 对挫折的耐受性极低，微小刺激便可引起攻击………… | |
| – 无内疚感………………………………………… | |
| – 很容易责备他人………………………………… | |
| – 长期易激惹……………………………………… | |

### 4. 情绪不稳型：

| | |
|---|---|
| – 行为冲动，不计后果……………………………… | |
| – 好争吵，易与他人发生冲突……………………… | |
| – 易于暴发愤怒或暴力…………………………… | |
| – 明显缺乏事先计划或未来事件的预见能力………… | |
| – 如没有即刻的奖励很难维持计划中的行动………… | |
| – 情绪不稳和反复无常…………………………… | |
| – 对自我形象和内心偏好（包括性方面）的模糊不清或扭曲 | |
| – 易于卷入强烈及不稳定的人际关系……………… | |
| – 反复出现的自伤威胁或行为……………………… | |

### 5. 表演型：

| | |
|---|---|
| – 自我戏剧化，做戏性……………………………… | |
| – 暗示性………………………………………… | |
| – 肤浅和易变的情感……………………………… | |
| – 自我中心……………………………………… | |
| – 不断渴望受到赞赏……………………………… | |
| – 渴望刺激或成为注意重心……………………… | |
| – 为满足自己的需要不择手段…………………… | |

### 6. 强迫型：

| | |
|---|---|
| – 优柔寡断……………………………………… | |
| – 完美主义……………………………………… | |
| – 道德感过强，谨小慎微………………………… | |
| – 迂腐，拘泥于社会习俗………………………… | |
| – 刻板和固执…………………………………… | |
| – 有强加的，令人讨厌的思想或冲动闯入………… | |
| – 所有活动都很早作计划，细节不可改变………… | |

7. 焦虑(回避)型:

| | |
|---|---|
| - 紧张感与忧虑………………………………………… | |
| - 自我不安全感和自卑感…………………………………… | |
| - 渴望被喜欢和被接受…………………………………… | |
| - 对拒绝和批评过分敏感…………………………… | |
| - 除非肯定被接受,否则拒绝建立人际关系………………… | |
| - 习惯性地倾向于夸大日常情况中潜在的危险或风险…… | |
| - 出于确定性和安全性的需要,限制生活风格…………… | |

8. 依赖性:

| | |
|---|---|
| - 允许其他人为自己生活的主要部分负责任……………… | |
| - 附属于所依赖的人………………………………… | |
| - 不愿意对依赖的人提要求………………………… | |
| - 总把自己看作无依无靠,无能和缺乏精力………………… | |
| - 害怕自己被抛弃,总是反复需要得到保证………………… | |
| - 当一段亲密的关系结束时,感到毁灭和无助……………… | |
| - 将自己的责任转移至他人…………………………… | |

C. 下列状态哪些可以除外?

| | |
|---|---|
| 1. 人格偏离源于其他成人精神病性障碍………………… | |
| 2. 人格偏离源于器质性脑部疾病或损害………………… | |

D. 下列状态哪些伴随?

| | |
|---|---|
| 1. 酒精和药物滥用………………………………… | |

若存在以上状况,则同时考虑使用精神活性物质所致的障碍。

| | |
|---|---|
| 2. 情感症状………………………………………… | |

若存在以上状况,则考虑情感性障碍。

| | |
|---|---|
| 3. 精神病性症状…………………………………… | |

若存在以上状况,则考虑精神病性障碍。

| | |
|---|---|
| 4. 精神症性症状…………………………………… | |

若存在以上状况,则考虑神经症性障碍。

E. 下列诊断哪些成立?

| | |
|---|---|
| 1. 偏执型人格障碍(F60.0)…………………………… | |
| 2. 分裂样人格障碍(F60.1)…………………………… | |
| 3. 社交紊乱型人格障碍(F60.2)…………………… | |
| 4. 情绪不稳型人格障碍: | |
| 　　– 冲动型(F60.30)…………………………… | |
| 　　– 边缘型(F60.31)…………………………… | |
| 5. 表演型人格障碍(F60.4)…………………………… | |
| 6. 强迫型人格障碍(F60.5)…………………………… | |
| 7. 焦虑(回避)型人格障碍(F60.6)………………… | |
| 8. 依赖型人格障碍(F60.7)…………………………… | |
| 9. 其他特异人格障碍(F60.8)………………………… | |

若存在以上任何一种诊断,则在首页标明 F 类别的相应编码。

# 参 考 文 献

[1] 曹连元. 社区精神病学. 北京: 人民卫生出版社, 2009.

[2] 蔡仁华. 社区卫生服务的公平性需改善. 中国社区医师, 2012: 6, 25.

[3] 程嘉. 悟菲手册: 精神康复患者 – 家属专家导读. 人民军医出版社, 2015, 10.

[4] 陈美玉, 徐佳军. 精神康复实践手册. 北京: 人民卫生出版社, 2011.

[5] 戴晓阳. 常用心理评估量表手册. 北京: 人民军医出版社, 2012.

[6] 冯永林. 精神疾病社区防治与康复手册. 上海: 上海科学技术出版社, 2008.

[7] 国务院办公厅. 全国精神卫生工作规划(2015—2020年). 2015

[8] 刘铁桥, 马弘, Chee Ng. 澳大利亚精神卫生主流服务模式介绍. 国际精神病学杂志, 2007, 34(1): 1-4.

[9] 马弘. 新时期精神卫生服务与管理体系研究总报告. 中国心理卫生杂志, 2010, 24: 16-17.

[10] 马弘, 刘津等. 中国精神卫生服务模式改革的重要方向: 686模式. 北京: 中国心理卫生杂志, 2011, 25(10): 725-728.

[11] 马辛. 社区精神病学. 北京: 人民卫生出版社, 2014.

[12] 全国人大常委会法制工作委员会行政法室. 中华人民共和国精神卫生法解读. 北京: 中国法制出版社, 2012.

[13] 沈渔邨. 精神病学. 5版. 北京: 人民卫生出版社, 2009: 1.

[14] 汪云, 陈霞, 胡坚等. 社区卫生服务效率评价新思维. 卫生软生活, 2008; (2)22, 141.

[15] 王祖承, 季建林, 浅井邦彦. 欧美10国精神卫生工作的现状. 上海精神医学, 2000, 12(增刊): 55-62.

[16] 卫生部. 重性精神疾病管理治疗工作规范(2012年版). 2012.

[17] 姚贵忠. 精神病患者的社区管理策略. 中国社区医师, 2012, 31: 4-5.

[18] 于欣. 国外老年精神病人的社区服务模式简介. 中国心理卫生杂志, 2000, 14(6): 397-398.

[19] 张明园, 何燕玲. 最新医院精神科评定量表实用全书. 北京: 人民卫生出版社, 2015.

[20] 邹义壮, Dubuis J, eguray D, et al. 法国精神卫生的分区化服务模式. 临床精神医学杂志, 2000, 10(4): 247-248.

[21] Thornicroft G, Szmukler G. Textbook of community psychiatry. Oxford university Press, 2001.

[22] Graham Thornicroft, Michele Tansella 著, 李洁译. 追求优质的精神卫生服务. 北京: 人民卫生出版社, 2012, 11.

[23] Liberman R P, Hilty D M, Drake R E, et al. Requirements for multidisciplinary teamwork in psychiatric rehabilitation. Psychiatr Serv, 2001, 52(10): 1331-1342.

[24] Neil Preston, 王晓慧, 张松. 现代社区精神医学. 北京: 人民军医出版社, 2009.

[25] WHO. Prevention of mental disorders- effective interventions and policy options summary report. Geneva, Switzerland: World Health Organization, 2004.

# 中英文名词对照索引

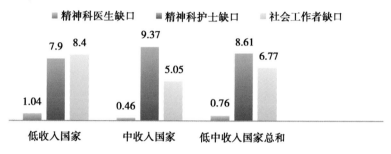

图 7-1　2005 年 58 个低中收入国家每 10 万人的精神卫生从业人员缺口

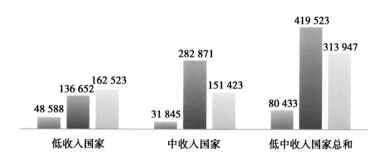

图 7-2　2005 年 58 个低中收入国家每 10 万人的精神卫生从业人员所需资金（×1000＄）

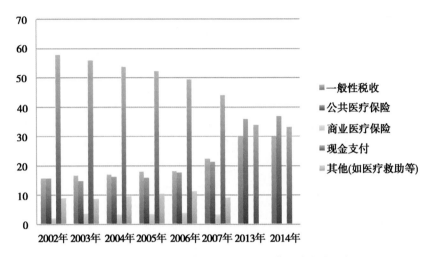

图 7-3　各种医疗支付形式在我国医疗卫生费用中所占比例（％）